Ist das Ihr Kind?

W0387153

Professor Doris Rapp

Ist das Ihr Kind?

Versteckte Allergien aufdecken und behandeln

Ein Selbsthilfebuch

MEDI VERLAGSGESELLSCHAFT
FÜR WISSENSCHAFT UND MEDIZIN MBH
HAMBURG

CIP-Einheitsaufnahme der Deutschen Bibliothek:

Rapp, Doris: Ist das Ihr Kind?: Versteckte Allergien aufdecken und behandeln; ein Selbsthilfebuch / Doris Rapp. (Übers.: Gaby Guzek). – 1. Aufl. – Hamburg: medi-Verl.-Ges. für Wiss. und Medizin, 1996
Einheitssacht.: Is this your child? <dt.>
ISBN 3-9803957-1-5

Der Nachdruck ohne schriftliche Genehmigung ist – auch auszugsweise – verboten.

Copyright
medi Verlagsgesellschaft für Wissenschaft und Medizin mbH, Hamburg
1. Auflage Mai 1996

Übersetzung und Lektorat:
Gaby Guzek

Redaktionsassistenz:
Katja Lorenz, Doris Brückner, Alexandra Groth

Fachliche Beratung:
Dr. med. Klaus-Dietrich Runow, Dr. med. Dipl-oec. troph Uwe Siedentopp, Werner Lau (Apotheker), Elfriede Sommerfeld (Ernährungsberaterin)

Umschlaggestaltung, Layout und Satz:
J.Gierke / H. Brauer, Hamburg

Druck und Verarbeitung: Max Siemen KG, Hamburg

Gedruckt auf chlorfrei gebleichtem Papier

Printed in Germany

ISBN 3-9803957-1-5

Wichtiger Hinweis: Die Medizin unterliegt ständigem Wandel und Weiterentwicklungen. Die Autorin hat große Sorgfalt darauf verwendet, daß alle Angaben dem derzeitigen Wissensstand entsprechen. Das gilt insbesondere für Angaben zur Behandlung und zur medikamentösen Therapie. Das entbindet den Benutzer nicht, die Angaben anhand des Beipackzettels verwendeter Präparate und ggf. unter Zuziehung eines Spezialisten kritisch zu überprüfen. Jede Medikamentengabe und/oder Dosierung erfolgt ausschließlich auf Gefahr des Anwenders.

Gebrauchsnamen, Handelsnamen, Warenzeichen oder ähnliches, die in diesem Buch ohne besondere Kennzeichnung aufgeführt sind, berechtigen nicht zu der Annahme, daß sie ohne weiteres von jedem benutzt werden dürfen.

Wissen ist Macht

Ich dachte, ich hatte es geschafft, als das „Journal of Learning Disability" in den Jahren 1978 und 1979 meine Studien veröffentlichte. Ich hatte mit ihnen gezeigt, daß eine einfache Ernährungsumstellung und die Behandlung mit der Provokations-/Neutralisationsmethode 66 Prozent aller Kinder mit dem hyperkinetischen Syndrom oder dem „Attention Deficit Disorder" half. Ich stellte meine Studienergebnisse auch auf mehreren medizinischen Fachkongressen vor, und ich glaubte – naiv wie ich war – daß meine Kollegen nun anfangen würden, die betroffenen Eltern entsprechend zu schulen und auch erst einmal keine Medikamente mehr verschreiben würden, die die Symptome dieser Kinder nur unterdrücken aber nicht behandeln.

Weil die Mehrheit der Mediziner diese Beobachtungen einfach ignorierte, begann ich, Videofilme darüber zu drehen, wie die Kinder sich vor, während und nach einem solchen Test verhielten. Einige Ärzte sahen sich diese Bänder an und hörten mir auch zu, die meisten aber ignorierten auch das. Dann legte ich auch noch Studien vor, in denen ich belegen konnte, daß sich die Gehirnströme der Kinder unnormal veränderten, während sie eine solche Reaktion zeigten. Auch dann gab es noch immer große Meinungsunterschiede über den Wert dieser Aussagen. Die Skeptiker blieben in der Überzahl – sie behaupteten einfach, die Kinder würden schauspielern, obwohl doch viele von ihnen noch Säuglinge und Kleinkinder waren.

Schließlich begann ich deshalb, Bücher für die interessierte Öffentlichkeit zu schreiben, weil die betroffenen Eltern eben – anders als die Ärzte – sehr wohl zuhörten und schnell herausfanden, daß die Ernährungsumstellung und der Miller-Test ihrem und dem Leben ihres Kindes eine dramatische Wendung geben konnte. Mein Konzept half nicht allen, aber vielen.

Einmal tat ich etwas, von dem ich nie gedacht hätte, daß ich es jemals tun würde: ich stellte meine Ergebnisse und Konzepte im Fernsehen vor. Ein Fernsehteam des Kölner WDR filmte bei mir in der Praxis und sendete daraufhin einige typische Fallbeispiele von Kindern, wie ich sie behandle. Die Reaktion auf diese Sendung war einfach überwältigend. Ihr Titel lautete: „Umwelt – Fluch mit tausend Gesichtern. Revolutionäre Erkenntnisse der Klinischen Ökologie".

Als nächstes folgte eine amerikanische Talk-Show, in der ich einige meiner Videos vorstellte. Die Reaktion war unglaublich. Die Telefonleitungen glühten und wir erhielten über 140.000 Briefe. Es war sehr offensichtlich, daß die Öffentlichkeit mehr über mein Konzept wissen wollte.

Die Patienten, die ich Ihnen in diesem Buch vorstelle, kamen alle aufgrund dieser amerikanischen Fernsehshow in meine Praxis nach Buffalo. Heute lebe ich in Phoenix/Arizona. Viele dieser Patienten hatten durch diese Sendung das erste Mal überhaupt den Zusammenhang zwischen einer Allergie oder einer Nahrungsmittelüberempfindlichkeit und ihren Beschwerden erkannt. Andere wiederum fühlten sich nun bestätigt: sie hatten Derartiges schon vermutet, aber keiner hatte ihnen geglaubt.

Ich hoffe sehr, daß dieses Buch nun auch deutschen Eltern helfen wird, den wahren Grund für die Krankheit ihres Kindes – oder vielleicht sogar ihre eigene – herauszufinden und zu beheben. Betrachtet man die Reaktion in den Vereinigten Staaten, ist dies durchaus möglich.

Ich hoffe wirklich sehr, daß dieses Buch Ihnen und Ihrer Familie helfen wird. Viele Betroffene brauchen eben nur ein klein wenig mehr Verständnis, um die Lösungen zu finden, die sie so verzweifelt suchen.

Buffalo/Phoenix im Mai 1996 — Prof. Dr. Doris Rapp

Hilfe zur Selbsthilfe

Der Junge bekam einen wahren Killerblick und attackierte seine Mutter mit einem spitzen Bleistift. Er tobte, keuchte und spuckte und war kaum zu bändigen – bis ihm eine Testschwester etwas in den Oberarm spritze. Das Kind beruhigte sich innerhalb weniger Minuten und begann, ruhig zu malen.

Dieses Video präsentierte Professor Rapp im Februar 1993 auf einer Konferenz zum Thema Umweltmedin in Dallas/Texas. Der Junge war einer ihrer Patienten und hochgradig allergisch auf Schimmelpilze. Für die Heftigkeit seiner Reaktion hält eigentlich nur die Umgangssprache treffende Begriffe bereit: er rastete völlig aus und benahm sich wie weggetreten. Auch die Fälle anderer Kinder hatte Frau Rapp auf Video eingefangen. Einige reagierten auf Nahrungsmittel wie Milch oder Weizen, andere auf chemische Substanzen. Einige wurden zu wahren Wüterichen, andere zogen sich weinend in eine dunkle Ecke zurück oder konnten nur noch in Spiegelschrift schreiben. Eine Injektion mit einem entsprechend niedrig dosierten Allergenextrakt behob ihre Beschwerden innerhalb von Minuten.

Dies waren die Kinder, für die die Schulmedizin zwar eine Diagnose, aber keine wirklich wirksame Therapie bereithält. Dies waren die Kinder mit einem „hyperkinetischen Syndrom", die sich im Supermarkt schreiend aus dem Einkaufswagen lehnen und nebenbei noch das Dosenregal abräumen, während die verzweifelte und gequälte Mutter unter den strafenden Blicken der anderen, besserwissenden Kunden wieder einmal in sich zusammensinkt.

Dies waren die „lernbehinderten". Kinder, die in der Schule nicht mitkommen, obwohl sie doch teilweise hochintelligent sind. Und dies waren die „chronisch kranken" Kinder mit Heuschnupfen, Asthma, Ekzemen oder ständigen Mittelohrentzündungen, die nunmehr nach einer Allergiebehandlung keine Beschwerden mehr hatten.

Was mich aber am meisten faszinierte: Professor Rapp gab ihren Zuhörern ein einfaches Selbsthilfeprogramm mit an die Hand, mit dem jeder den Grund für derartige Beschwerden herausfinden und ihn damit beseitigen kann. Sie halten es gerade in den Händen.

In den Vereinigten Staaten ist dieses Buch unter dem Original-Titel „Is this Your Child" viele hunderttausendmal über die Ladentische gegangen und stand lange auf der Bestseller-Liste der „New York Times". Auf den ersten Blick scheint es deshalb um so erstaunlicher, daß dieses Buch noch nicht früher auch in deutscher Übersetzung erschien. Der Grund: Den Amerikanern machen zum Teil ganz andere Substanzen, wie etwa Lebensmittelzusätze oder Chemikalien Probleme, als es bei uns der Fall ist. Viele Farbstoffe, die in amerikanischen Lebensmitteln stecken, sind bei uns gar nicht zugelassen – andere potente Allergene wie etwa Erdnußbutter gehören zwar zu den Leibspeisen der Amerikaner, aber nicht zum normalen deutschen Speiseplan.

Deshalb war nicht nur eine Übersetzung, sondern auch eine Anpassung des Buches auf deutsche Bedürfnisse nötig. Daran hat nicht nur Professor Rapp selbst mitgewirkt, die ich seit Dallas persönlich gut kenne, sondern auch auf ihren Wunsch hin noch andere Fachleute auf diesem Gebiet.

Mein ausdrücklicher Dank gilt deshalb Herrn Dr. Klaus-Dietrich Runow, Leiter des Instituts für Umweltkrankheiten in Bad Emstal, für die fachliche Beratung. Unentbehrlich waren mir auch die Ratschläge des Arztes und Ernährungswissenschaftlers Dr. med. Dipl. oec-troph. Siedentopp aus Kassel, der sich schon seit vielen Jahren praktisch mit dem Konzept der klinischen Ökologie und insbesondere der Rolle der Nahrungsmittelallergien beschäftigt. Aus der täglichen Praxis stammen auch viele Hinweise, die mir die Ernährungsberaterin Elfriede Sommerfeld gegeben hat.

Zum Thema Nährstoffe hat der Schleswiger Pharmazeut Herr Werner Lau viele Informationen beigesteuert, auch ihm herzlichen Dank.

Hamburg im Mai 1996 — Gaby Guzek

Vom Kliniker zum klinischen Ökologen

Als ich 1958 begann, mich auf Allergologie zu spezialisieren, fielen mir immer wieder junge Patienten auf, die scheinbar geradezu klassische allergische Symptome wie Heuschnupfen oder Asthma hatten, bei denen aber die herkömmlichen schulmedizinischen Hauttests ergebnislos blieben. Genauso wenig aufschlußreich waren ihre Bluttests.

Trotzdem sahen diese Kinder einfach so aus, als hätten sie eine Allergie, sie benahmen sich auch so – und sie hatten weitere Allergiker in der Familie. Wir behandelten diese Patienten mit den typischen Anti-Allergie-Medikamenten und brachten ihre Symptome damit zum Abklingen. Gleichzeitig versicherten wir ihren Eltern aber hoch und heilig, ihre Kinder hätten keine Allergie.

Heute, viele Jahre später, frage ich mich, wie oft wir wohl mit unserer Diagnose danebengelegen haben. Wir waren damals wohl einfach unfähig, den Grund für bestimmte, nur schwer faßbare Allergieformen zu finden. Wir wußten zu wenig, wir hatten ein zu eingeschränktes Sichtfeld und uns fehlten noch die diagnostischen Möglichkeiten. Neuere, wesentlich präzisere Methoden zur Allergiediagnostik wie beispielsweise die Provokations-/Neutralisationsmethode fördern heute bei Kindern – und auch bei Erwachsenen – sehr schnell den wahren Grund für Lernstörungen, Hyperaktivität, Depression und ständige Krankheit ans Tageslicht.

Das Thema „Allergie“ hat viele Facetten. Wie viele Ärzte mußte auch ich dies erst lernen. In den ersten achtzehn Jahren, in denen ich als Allergologin arbeitete, gab es für mich nur die ganz klassischen Allergien, wie Asthma, Heuschnupfen und Hautekzeme. Dann aber besuchte ich im Jahre 1975 einen Kongreß zum Thema Nahrungsmittelallergien, um etwas mehr über bessere Methoden zu lernen, die es zur Allergiediagnostik gibt. Dort erfuhr ich von den sogenannten „klinischen Ökologen“ auch das erste Mal etwas über die Rolle von Chemikalien und der Umweltverschmutzung bei der Entstehung von umweltbedingten Erkrankungen wie eben Allergien.

Während der letzten zwei Jahrzehnte, in denen ich die Methoden der praktischen Allergologie und der angewandten Umweltmedizin verwendete, habe ich erst herausgefunden, wieviel man mir eigentlich während meiner Ausbildung zur Kinderärztin und Kinderallergologin nicht beigebracht hat. An diesem Wissen mangelt es auch heute noch den meisten, ansonsten gut ausgebildeten Kinderallergologen.

Sie wissen nichts über diese neueren Diagnose- und Behandlungsmethoden und sind der Meinung, daß Hyperaktivität als eine sehr besondere Art einer umweltbedingten Allergie nicht existiere. Wir könnten es besser wissen: Allergologen haben diese Zusammenhänge schon in den zwanziger Jahren erkannt und beschrieben. Hätte ich 1975 nicht das Glück gehabt, Teilnehmerin dieser Konferenz zu sein, würde auch ich wahrscheinlich heute vieles für völlig unglaublich halten, was hier in diesem Buch steht.

Die erweiterte Sicht der klinischen Ökologen auf das Thema Allergien gleicht der Situation einer Maus in der Käsefabrik: Noch nie hat ein Arzt solche Möglichkeiten gehabt, die Ursachen für so viele Erkrankungen ganz genau ausmachen und beheben zu können. Denn eines steht fest: Viele Kinder leiden unnötig. Aus diesen Kindern werden irgendwann kranke Erwachsene. Deshalb ist es wichtig, die Eltern, Ärzte und Lehrer dieser Kinder für dieses Thema zu sensibilisieren – umso früher können wir Leid vermeiden.

Deshalb werden Sie in diesem Buch einen Leitgedanken immer wieder finden: Die meisten meiner Patienten zeigten eindeutig schon als Kinder die ersten allergischen Symptome – egal, wie alt sie waren – bevor sie dann viele Jahre später mit ihren Beschwerden zum Arzt gingen. Bei einigen kündigte sich ihre Hyperaktivität sogar schon im Mutterleib an. Es ist eine Herausforderung für uns Ärzte, zum frühestmöglichen Zeitpunkt im Leben eines Kindes auf seine Probleme aufmerksam zu machen. Wenn uns das gelingt, ersparen wir vielen Kindern, ihren Eltern und Lehrern unglaubliches Leid, Kummer und Krankheit. Ich wünsche mir, daß dieses Buch dazu beiträgt, ihre Aufmerksamkeit auf dieses Thema zu lenken. Vielleicht wird es einigen Kindern dabei helfen, sich das erste Mal in ihrem Leben richtig wohl zu fühlen.

Ich hoffe sehr, daß die Fakten dieses Buches in den kommenden Jahren auch verstärkt von den Allergologen an den Universitäten akzeptiert werden, die heute in der Medizin diktieren, was als wahr zu gelten hat. Bis es soweit ist, bin ich mir aber sicher, daß Ihnen persönlich dieses Buch helfen wird:

- am Verhalten oder Aussehen zu erkennen, ob hinter den gesundheitlichen Problemen Ihres Kindes oder denen eines Familienmitgliedes eine Allergie steckt,
- die exakten Auslöser dieser Probleme selbst herauszufinden,
- zu entscheiden, welche Therapieform Sie dann für die beste halten.

Allergien: Vom Kolibri zur Volkskrankheit

Im Jahre 1950 schätzte man, daß etwa 14 Prozent aller Amerikaner an einer Allergie litten. Die Schätzungen von 1985 besagten, daß diese Zahl bereits auf über 33 Prozent angestiegen ist – also auf 75 Millionen Amerikaner.

All diese Zahlen mögen eher zu niedrig gegriffen sein. Wir klinischen Ökologen nehmen an, daß allein die Zahl der Kinder und Erwachsenen mit einer Nahrungsmittelallergie schon bei über 75 Prozent der Gesamtbevölkerung liegt.

Wir testen und behandeln Allergien mit bestimmten, wenig zeitaufwendigen, doch sehr aufschlußreichen Ernährungsplänen und neueren Varianten der traditionellen allergologischen Hauttests.

Wenn ein Elternteil an einer Allergie leidet, wird eines seiner vier Kinder auch irgendeine Allergieform entwickeln. Wenn beide Eltern typische Allergiker sind, werden zwei von dreien ihrer Kinder auch eine Allergie bekommen. Mehr als ein sehr sensibles Familienmitglied ist hingegen eher die Ausnahme.

Mehr als Ausschlag oder Asthma

Viele Eltern wissen bereits, daß irgend jemand in der Familie eine Allergie hat, weil er oder sie Heuschnupfen, Asthma, Ausschläge oder Ekzeme hat. Dies sind alles typische, allgemein akzeptierte Allergieformen.

Aber es gibt noch andere Regionen unseres Körpers, die Allergien betreffen können. Unglücklicherweise sind sie nicht so schnell ausfindig zu machen, geschweige denn sind sich die Mediziner überhaupt einig, daß diese speziellen Symptome überhaupt Allergien sind.

Viele Eltern haben immer wieder von den Ärzten gehört, daß die Beschwerden ihrer Kindern nichts mit einer Allergie zu tun haben können. Trotzdem sind die Beobachtungen dieser Eltern sehr richtig und wertvoll.

Viele Erwachsene sind sich einfach nicht darüber klar, daß der Grund für einige der Probleme ihrer Kinder – oder ihre eigenen – eine versteckte Allergie ist. Sie bringen beispielsweise Probleme, wie eine ständig verstopfte Nase oder häufiges Räuspern, zwar in Zusammenhang mit einer chronischen Nasennebenhöhlen-Entzündung, sie gehen aber nicht den entscheidenden Schritt weiter und fragen sich, warum denn die Nebenhöhlen ständig infiziert sind.

Für sie gehören eine ständige Rotznase eben zu einem Dauerhusten, ohne daß sie sich fragen, woher das alles kommt. Wenn Kinder schnell reizbar und launisch sind oder aber dauernd müde, ist schnell der Dauerstreß in der Familie oder die anstrengende Schulsituation als Ursache ausgemacht – wo doch eigentlich eine Allergie hinter allem steckt.

Was ist eine Allergie?

Es mag viele überraschen, aber eigentlich ist man sich bis heute nicht einig, was eine Allergie genau ist. Das Wort „Allergie" bedeutet für die Ärzte nicht immer das gleiche. Es gibt zwei völlig unterschiedliche Auffassungen davon.

Die eigentliche Definition besagt nur, daß der Körper eine Fehlreaktion auf eine Substanz zeigt, die die meisten anderen Menschen überhaupt nicht stört. So werden die meisten Menschen eben nicht krank, wenn sie mit Staub, Schimmelpilzen, Haustieren oder frisch geschnittenem Gras in Berührung kommen oder bestimmte Nahrungsmittel essen. Im Gegensatz dazu bekommen Allergiker daraufhin Heuschnupfen, Asthma, Nesselsucht, Ekzeme oder Verdauungsstörungen.

Als es noch keine exakteren Untersuchungsmöglichkeiten gab, verließ man sich auf eine Diagnose, die man allein aufgrund einer sehr genauen und präzisen Patientenbefragung und Untersuchung stellte. Sie schloß die individuelle Krankengeschichte genauso ein wie eine genaue körperliche Untersuchung. Wenn dann einem Patienten beim Rasenmähen immer wieder die Nase lief und sie fürchterlich juckte, dann lautete die Diagnose eben „Heuschnupfen aufgrund einer Graspollenallergie".

Im Jahre 1925 aber definierte man den Begriff Allergie neu, und die Bandbreite dessen, was von nun an als Allergie galt, wurde sehr stark beschränkt. Die Mehrheit der traditionellen Allergologen richtet sich heute bei ihrer Diagnose nach drei Grundgedanken:

- Eine Allergie betrifft nur sehr spezielle Körperregionen.
- Der Auslöser einer Allergie muß als solcher allgemein anerkannt und akzeptiert sein.
- Eine Allergie muß sich wissenschaftlich mit bestimmten allgemeinen immunologischen Testmethoden bestätigen lassen.

Und dennoch: Diese sehr stark einschränkende Definition muß wohl dem heutigen Wissen angepaßt und weiter gefaßt werden. Es gibt einfach zu viele Kinder und Erwachsene, die in dieses Schema einfach nicht hineinpassen. Wenn es zuviele Ausnahmen gibt, muß man wohl die Regel ändern. Schauen wir uns einmal die drei Thesen etwas genauer an.

These I: „Eine Allergie betrifft nur sehr spezielle Körperregionen"

Viele traditionelle Allergologen glauben, daß Allergien nur ganz spezielle Körperregionen oder -teile betreffen können. Das sind die Nase, die Augen, die Atemwege, die Haut und der Darm. Diese Mediziner bezweifeln stark, daß eine einfache Scheibe Brot ein Kleinkind gehbehindert werden läßt oder daß ein Erdnußbutterbrot dazu führt, daß ein Kind in der Schule regelmäßig einschläft. Sie würden einfach nicht glauben, daß Nahrungsmittel oder andere Umweltfaktoren auch die Gehirnfunktionen von Kindern beeinflussen können. Dazu können eben auch Staub oder Schimmelpilze zählen, und zwar so schlimm, daß diese Kinder hyperaktiv werden oder Lernprobleme bekommen.

In Fachartikeln, die vor über vierzig Jahren publiziert worden sind, beschreiben die Autoren, daß hinter unglaublich vielen medizinischen Problemen Allergien stecken können. Dazu zählen beispielsweise Überaktivität, Müdigkeit, Bettnässen, sozial unangepaßtes Verhalten und sogar Epilepsie. Klinische Ökologen sind deshalb der Meinung, daß eine Allergie, beispielsweise auf Lebensmittel oder bestimmte chemische Substanzen, prinzipiell jedes Körperteil und jedes Organ betreffen kann. Die Erklärung ist relativ simpel: Bei einer allergischen Reaktion setzt der Körper chemische Botenstoffe frei, die über den Blutstrom im ganzen Körper zirkulieren können. Diese Botenstoffe wissen nichts von offiziell akzeptierten Allergie-Bereichen, wie etwa der Lunge oder der Nase.

These II: „Der Auslöser einer Allergie muss als solcher allgemein anerkannt und akzeptiert sein"

Traditionelle Allergologen glauben, daß nur sehr bestimmte Substanzen eine Allergie auslösen können. Sie erkennen an, daß Staub und Milben, Schimmelpilze, Pollen, Haustiere, Federn und einige wenige Nahrungsmittel Heuschnupfen oder Asthma auslösen können. Sie würden allerdings stark bezweifeln, daß eben diese Dinge auch Verhaltensstörungen, Persönlichkeitsveränderungen, Hyperaktivität oder Lernprobleme auslösen können.

Die meisten Allergologen hätten nichts als Spott für die Idee übrig, daß diese und eine ganze Palette anderer medizinischer Probleme von mindestens ebenso vielen Nahrungsmitteln oder chemischen Gerüchen ausgelöst werden können. Und trotzdem: Bei einigen Kindern können eine spezielle Ernährung und die Vermeidung bestimmter chemischer Substanzen ihr schier inakzeptables Verhalten genauso beseitigen wie ihre Lernstörungen. Ihre Symptome lassen sich immer wieder hervorrufen, wenn diese Kinder die für sie problematischen Nahrungsmittel essen oder man sie mit moderneren, genaueren Methoden auf eben diese Substanzen testet.

Heute akzeptiert man nur die mehr oder minder klassischen Symptome einer Vergiftung durch Chemikalien. Bezweifelt wird hingegen nach wie vor die Aussage, daß beispielsweise der Heuschnupfen oder die Verhaltensstörung eines Kindes allein durch den Geruch einer Chemikalie ausgelöst wird. Man kann aber diese Symptome allein damit hervorrufen, wenn man auf der Haut des betroffenen Kindes eine bestimmte Lösung testet, die man aus der jeweiligen problematischen Chemikalie hergestellt hat. Klinische Ökologen glauben deshalb, daß quasi jede Chemikalie oder jedes Nahrungsmittel eine Allergie auslösen kann.

These III: „Eine Allergie muss sich wissenschaftlich mit bestimmten allgemeinen immunologischen Testmethoden bestätigen lassen"

Kein Zweifel: Die heutigen immunologischen Tests liefern viele wertvolle Antworten – aber nicht für jeden Allergiker. Bei einigen Patienten zeigen sich einfach nicht die typischen immunologischen Besonderheiten, die die traditionellen Allergologen als alleinigen Beweis für eine Allergie anerkennen. Obwohl diese Patienten allergische Reaktionen auf bestimmte Reize zeigen, lassen sich bei ihnen nicht die typischen Merkmale im Bluttest nachweisen. Das gleiche gilt auch für die heute üblichen Hauttests.

Jeder Allergologe hat in seiner täglichen Praxis schon erstaunliche Patientengeschichten erlebt. Dazu gehören beispielsweise Menschen, die jedes Jahr während der Pollenflugzeit typische Heuschnupfenanfälle haben, die aber auf einen entsprechenden Hauttest nicht reagieren. Auch ihre Bluttests auf Pollen sind normal. Wenn man so einen Patienten aber auf eine Pollenallergie behandelt, bessern sich seine Symptome manchmal trotzdem. Deshalb muß man wohl schließen, daß, obwohl normale Allergietests eigentlich recht zuverlässig sind, sie doch nicht immer korrekte Ergebnisse liefern.

Genauso kennt man Patienten aus der täglichen Praxis, die sich unwohl fühlen, wenn sie bestimmte Nahrungsmittel essen. Manchmal sind auch daran unerkannte Allergien schuld, ohne daß die herkömmlichen Testmethoden darauf hinweisen würden.

Mindestens ebenso verwirrend für den Arzt sind aber auch Patienten, die nahezu auf alle herkömmlichen Nahrungsmittel-Allergietestungen positiv reagieren, die aber augenscheinlich alle Lebensmittel problemlos essen können. Die meisten Allergologen stehen etwas hilflos vor solchen Patienten und sagen ihnen, daß der Test eine Allergie anzeige, an der sie in der Vergangenheit gelitten hätten oder die sie in der Zukunft bekommen könnten. Das aber interessiert Eltern in der Regel nicht. Sie möchten wissen, ob ein bestimmtes Nahrungsmittel ihr Kind krank macht oder nicht.

Dazu eignet sich dann vor allem eine ausgeklügelte Weglaßkost, bei der man bestimmte Nahrungsmittel zunächst vom Speiseplan streicht, um sie dann nach fünf bis zwölf Tagen wieder zu essen. Wie diese Weglaß- oder die Rotationskost funktioniert, erfahren Sie in Kapitel 13 („Die Rotationskost“).

Neben diesen Suchdiäten, die vor allem in der Hand des Patienten – oder seiner Eltern – liegen, können Ärzte eine wichtige Diagnosemöglichkeit einsetzen, die vor allem die klinischen Ökologen verwenden. Diese „Miller-Methode“ fördert bei vielen Patienten häufig auch versteckte Allergien zutage. Dieses Testverfahren hält auch eine Therapiemöglichkeit bereit, die diesen Patienten häufig sehr gut und schnell hilft. Und das ist doch die Basis des Ganzen: eine Krankheit aufzuspüren und den Patienten davon zu heilen, nicht der immunologische Laborbefund aus der Blutuntersuchung.

So findet der Arzt die Nadel im Heuhaufen

Besteht der Verdacht auf eine Allergie, verwendet die Schulmedizin zwei bestimmte Hauttests, um sie genauer zu diagnostizieren: den sogenannten Scratch-Test und die „intradermale Methode“. Die meisten traditionellen Allergologen sind sich einig, daß, obwohl der Scratch- (oder Prick-) Test nicht hundertprozentig zuverlässig ist, er aber trotzdem erste Hinweise darauf liefern kann, ob ein Kind sehr allergisch auf eine bestimmte Testlösung ist. Viele – aber bestimmt nicht alle – Allergologen glauben, daß die intradermale Methode gute

Möglichkeiten liefert, eine schwächere Allergie ausfindig zu machen, die der Prick-Test normalerweise übersieht. Sie verwenden bei dieser intradermalen Methode wesentlich stärker konzentrierte Testlösungen.

Viele Allergologen testen beim Scratch- oder Intradermaltest gleich mehrere Allergene auf ein und demselben Hautstück. Dann sehen sie sich die Haut nach zehn Minuten an. Wenn die getestete Stelle dann nicht rot oder geschwollen aussieht, dann hat das Kind eben auch keine Allergie, schlußfolgern sie.

Seit den fünfziger Jahren verwenden Ärzte auch verschiedene andere Variationen dieser traditionellen Testmethoden und der traditionellen Behandlung. Eine dieser Methoden ist die sogenannte Rinkel-Methode, eine andere ist die „Provokations-/Neutralisationsmethode" oder kurz die „Miller-Methode". Mit beiden lassen sich rasch diejenigen Substanzen austesten, die dem Patienten tatsächlich Schwierigkeiten bereiten. Genauso kann die im Rahmen dieser Methoden empfohlene Behandlung die Symptome der Patienten schnell zum Abklingen bringen. Alle Patienten, die ich Ihnen in diesem Buch vorstellen werde, sind mit der Miller-Methode behandelt worden.

Diese Methode erfreut sich international steigender Beliebtheit. Obwohl sie enorm zeitaufwendig ist, scheint diese Methode doch präziser und aufschlußreicher zu sein als die traditionellen Tests. Der Miller-Test läuft eigentlich genauso ab wie ein herkömmlicher Allergietest. Man benutzt dazu auch die gleichen Testlösungen wie die Schulmedizin. Allerdings wird jede Substanz nacheinander getestet, und das ist der Hauptunterschied. So kann der Arzt viel besser erkennen, ob der Patient allergisch ist und auf welche Substanz er reagiert.

Bei der Miller-Methode spritzt der Arzt ein Tröpfchen der Testlösung in die obere Hautschicht des Patienten. Dabei benutzt er diese Lösung in verschiedenen Verdünnungen. Wenn der Test an der Einstichstelle eine Hautreaktion hervorruft, oder wenn der Patient auf einmal in abgeschwächter Form die Beschwerden hat, über die er auch im Alltag klagt, dann betrachten wir diesen Test als positiv. Das heißt, der Patient hat eine Allergie.

Nach dieser Symptom-Provokation lassen sich mit der Miller-Methode die hervorgerufenen Symptome auch wieder zum Abklingen bringen. Dafür muß man die sogenannte neutralisierende Dosis finden. Das ist diejenige Verdünnung der Testlösung, auf die das Kind gerade nicht mehr reagiert. Wenn eine Mutter sieht, daß ein einziger Tropfen des Allergenextraktes auf einmal bei ihrem Kind Heuschnupfen, Kopfschmerzen oder Hyperaktivität hervorrufen kann, kann man ihr eigentlich nur versichern, daß man den Übeltäter ausfindig gemacht hat.

Behandelt man das Kind dann mit der neutralisierenden Dosis, sind diese Eltern meist sehr erleichtert, beeindruckt und fühlen sich in ihrem Verdacht bestätigt, wenn sie sehen, wie bei ihrem Kind die verstopfte Nase wieder frei wird, der Kopfschmerz nachläßt und sich die Hyperaktivität innerhalb weniger Minuten wieder legt. Es muß einfach unser Ziel sein, daß ein Kind keine Symptome mehr hat und daß es keine Medikamente mehr benötigt. Obwohl Medikamente sehr, sehr nützlich und effektiv sein können, müssen wir doch auf jeden Fall versuchen, den Grund der Krankheit zu beseitigen – und nicht die Symptome mit Medikamenten zeitlich begrenzt zu lindern.

Der Miller-Test: Ein Beispiel

Nehmen wir an, ein Kind leidet häufig unter starken Kopfschmerzen, und die Eltern glauben, daß Eier der Auslöser hierfür sein könnten. Zu diesem Ergebnis kommt man, wenn das Kind über einige Zeit eine spezielle Weglaßkost eingehalten hat, mit der man verdächtige Nahrungsmittel ausfindig machen kann. Bevor man den Test mit dem Kind durchführt, sollte man sich genau merken, wie sich das Kind fühlt, wie es aussieht und wie es sich bewegt.

So muß man beispielsweise festhalten, ob das Kind schon zu Beginn Kopfschmerzen hatte und wenn ja, wie schwer sie sind. Als nächstes nimmt man den Puls des Kindes und bittet es, seinen oder ihren Namen auf ein Blatt Papier zu schreiben. Diese Art der Handschrift ist für uns der Ausgangspunkt. Den brauchen wir, um vergleichen zu können, was sich während des Tests und danach verändert.

Zunächst testen wir meistens eine Lösung, die keine allergische Reaktion hervorrufen kann, wie beispielsweise einfache Kochsalzlösung. Die Eltern und der Patient selbst wissen nicht, welche Substanz wir testen. Dieser Test sollte dann auch negativ ausfallen. Dann testen wir den kleinen Patienten mit Histamin. Histamin ist ein Entzündungsstoff, der Test sollte deshalb in jedem Fall positiv ausfallen – egal, ob der Patient eine Allergie hat oder nicht. Diese Tests dienen einem wichtigen Zweck: Sie helfen dem Arzt, das Kind und auch dessen Eltern einzuschätzen.

Es gibt Eltern, die halten jede Winzigkeit für eine Allergie – tritt diese „Reaktion“ aber nach der Testung mit Kochsalz ein, liegt das Problem wohl nicht beim Kind. Auch kleine Schauspieler lassen sich so herausfiltern. Im weiteren Testverlauf sollte keiner – weder das Kind noch die Eltern – wissen, welche Testlösung zu welchem Zeitpunkt getestet wird. So vermeidet man, daß Ängste oder vorgefertigte Meinungen den Test verfälschen.

Nachdem der Arzt eine detaillierte Krankengeschichte des Patienten erfragt und diese mit einer genauen körperlichen Untersuchung ergänzt hat, können die Tests beginnen. Dann spritzt man einen winzigen Tropfen der Testlösung in den Oberarm des Kindes. Während der nun folgenden Zeit muß man den kleinen Patienten sehr genau beobachten. Alle sieben Minuten halten wir dann fest, wie die Einstichstelle am Arm aussieht und ob schon eine Reaktion sichtbar wird, ob sich Symptome zeigen, wie sich das Kind benimmt, wie der Puls ist und wie sich das Schriftbild des Kindes darstellt. Ist das Kind auf die getestete Substanz allergisch, könnten folgende Dinge auftreten:

- Die Einstichstelle wird dicker. Manchmal sieht sie aus wie ein großer Mückenstich.
- Das Kind hält seinen Kopf und klagt über Kopfschmerzen.
- Das Kind bekommt plötzlich andere Symptome und Beschwerden oder Wutanfälle.
- Der Puls steigt plötzlich um über zwanzig Schläge pro Minute.
- Das Kind kann seinen Namen nicht mehr so gut schreiben wie zuvor.

Wenn das Kind schon vor dem Test leichte Kopfschmerzen hatte, aber sieben Minuten nach dem Test werden sie viel schlimmer, würde dies sehr dafür sprechen, daß die Testlösung – in unserem Beispiel auf Ei – der Grund dafür war. Noch klarer ist es, wenn das Kind vorher keine Beschwerden hatte.

Hat man das Allergen ausfindig gemacht, spritzt man dem Kind einen kleinen Tropfen derselben Lösung, nur in stärkerer Verdünnung. Diese Verdünnung geschieht in Verdünnungsschritten von eins zu fünf, also erst 1:5, dann 1:25, 1:125 und so weiter. Jede Verdünnung wird mit je sieben Minuten Abstand einzeln getestet. Auf eine bestimmte Verdünnung wird das Kind nicht mehr reagieren – dies ist dann die richtige, die neutralisierende Dosis. Diese Verdünnung ist individuell. Spritzt man diese spezielle verdünnte Testlösung, wird diese auch die Beschwerden des Kindes zum Verschwinden bringen. Sie ist also gleichzeitig die Therapie in der Millerschen Methode. Die Anwendung der neutralisierenden Dosis läßt dann auch alle anderen Symptome, wie etwa Verhaltensstörungen oder eine krakelige Schrift, wieder normal werden.

Natürlich muß man während des Tests jedes Kind sehr individuell und sehr genau beobachten. Hat ein Kind Asthma, muß man die Lungenfunktion während des Tests alle sieben Minuten überprüfen, um herauszufinden, ob ein potentielles Allergen nicht auch die Atmungsfunktionen des Kindes beeinträchtigt. Sollte ein Patient an zu hohem Blutdruck oder unregelmäßigem Herzschlag leiden, kann man auch diese Werte leicht während des Tests mit überprüfen. Spritzt man die richtige neutralisierende Dosis, sollten auch diese Werte wieder auf die Normalwerte zurückgehen – natürlich nur dann, wenn diese organischen Probleme auch wirklich mit einer Allergie zusammenhängen.

Manche Menschen sind so hoch allergisch auf bestimmte Lebensmittel, daß es unter Umständen lebensgefährlich ist, sie mit entsprechenden Substanzen zu testen. Wer solche schweren Allergien, beispielsweise auf Schalentiere oder Hühnereiweiß, hat, weiß dies aber in der Regel. Bei diesen Patienten kann man vor dem Hauttest einen Labortest anordnen, bei dem das Blut des Patienten auf spezielle Antikörper gegen diese Nahrungsmittel untersucht wird.

Bei einem Allergie-Hauttest muß der Arzt sehr vorsichtig sein, damit der Patient keine gefährlichen Symptome während der Testung bekommt. Normalerweise ist es aber so, daß man auf Nahrungsmittel testen kann, wenn der Patient diese Dinge auf seinem normalen, täglichen Speiseplan hat und sie essen kann, ohne schwere allergische Symptome, wie etwa Erstickungsanfälle, zu bekommen.

Nach dem Test gibt man dem Patienten ein kleines Fläschen mit nach Hause, das die für ihn richtige neutralisierende Dosis der Testsubstanz enthält. Davon nimmt er dann dreimal täglich drei Tropfen. Wichtig ist, daß er die Substanz unter die Zunge träufelt, von dort aus kann sie schnell durch die Schleimhäute in den Körper gelangen. Er kann sich diese Substanz auch zweimal wöchentlich spritzen oder spritzen lassen. Beide Therapieformen machen es den meisten Patienten möglich, wieder fast alle Nahrungsmittel zu essen, gegen die sie allergisch sind. Nimmt der Patient beispielsweise seine neutralisierende Dosis gegen seine Ei-Allergie, bevor er ein Ei ißt, verhindert dies in der Regel, daß er überhaupt Kopfschmerzen bekommt. Nimmt er seine Tropfen, nachdem er ein Ei gegessen hat, werden diese in der Regel seine dann einsetzenden Kopfschmerzen zum Verschwinden bringen.

Die meisten traditionellen Allergologen lehnen die Miller-Methode ab. Sie halten sie für nicht zuverlässig. Das ist erstaunlich, da diese Methode nach meinem Dafürhalten empfindlicher, akkurater und exakter ist als die Methoden der Schulmedizin. Diejenigen, die die Methode ablehnen, haben meist allerdings keine eigenen Erfahrungen mit diesem Test, und ihnen fehlt einfach das nötige Hintergrundwissen dazu. Die Miller-Methode testet eben nur eine Substanz auf einmal – im Gegensatz zu den schulmedizinischen Tests, die mehrere gleichzeitig testen. Und die Miller-Methode verwendet andere Verdünnungen, nämlich 1:5 im Gegensatz zu 1:10, eine Konzentration, die die Schulmedizin benutzt. Sie ist einfach eine pingelig genaue Prüfmethode – und sonst nichts.

Stammen Allergien aus der Psyche?

Vielleicht haben sie schon einmal von Menschen gehört, die allergisch auf Rosen reagieren. Jedesmal, wenn sie eine Rose riechen, bekommen sie Asthma oder Heuschnupfen. Manche Mediziner behaupten deshalb, dies sei der Beweis dafür, daß ihre Reaktion rein psychisch sei: Diese Menschen würden auch auf den Geruch von Plastikrosen so reagieren. Dieses Argument ist immer wieder dazu bemüht worden, um zu beweisen, daß Allergien ein rein psychologisches Problem sind.

Es gilt aber heute nun schon fast als Binsenweisheit, daß Körper und Seele eine Einheit sind. Die Entdeckung dieser Verbindung von Geist und Körper hat zu einer neuen Wissenschaftsdisziplin geführt: der Psychoneuroimmunologie. Wie sehr sich beide gegenseitig beeinflussen, hat der Wissenschaftler Michael Russell bewiesen. Im Rahmen einer Studie machte er Meerschweinchen allergisch gegen Fischeiweiße, gleichzeitig rochen die Tiere den Fischgeruch.

Nach einiger Zeit zeigten die Tiere schon allein dann eine meßbare allergische Reaktion, wenn sie nur den Fischgeruch in die Nase bekamen – ohne überhaupt mit dem Allergen in Kontakt gekommen zu sein. Wenn dies bei einem Meerschweinchen möglich ist, warum dann nicht beim Menschen? Es ist wohl nur schwer anzunehmen, daß das Meerschweinchen ein psychologisches Problem mit dem Fischgeruch hatte.

Natürlich haben viele Allergiker auch psychologische Probleme. Jeder derart Betroffene stellt sich irgendwann die Frage: „Warum gerade ich?“, wenn er oder sie ein Leben mit Krankheiten, Entbehrungen und Einschränkungen führen muß. Aber bei vielen Kindern ist es eben umgekehrt: Bei ihnen verursachen nicht die psychischen Probleme die Allergien – sondern umgekehrt.

Nicht hinter allem steckt eine Allergie

Natürlich steckt nicht immer eine Allergie dahinter, wenn ein Kind hyperaktiv ist, ständig müde, depressiv, wenn es körperliche Beschwerden oder Lernprobleme hat. Bei einigen Kindern allerdings könnte dies eben schon der Fall sein – ganz besonders dann, wenn es eigentlich keinen anderen einleuchtenden Grund dafür gibt, warum ein Kind „immer" krank ist oder sich einfach nicht benehmen kann. Wenn diese Kinder dann auch noch Verwandte habe, die an einer Allergie leiden, Heuschnupfen oder Asthma haben, sollte man auch bei ihnen an eine Allergie als Auslöser denken – auch dann, wenn die herkömmlichen Allergietests bei ihnen kein Ergebnis gebracht haben.

Ich stelle mir Allergien immer als eine Art großen Kuchen vor. Die meisten Allergologen lernen auf den Universitäten eigentlich nur, allenfalls zwei Stücke davon zu untersuchen. Wenn ihre Testmethoden dann kein Ergebnis bringen, nehmen sie an, der Patient leide auch nicht an einer Allergie.

Klinische Ökologen haben gelegentlich eine etwas breitere Sicht auf die Dinge. Wir glauben, daß es noch viele Kuchenstücke gibt, die auch der beste Wissenschaftler noch gar nicht kennt. Natürlich hat die Medizin in den letzten Jahren enorme Fortschritte erzielt, aber der Mensch ist doch noch viel komplexer und komplizierter, als wir es heute überhaupt nur erahnen können. Weil wir das akzeptieren, verwenden wir eben auch Test- und Behandlungsmethoden wie etwa den Miller-Test, ohne bislang genau erklären zu können, wie oder warum sie funktionieren. Sie helfen aber. Jetzt, wo ich diese Methoden angewendet und ausprobiert habe, könnte ich nie wieder guten Gewissens Allergologie praktizieren, wie sie mir einmal beigebracht wurde.

Die klassischen Allergie-Symptome

Schätzungsweise jeder Dritte leidet heute in den westlichen Industrienationen an einer Allergie. Dazu gehören typischerweise Asthma, Heuschnupfen oder allergische Hautreaktionen.

Heuschnupfen

Der Name „Heuschnupfen" ist ein wenig verwirrend. Eigentlich ist der Auslöser nur sehr selten wirklich Heu, und Fieber bekommt der Betroffene auch nur in wenigen Fällen. Heuschnupfen bedeutet normalerweise, daß die Nase oder die Augen verschwollen sind. Manchmal juckt auch der Gaumen oder die Ohrinnenseite. Vor allem Kinder versuchen sich dann, dort zu kratzen.

Wenn Heuschnupfensymptome nur ein paar Wochen im Jahr auftreten, beispielsweise im Frühjahr, im Sommer oder im Herbst, sind ihre Ursache höchstwahrscheinlich Pollen oder Schimmelpilze – oder beides. Es ist aber nicht selten, daß ein Betroffener diese Symptome das ganze Jahr über hat, entweder täglich oder in unregelmäßigen Abständen.

Ein ganzjähriger Heuschnupfen hat deshalb vielmehr höchstwahrscheinlich andere Allergene als Auslöser, wie etwa Nahrungsmittel, Hausstaub oder Haustiere. Häufig bekommen Kinder auch erst als Erwachsene saisonbedingte Symptome, beispielsweise auf Schimmelpilze oder Pollen, wogegen sie früher das ganze Jahr über an Heuschnupfen litten.

Augen-Blicke sagen vieles

Wenn sich an den Augen Ihres Kindes allergische Reaktionen zeigen, werden höchstwahrscheinlich eines oder beide Augen häufig jucken, gerötet sein und tränen. Einige Heuschnupfen-Kinder haben mehr Probleme mit ihren Augen als mit ihrer Nase. Wenn die Symptome sehr heftig sind, können die Augen auch komplett zuschwellen und wie Schlitze erscheinen. In seltenen Fällen rufen allergische Reaktionen am Auge auch eine Schwellung des weißen Bereiches im Auge hervor, der dann extrem dick wird und aussieht wie Gelee.

Wessen Augen allergisch reagieren, der hat auch häufig dick verschwollene Tränensäcke oder eine Schwellung im Bereich kurz über den Wangenknochen. Dunkle Ringe um die Augen lassen manche Kinder so aussehen, als hätten sie ein Veilchen. Manche haben auch Falten unter den Augen, sie sitzen dann genau unter den Unterlidern. Auch die Oberlider sind bei Allergikern häufig verschwollen.

Wenn Kinder allergische Symptome an den Augen haben, reiben sie sie oft. Oft sind Kinderhände nicht die saubersten, dann können Bakterien durch das Reiben

Dick verschwollene Tränensäcke sind ein deutlicher Hinweis auf eine Allergie.

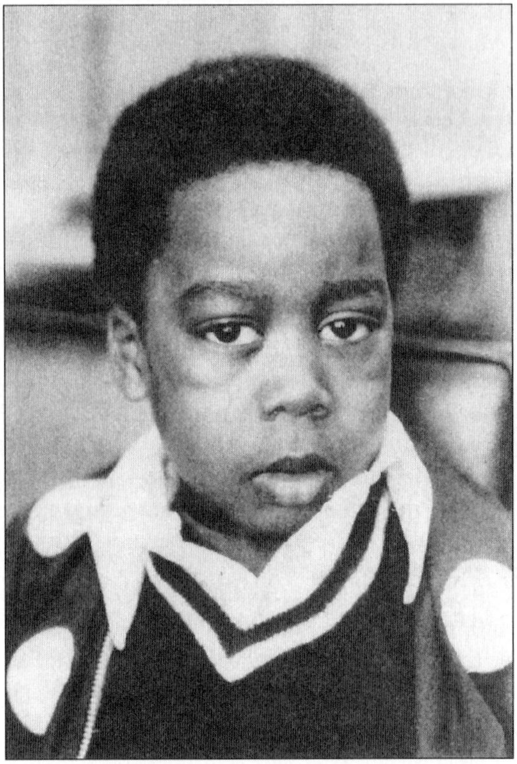

leicht eine Infektion hervorrufen. Die normalerweise wasserklare Augenflüssigkeit wird trübe, grau, gelb oder grün. Deshalb haben viele allergische Kinder auch früh beim Aufwachen verklebte Augen.

Auch die Nase leidet mit

Wenn die Nase allergisch reagiert, schwillt sie entweder zu, oder sie beginnt, ohne Unterlaß zu laufen. Diese Flüssigkeit ist normalerweise farblos. Wenn sie ständig aus der Nase tropft, kann der Bereich zwischen Nase und Oberlippe rot und wund werden. Die Nase kann dann so jucken, daß viele Kinder – und auch Erwachsene – ständig ihre Nase mit der Handinnenfläche aufwärts reiben.

Diese Angewohnheit hinterläßt einen ständigen Querstrich auf der Nase. Andere zucken ständig mit ihrer Nase wie ein Hase oder popeln. Charakteristisch für Heuschnupfen sind auch heftige Niesattacken, wiederholtes Räuspern oder ein glucksendes Geräusch in der Kehle. Dieses Glucksen ist übrigens ein typisches Zeichen für eine Milchallergie.

Kinder, die allergische Symptome an der Nase haben, klingen häufig verschnupft und atmen durch den Mund. Das kann trockene, rissige Lippen hervorrufen. Wenn derartige Probleme chronisch werden, können allergische Reaktionen an der Nase die Kiefer- und Gaumenentwicklung behindern und verändern, so daß das Kind später eine Spange braucht.

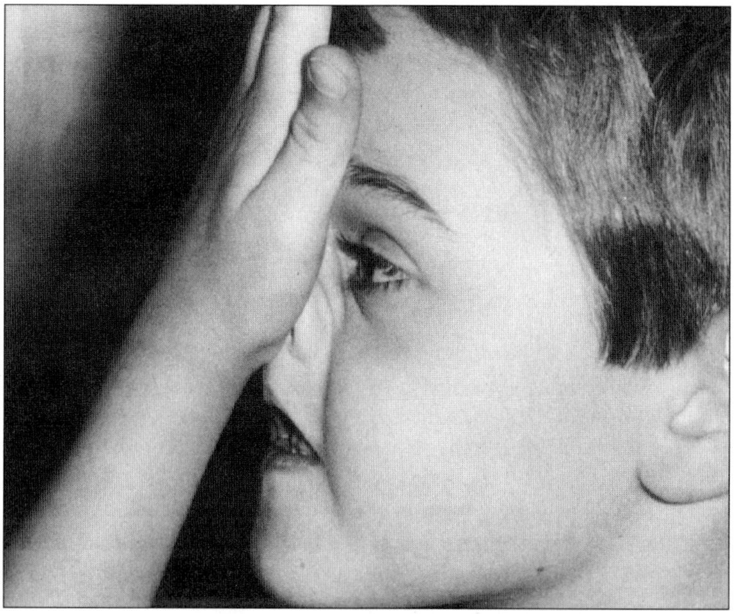

Allergischen Kindern läuft häufig die Nase – deshalb reiben sie ständig daran.

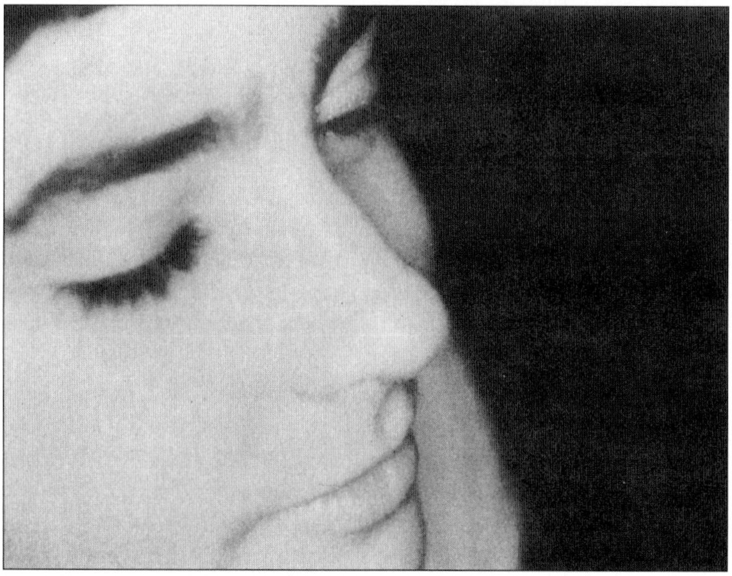

Diese Angewohnheit hinterläßt auf Dauer einen Querstrich, den die Kinder manchmal bis ins Erwachsenenalter behalten.

Allergien, die an der Nase Symptome hervorrufen, können in jedem Lebensalter beginnen – beim Kleinkind ebenso wie beim Senior. Wenn der Grund nicht beseitigt wird, braucht der Betroffene dann häufig jahrelang bestimmte Medikamente, sogenannte Antihistaminika.

Viele derartige Medikamente machen Kinder und Erwachsene müde. Das kann auch die Fähigkeit des Kindes beeinträchtigen zu lernen, klar zu denken, Sport zu treiben oder den eigenen Körper gut zu koordinieren.

Nächtekiller Husten

Allergien, die Symptome an der Nase hervorrufen, provozieren häufig auch Husten. Dieser Husten entsteht, indem etwas von dem allergischen Sekret aus der Nase nach hinten in den Rachen läuft. Das passiert vor allem nachts. Dieser Husten verschwindet, wenn man sich bewegt oder läuft, weil körperliche Bewegung dazu beiträgt, eine allergisch bedingt verstopfte Nase durchgängig zu machen.

Heuschnupfen: Vorsicht vor den Spätfolgen

Allergien lassen die Nasenschleimhaut anschwellen. Wer an Heuschnupfen leidet, hat auch meist häufiger Nasenbluten und bakterielle Infektionen an der Nasenschleimhaut. Zwar haben wir alle Bakterien in der Nase, mit ihnen wird eine normal durchblutete Schleimhaut aber fertig. Manchmal sind auch Allergien schuld daran, daß sich die Polypen infizieren und anschwellen. Das kann zum Schnarchen und einer näselnden Stimme führen. Zu große Polypen oder verschwollene Nasenschleimhäute blockieren häufig die Verbindungskanäle, die die Nase mit dem Gebiet hinter dem Trommelfell und die Nasennebenhöhlen verbindet. Wenn diese Verbindung durch Schwellungen verschlossen ist, können sich dort leichter Bakterien ansiedeln und ständige Ohren- und Nasennebenhöhlen-Infektionen hervorrufen.

Manchmal führen unerkannte Allergien sogar soweit, daß Operationen an Nase, Rachen, Ohren oder Nasennebenhöhlen nötig werden. Bei einigen allergischen Kindern schwellen aufgrund der Allergie die Mandeln manchmal enorm an und entzünden sich oft. Wenn die Mandeln so groß werden, daß sie das Kind beim Schlucken behindern, müssen sie häufig entfernt werden. Mandeln und Polypen wachsen aber oft wieder nach, weil sie eine wichtige Funktion erfüllen: Sie helfen, Infektionen vom Rest des Körpers fernzuhalten, weil sie die Krankheitserreger quasi wie ein Prellbock auf sich ziehen. Bei einigen allergischen Kindern müssen die Mandeln und die Polypen schon herausoperiert werden, bevor sie drei oder vier sind – und dann immer wieder.

Sie sollten es sich angewöhnen, den Hals Ihres Kindes mit einer Taschenlampe zu inspizieren. Nach einiger Zeit werden Sie selbst feststellen können, ob einige Bereiche rot oder geschwollen sind. Wenn Sie dann sehen, daß die Kehle nur noch einen kleinen Durchlaß hat, weil die beiden geschwollenen Mandeln aufeinanderstoßen, sollten Sie mit Ihrem Kind zum Arzt gehen. Es ist nicht ungewöhnlich, daß die Mandeln während einer Infektion mal anschwellen. Steckt aber eine Allergie dahinter, kann dieser Zustand über Jahre andauern.

Wenn dagegen die Mandeln und die Polypen auf ein Normalmaß abschwellen, ist beispielsweise auch keine Operation nötig. Manchmal verschwinden diese Probleme nach einer Allergiebehandlung völlig. Manchmal kann man auch die Operation bis über das Alter von neun oder zehn Jahren hinauszögern, auch dann besteht die Chance, daß die Mandelschleimhaut von alleine wieder abschwillt.

Ich habe einmal zwei Geschwister gesehen, die beide immer wieder ein vereitertes Trommelfell hatten. Ein Kind wurde deshalb neunmal, das andere sechsmal operiert. Ihre Ohrenprobleme verschwanden das erste Mal, nachdem ihr Zuhause von einigen Allergenen befreit worden war und sie eine einfache hypoallergene Ernährung eingehalten hatten. Eine frühzeitige Allergiebehandlung kann häufig derartige Operationen überflüssig machen.

Asthma und allergischer Husten

Dieses Problem kann quasi in jedem Alter beginnen, beim Kind genauso wie beim älteren Erwachsenen. Asthma ist auf dem Vormarsch. Die Krankheit tritt bei Patienten mit asthmakranken Verwandten häufiger auf. Aber eine Faustregel ist dies nicht. Allergischer Husten kann das erste Anzeichen dafür sein, daß jemand asthmagefährdet ist. Asthma kann ein Kind auch infektanfällig machen, so daß ein allergischer Husten sich schnell zur asthmatischen Bronchitis weiterentwickeln kann.

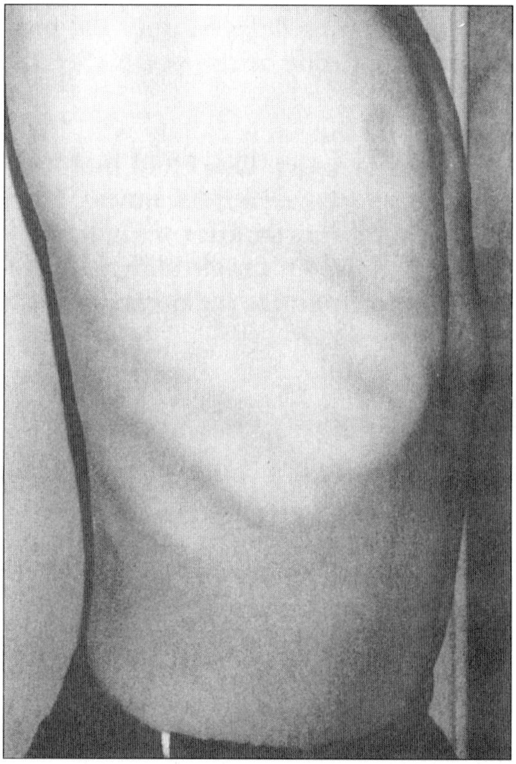

Bei einem Asthma-Anfall zieht sich die Haut zwischen den Rippen bei jedem Atemzug mit ein und aus.

Ein allergischer Husten geht häufig dem ersten Asthmaanfall einige Monate bis zu einem Jahr voraus. Diese Art Husten wird häufig schlimmer, wenn das Kind Sport treibt, herzhaft lacht, Kaltes trinkt oder ißt, kalte Luft einatmet oder sich aufregt. Wenn allergischer Husten an Regentagen oder an schlecht gelüfteten Orten schlimmer wird, legt dies eine mögliche Überempfindlichkeit auf Schimmelpilze nahe.

Bronchialasthma heißt, daß die Luftwege der Lunge entzündet und geschwollen sind und sich verkrampfen. Wenn sie nur ein wenig verengt sind, hören Sie ein Keuchen, Zischeln oder Ziehen, wenn Ihr Kind atmet. Wenn das Asthma schlimm ist, hat es sowohl beim Ein- als auch beim Ausatmen Schwierigkeiten.

Wenn der Anfall sehr schlimm ist, wird die Haut im unteren Nackenbereich und zwischen den Rippen bei jedem Atemzug mit ein- und ausgezogen. Dann kann man das typische Pfeifen und Keuchen leicht auch noch im Nachbarraum hören.

Asthma ist anders als der Husten, den eine Lungenentzündung oder eine Bronchitis hervorruft. Diese Erkrankungen verursachen charakteristischerweise mehr Schwierigkeiten beim Ein- als beim Ausatmen. Sie treten häufig – aber auch nicht immer – in Verbindung mit Fieber und gelblichem oder grünlichem Auswurf auf. Wenn ein Kind eine Bronchitis hat, macht den Eltern eher der ständige Husten Sorgen. Ist das Problem allerdings Asthma, beklagen sie eher, daß ihr Kind nicht atmen könne.

Bei Krankheiten wie einer Lungenentzündung kann man auch beobachten, daß der Betroffene seine Nasenlöcher beim Atmen unnormal weit öffnet. Manchmal ist dies allerdings auch bei schwerem Asthma der Fall. So scheint der Patient zu versuchen, beim Einatmen eine Extraportion Luft zu erwischen.

Die ersten Asthmaanfälle können schon bei Fünfjährigen auftreten. Auslöser für den ersten Anfall bei Kindern sind häufig Virusinfektionen. Asthma tritt häufig auch nach Streßsituationen auf, wie etwa einem Unfall, dem Verlust eines geliebten Menschen, einem Wohnungs- oder Schulwechsel.

Asthma kann auch leicht zu Infektionen führen. Das ist wie bei der Nase, wenn die Nasenschleimhaut geschwollen ist und zuviel Schleim absondert. Den ersten Hinweis auf ein drohendes Asthma im frühen Kindesalter ist eine Entzündung der feinen Verästelungen des Lungengewebes, die Mediziner „Bronchiolitis" nennen. Diese Kinder haben ein Risiko von 55 Prozent, im frühen Kindesalter Asthma zu bekommen – und auch im Erwachsenenalter ständige Erkrankungen der Atemwege zu haben. Diese Tendenz ist umso größer, wenn das Kind Allergiker als Eltern hat, selbst offensichtlich allergisch ist und sich dies eventuell sogar mit Blut- oder Hauttests nachweisen läßt.

Bei diesen Kindern nimmt man an, daß das sogenannte RSV-Virus, das auch mit der Bronchiolitis zu tun hat, ihre Atemwege schädigt, so daß sie anfälliger für Asthma sind. Deshalb sollten Eltern solcher Kinder vor allem darauf achtgeben, daß die Kleinen keinen Tabakrauch einatmen müssen oder Chemikalien ausgesetzt sind, die zusätzlich das Lungengewebe reizen. Asthmamedikamente und extrem teure Medikamente gegen Viren haben bei der Behandlung von Kindern mit Bronchiolitis nur einen sehr begrenzten Wert.

Kinder aus Allergikerfamilien haben ein erhöhtes Asthma-Risiko. Ein paar Vorsichtsmaßahmen können aber auch bei ihnen den Ausbruch der Erkrankung verhindern. Die Eltern sollten vermeiden, daß ihre Kinder häufigen Allergenen, wie etwa Staub, Pollen, Schimmelpilzen oder Haustieren, ausgesetzt sind. Auch sollten sie sich Gedanken über die Nahrungsmittel und die Chemikalien im Haus machen. Die meisten Eltern sind sich gar nicht darüber im klaren, daß auch derartige Chemikalien ein asthmatisches Keuchen bei ihren Kindern auslösen können.

Natürlich ist es nicht immer möglich, bei allergischen Kindern den Grund für ihr Asthma zu finden. Aber es ist schon sehr befriedigend, daß man mit nur ein wenig Nachdenken und ein wenig Mühe bei diesen Kindern zumindest eine Linderung erreichen kann. Die größte Herausforderung sollte es sein, den Grund für das Asthma herauszufinden und zu beseitigen und nicht immer neuere und bessere Medikamente dagegen auszuprobieren.

Nesselausschläge und Urtikaria

Nesselausschläge sehen ähnlich aus wie Mückenstiche. Typischerweise haben sie einen leicht geschwollenen, etwas verhärteten weißlichen Mittelpunkt, der von einem roten geschwollenen Kreis umgeben ist. Manchmal erscheinen derartige Ausschläge als juckende, rosa Punkte oder Flecken. Ihre Größe reicht von der einer Bohne bis hin zum Durchmesser einer Grapefruit – und größer. Normalerweise kommen und gehen sie innerhalb einer bestimmten Zeitspanne.

Die Auslöser dieser Nesselausschläge sind enorm vielfältig. Normalerweise sind Medikamente wie Aspirin oder Antibiotika wie Penicillin schuld daran. Auch einige verdächtige Nahrungsmittel wie Milch oder Erdnüsse können Auslöser sein, genau wie Parasiten, Insektenstiche oder der Kontakt mit einem neuen Weichspüler, Waschmittel, Körperseife, die Chemikalien in neuen Kleidungsstücken oder einer neuen Creme. Auch der Kontakt mit Tieren, Pollen, Schimmelpilzen und Hausstaub kann Nesselausschläge hervorrufen. Einige Menschen bekommen sie, wenn sie der Sonne ausgesetzt sind, andere in kalter Luft, andere sogar von starkem Druck, etwa unter einem zu festen Uhrenarmband.

Schreibt man genau auf, was man in den acht Stunden gegessen und angefaßt hat, bevor sich der Ausschlag zeigte, wird der Auslöser meist schnell klar. Wenn Antibiotika oder andere Medikamente schuld daran sind, taucht der Ausschlag normalerweise einige Stunden oder Tage auf, nachdem man das Medikament genommen hat – und verschwindet einige Tagen nach dem Absetzen wieder.

Wenn man den wirklichen Grund für diesen Ausschlag gefunden und beseitigt hat, wird das Kind auch keinen mehr bekommen, wenn es mal enge Kleidung getragen hat oder nach einer heißen Dusche, nach dem Sport oder durch Fieber erhitzt ist. Diese Faktoren rufen nicht wirklich den Ausschlag hervor. Sie machen es dem Körper vielmehr möglich, Ihnen mitzuteilen, daß ein Allergen im Körper vorhanden ist, das nun kurz davor ist, sich zu zeigen. Beseitigen Sie den Grund für Nesselausschläge, und ein heißes Bad oder Sport wird dieses Problem nicht wieder hervorrufen.

Wenn Nesselausschläge über einen Zeitraum von drei, vier Wochen immer wiederkehren, nennt man sie chronische Urtikaria. Diese zeitlich länger andauernden Ausschläge kommen und gehen häufig über Jahre, und der Grund dafür kann im Verborgenen bleiben. Die Antwort läßt sich manchmal finden, wenn die Eltern detailliert Buch darüber führen, was das Kind angefaßt und gegessen hat, bevor sich der Ausschlag zeigte.

Erfahrungsgemäß bestehen Eltern darauf, daß das Kind nichts Ungewöhnliches gegessen oder angefaßt hat – bis sie sich mit Papier und Bleistift hinsetzen. Dann erinnern sie sich schnell an ungewöhnliche Nahrungsmittel, an eine Völlerei, einen neuen Weichspüler oder sonstige Ungewöhnlichkeiten. Gute Aufzeichnungen bringen häufig verborgene Antworten ans Tageslicht, die die Nesselsucht dauerhaft lindern können.

Ein geschwollenes Unterhautgewebe

Nesselausschläge zeigen sich an der Hautoberfläche. Sitzen sie tiefer unter der Haut, jucken sie normalerweise weniger, rufen dafür aber eine umso deutlichere Schwellung hervor. Wenn größere Hautbereiche, wie etwa das ganze Gesicht, anschwellen, erkennen Sie möglicherweise Ihr eigenes Kind nicht mehr wieder. Haben Sie keine Angst. Wenn die Schwellung zurückgeht, wird es auch wieder normal aussehen. Glücklicherweise ist diese Art der Schwellung nicht gefährlich, es sei denn, die Kehle oder die Zunge schwillt an. Wenn der Kehlkopf zuschwillt, kann es die Fähigkeit Ihres Kindes einschränken, klar zu sprechen und es heiser klingen lassen. Es kann auch Schwierigkeiten beim Atmen bekommen. Gehen Sie sofort zum Arzt, wenn die Zunge oder die Kehle nicht in Ordnung sind. Mit speziellen Medikamenten lassen sich derartig gefährliche Schwellungen sofort zum Abklingen bringen.

Manchmal steckt hinter einer solchen Schwellung des Unterhautgewebes aber auch keine Allergie. Bei manchen Betroffenen ist ein erblicher Enzymdefekt schuld daran. Dies kann nur ein Arzt feststellen.

Ekzeme und Neurodermitis

Der Begriff „Ekzem“ bezeichnet viele Hauterscheinungen, bei denen einige Hautstellen rot und schuppig sind oder jucken. Neurodermitis oder auch „atopische Dermatitis“ ist eine spezielle Form von allergischem Ausschlag, die ganz besonders stark juckt. Viele – aber längst nicht alle – Dermatologen und Allergologen bezweifeln, daß Allergie-Hauttests, spezielle Ernährungsformen oder eine Behandlung mit Allergenextrakten überhaupt dagegen helfen. Dermatologen haben vor allem viel Erfahrung mit dem Einsatz von verschiedenen Cremes und Ölen, die die Haut heilen sollen. Diese Substanzen bringen meist nur für kurze Zeit Erleichterung, wirklich helfen tun sie nicht. Wenn man den Hauptgrund für die Neurodermitis findet und sie so behandeln kann, kann man den betroffenen Kindern manchmal dauerhafter helfen. Der Grund für diese Ekzeme sind häufig bestimmte Nahrungsmittel, Hausstaub, Schimmelpilze, Hefen, Chemikalien oder der Kontakt mit weiteren Substanzen.

Ekzeme setzen häufig im sechsten Lebensmonat oder um die Zeit ein, wenn die Mutter nicht mehr voll oder gar nicht mehr stillt. Dann beginnen viele Mütter, die erste feste Nahrung zuzufüttern, wie etwa Getreide. Der Ausschlag beginnt meist auf den Wangenknochen, am Handgelenk, an den Knöcheln und den Knie- und Armbeugen. Bei einigen Kindern hinterläßt er etwa münzgroße Flecken, die überall auf dem Körper zu finden sein können. Viele Kinder kratzen so stark, daß ihre

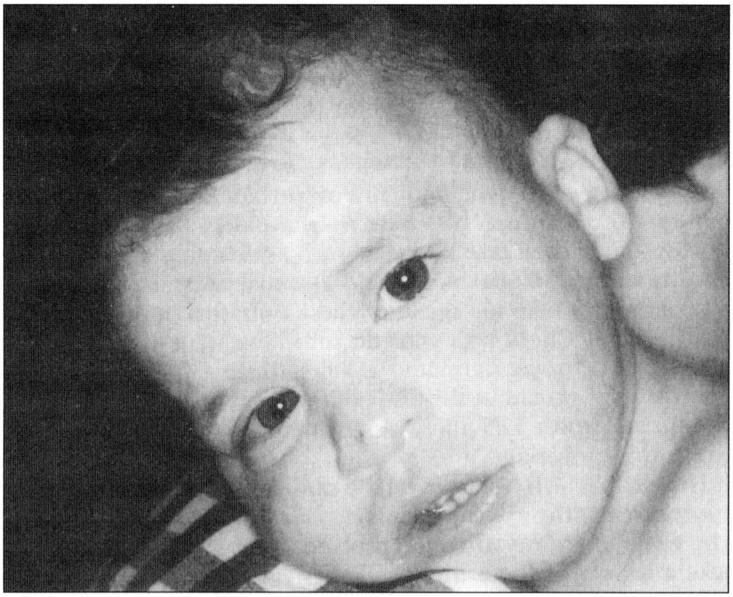

Bei der Neurodermitis sind viele Mediziner heute noch ratlos. Salben und Öle bringen meist nur kurzfristige Linderung.

Haut zu bluten anfängt und ihre Fingernägel geradezu blankmanikürt aussehen. Obwohl viele Mediziner behaupten, daß die Handballen von Ekzemkindern häufig sehr faltig sind, kann ich dies aus meiner Praxis nicht bestätigen.

Neurodermitis geht häufig auch mit Asthma und Heuschnupfen einher. Wenn ein Kind Glück hat, verschwinden die Hautausschläge im Alter von zwei Jahren, und es bekommt keine anderen Allergien dazu. Häufiger ist es jedoch, daß andere Allergieformen das Ekzem nur ersetzen. Wenn das Kind extrem allergisch ist, bleibt das Ekzem nicht nur erhalten, sondern es hat dann auch noch andere Allergien, wie etwa Asthma oder Heuschnupfen.

Wenn Ihr Baby oder Kleinkind eine sehr weiche Haut hat, ist es eher unwahrscheinlich, daß das Ekzem bestehenbleibt, wenn es älter wird. Kinder mit trockener, schuppiger Haut jedoch bekommen eher Neurodermitis, die während des gesamten Jugend- und auch Erwachsenenalters bestehenbleibt. Wenn Kinder älter werden, zeigt sich das Ekzem meist in Arm- und Kniebeugen, im Genick und als Risse auf den Finger- und Zehenknöcheln.

Einigen Ekzempatienten geht es nach einer Behandlung mit Allergenextrakten besser. Beispielsweise machen häufig Hausstaub, Milben, Schimmelpilze, Hefen und Nahrungsmittel Probleme, hier besonders Eier und Orangen. Einige sollten auch den Hautkontakt mit Wolle, Mohair oder einigen Stoffen sowie mit bestimmten Körperpflegemitteln meiden. Manchmal bessert sich das Ekzem auch, wenn die Kinder bestimmte Nährstoffe schlucken, hier vor allem die Vitamine A, E, B_6, Biotin und Pantothensäure, Bioflavonoide und essentielle Fettsäuren. Eine Überdosierung dieser Nährstoffe sollten Sie allerdings vermeiden. Mehr heißt nicht notwendigerweise besser. Fragen Sie einen kundigen Arzt, wenn Sie diese Nährstoffe nehmen oder sie Ihren Kindern geben wollen.

Wenn die atopische Dermatitis eines Kindes während der warmen Monate schlimmer wird, könnten Pollen oder Schimmelpilze der Grund für diese Verschlimmerung sein. Auch hier kann eine angemessene Allergietestung nach der Provokations-/Neutralisationsmethode helfen, dieses Problem zu lösen.

Auch genaues Beobachten und Aufschreiben liefert häufig gute Hinweise. Wenn beispielsweise ein Nahrungsmittel ein Ekzem auslöst, kann sich die betroffene Hautstelle schon während der Mahlzeit röten oder zu jucken beginnen – oder aber kurz danach. Machen Sie sich also sofort eine Liste aller Lebensmittel und Getränke, die Sie oder Ihr Kind zu sich nehmen. Obwohl das typische Ekzem selbst vielleicht erst nach ein oder zwei Tagen in Erscheinung tritt, liefert der sofortige Juckreiz oder die Rötung doch schon sehr wertvolle Hinweise, um den genauen Grund für das Ekzem herauszufinden.

Allergien des Magen-Darm-Traktes

Wenn Allergien das Verdauungssystem betreffen, nennt man sie „intestinale Allergien". Viele Eltern haben schon bemerkt, daß bestimmte Nahrungsmittel bei ihren Kindern Verdauungsbeschwerden hervorrufen. Es steht außer Zweifel, daß der leichteste Kontakt mit Fisch, Eiern, Buchweizen oder bestimmten Nüssen einige hochallergische Menschen schwerkrank macht. Einige müssen sich übergeben, andere bekommen juckende Schwellungen am ganzen Körper, können nicht atmen oder bekommen einen Kreislaufkollaps. Diese Symptome sind aber nicht die, die eine intestinale Allergie gewöhnlicherweise hervorruft.

Der Verdauungstrakt sendet Allergikern vielmehr oft sehr verschlüsselte Botschaften, die besagen, daß bereits eine frühe, milde Allergieform vorliegt. Der Darm übermittelt dies auf eine sehr individuelle Weise – aber es muß jemand zuhören und verstehen können.

Einige Menschen haben einfach nur Mundgeruch, andere klagen über plötzliche Blähungen oder Darmgeräusche. Der Magen hält klugerweise häufig ein Nahrungsmittel zurück, das dem Körper Probleme bereitet, läßt aber die anderen Lebensmittel passieren. Das kann dazu führen, daß der Betroffene aufstoßen muß und plötzlich das problematische Nahrungsmittel auf der Zunge schmecken kann.

Andere häufige Anzeichen für eine intestinale Allergie sind Magendrücken, Schmerzen oder Krämpfe, Durchfall, Verstopfung, Übelkeit, Erbrechen oder manchmal schleimiger oder blutiger Stuhl. Verstopfung ist übrigens häufig ein deutlicher Hinweis auf eine Allergie auf Milch und Milchprodukte.

Wenn Ihr Kind immer weiter Nahrungsmittel ißt, die dem Darm Schwierigkeiten bereiten oder wenn die einzige Behandlung darin besteht, ihm Medikamente dagegen zu geben, muß sich der Verdauungstrakt wohl mit immer mehr Nachdruck Gehör verschaffen. Mit anderen Worten: Verdauungsprobleme können immer schlimmer werden, wenn jemand jahraus jahrein weiterhin die falschen Nahrungsmittel ißt.

Bei einigen – nicht bei allen – Patienten steckt eine solche unerkannte intestinale Allergie hinter schweren Darm-Krankheiten wie einem Reizdarm, Morbus Crohn, Magengeschwüren und sogar Colitis Ulcerosa. Das trifft insbesondere auf

Nahrungsmittel wie Milch, Weizen, Eier, Schokolade, Mais und Zucker zu. Bei anderen Patienten kennen wir die Ursache jedoch nicht. Streß kann sicherlich diese und andere medizinische Probleme verschlimmern, manchmal sind Spannung und emotionaler Streß aber auch bloß Steigerungsfaktoren, nicht der Grund.

Allergietest statt Operation – Lindas Mutter

Lindas Mutter litt unter starken Magenschmerzen. Die Ärzte stellten bei ihr die Diagnose „Colitis" viele Jahre, bevor sie mit ihrer Tochter in unsere Praxis kam. Als sie eines Tages bei uns war, sagte sie, sie könne die Schmerzen kaum noch aushalten, sie hatte sich schließlich entschlossen, sich einen künstlichen Darmausgang legen zu lassen. Wir fragten sie, was sie am liebsten esse, und sie antwortete: Brot, Nudeln und Kuchen. Ich schlug ihr vor, sie solle sich von uns testen lassen, und die Testschwester begann, sie auf Weizen zu testen, ohne ihr allerdings zu sagen, was sie ihr in den Arm spritzte. Nach ein paar Minuten ging ich in den Testraum.

Dort saß Lindas Mutter und schluchzte. Ich versuchte, sie zu trösten und fragte sie nach ihren Schmerzen. Sie sagte, sie weine nicht wegen der Schmerzen, sondern weil sie das erste Mal seit Monaten schmerzfrei sei! Die neutralisierende Weizeninjektion hatte ihre Qualen beendet. Sie konnte die Operation allein dadurch vermeiden, daß sie nicht mehr so viel Weizen aß und Weizen-Allergenextrakte bekam. Einige Jahre später aß sie Weihnachten zuviel Weizen, und die Schmerzen kamen sofort zurück. Sie reduzierte sofort ihren Weizenkonsum. Sie hatte von da an keine Colitis mehr, und wenn sie ihre Weizenextrakte zu sich nimmt, kann sie auch alle vier Tage problemlos geringe Weizenmengen essen. Man muß sich wirklich fragen, wievielen anderen Colitis-Patienten mit einer einfachen Suchkost geholfen werden könnte, die eine Woche lang alle Allergene eliminiert.

Sie sollten auf keinen Fall die frühen Warnungen von Magen-Darm-Beschwerden ignorieren – weder bei sich selbst noch bei Ihrem Kind. Sie sollten herausfinden, warum die Verdauung unnormal ist.

Fragen Sie sich: Was hat ihr Kind gegessen, das diese Probleme bereiten könnte? Auch hier liefern wieder genaue Aufzeichnungen wertvolle Antworten. Verdächtigen Sie insbesondere dann Nahrungsmittel, wenn alle Verdauungsbeschwerden während einer Fastenzeit verschwinden.

Intestinale Allergien – Auslöser vieler Beschwerden

Obwohl es häufig nicht erkannt wird, können Nahrungsmittelallergien eine ganze Reihe von Beschwerden verursachen, die mit dem Verdauungstrakt nichts zu tun haben. Dazu zählen Kopfschmerzen, Atemwegsprobleme, Müdigkeit, Hyperaktivität, Niedergeschlagenheit, Unruhe, Muskelschmerzen, Hauterscheinungen, Gelenksteifheit, ein unregelmäßiger Herzschlag oder Merkfähigkeits- und Denkprobleme.

Allergien des Magen-Darm-Traktes sind häufig ein Puzzlespiel

Die Symptome einer klassischen Nahrungsmittelallergie zeigen sich für gewöhnlich 15 Minuten bis eine Stunde nach der Mahlzeit. Die Verbindung zwischen einem Lebensmittel und einer Krankheit ist häufig sehr augenfällig für die Eltern und sogar für manche Kinder. Die Reaktionen auf die Nahrungsmittel können zehn Minuten bis sechs Stunden dauern, die meisten verschwinden nach zwanzig Minuten.

Einige Nahrungsmittel verursachen typischerweise erst später Probleme. Diese treten nach einigen Stunden oder aber sogar erst ein bis zwei Tage nach der problematischen Mahlzeit auf. Kinder oder Erwachsene, die um drei Uhr nachts aufwachen, sich dann blitzwach, unruhig oder sogar krank fühlen, könnten eine verspätete Reaktion auf das Abendessen haben. Einige allergische Jugendliche oder Erwachsene fühlen sich am besten, wenn sie erst sehr spät essen. Dann sind ihre Reaktionen auf das Essen am Morgen vorbei, und sie können tagsüber viel effektiver arbeiten.

Viele Betroffene sind sich überhaupt nicht über den Zusammenhang zwischen einem problematischen Nahrungsmittel und ihren ständigen medizinischen Beschwerden im klaren. Eine derartig verzögerte Reaktion auf Nahrungsmittel kann eine Mittelohrentzündung genauso sein wie Bettnässen, Ekzeme, entzündete, offene Hautstellen, Colitis, ein Reizdarm, Magengeschwüre, Morbus Crohn oder Gelenkentzündungen.

Spezielle Blutuntersuchungen („RAST-Tests") auf die die sogenannten Immunglobuline vom Typ E (IgE) können häufig Nahrungsmittel-Überempfindlichkeiten bestätigen. Dieser Test fällt dann positiv aus, wenn der Betroffene auch im Alltag bereits kurze Zeit, nachdem er nur kleine Mengen des problematischen Nahrungsmittels gegessen hat, sehr deutlich und heftig reagiert. Andere Reaktionen dagegen werden nur durch größere Nahrungsmittelmengen oder viel später ausgelöst. Diese Nahrungsmittel rufen nicht notwendigerweise im RAST-Test einen erhöhten IgE-Spiegel hervor. Dann meinen traditionelle Allergologen, daß keine Allergie vorliege, wenn doch in Wirklichkeit eine da ist.

Manchmal, wenn der RAST-Test auf die Immunglobuline vom Typ E negativ ist, erbringt derselbe Test auf die Immunglobuline vom Typ G (IgG) ein deutlich positives Ergebnis. Das wiederum legt nahe, daß eine andere Form der Nahrungsmittelallergie vorliegt.

Es muß aber noch immer einige fehlende Teilchen im Puzzle geben, denn manchmal sind sowohl der IgE- als auch der IgG-Test negativ, trotzdem bekommen diese Patienten Symptome, wenn man sie mit der Provokations-/Neutralisationsmethode testet. Genau diese Patienten können dann auch sehr gut auf die Therapie mit Allergenextrakten ansprechen.

Ich muß an dieser Stelle noch ein sehr deutliches Wort der Vorsicht hinterherschicken, um zu betonen, daß es viele, viele andere medizinische Gründe für die Beschwerden gibt, die ich weiter vorne genannt habe. Obwohl man immer eine Allergie mit in Betracht ziehen sollte, ist sie doch nur eine von vielen möglichen Antworten. Es ist nicht immer eine Allergie, wenn junge, lebhafte Lausbuben rülpsen – aber vielleicht ist sie ein Grund dafür, warum sie es so aus dem Stand heraus können. Manchmal tun sie es aber auch einfach, um ihre Umwelt zu ärgern oder um Aufmerksamkeit auf sich zu ziehen.

Die Herausforderung besteht nicht so sehr darin, andere gängige Diagnosen für chronische Magen-Darm-Probleme in Betracht zu ziehen, sondern an eine Nahrungsmittelallergie als eine mögliche Ursache zu denken. Viele Nahrungsmittelallergiker haben ausgiebige Diagnoseverfahren von Magen-Darm-Spezialisten hinter sich, ohne daß sie auch nur einen Grund für die andauernden Probleme gefunden hätten. Einige Symptome, die gerne als „Befindlichkeitsstörungen" verniedlicht werden, könnten einfach eine unerkannte Allergie sein.

Warum entstehen Nahrungsmittelallergien?

Die Neigung des einzelnen, eine Nahrungsmittelallergie zu bekommen, ist immer dann erhöht, wenn die Darm-Auskleidung beschädigt wurde. Beispielsweise wird die Magenschleimhaut durchlässiger, wenn jemand Durchfall hat. Zusätzlich verliert der Darm etwas von seiner normalen, schützenden Auskleidung und seiner Funktion als Immunschranke.

Es ist beispielsweise deshalb höchst unvernünftig, bei Durchfall einen Eierflip zu trinken. Denn dann können viel leichter große Partikel der starken Allergene Milcheiweiß und Eiklar in den Blutstrom gelangen und so eventuell eine Allergie auslösen. Zusätzlich arbeiten die nötigen Verdauungsenzyme nicht richtig, wenn die Darmauskleidung beschädigt ist. Das führt dazu, daß die Nahrung falsch verdaut und aufgenommen wird.

Ein Ernährungstagebuch ist häufig der Schlüssel zu Ihren Problemen

Eltern und ältere Kinder müssen lernen zuzuhören, wenn ihre Verdauungsorgane Schwierigkeiten machen. Sie sollten Aufzeichnungen darüber machen, wenn der Magen in seiner „Bauchsprache" darüber berichtet, daß man das Falsche gegessen hat. Wenn man solche Ernährungs-Tagebücher durchsieht, findet man häufig sehr leicht ein Nahrungsmittel, das Schwierigkeiten macht, selbst wenn das eigentliche Problem gar keine Nahrungsmittelallergie ist. Ein gutes Beispiel ist die Milchzuckerunverträglichkeit. Dieser Ansatz kann auch Erwachsenen helfen, die schon seit Jahren Verdauungsprobleme haben.

In einer Zeit, in der viele Eltern arbeiten, ist es nicht immer einfach, solche Aufzeichnungen für Kinder zu führen. Glücklicherweise findet man in der Regel sehr schnell heraus, warum sich Kinder nicht wohl fühlen. Wenn Eltern aber einfach nicht die Zeit haben, wird das Problem des Kindes bestehenbleiben und sich verschlimmern.

Denn eines sollten Sie sich merken: Niemand kennt Ihr Kind so gut wie Sie selbst. Die Antworten auf Ihre Probleme liegen vielleicht nur einen Federstrich in einem Ernährungstagebuch entfernt. Auch die Großeltern, der Babysitter oder die Tagesmutter sollten die Möglichkeit bekommen herauszufinden, was dem Kind die medizinischen Probleme bereitet.

Allergien – warum?

Zwei Grundgedanken zur Entstehung von Allergien werden Ihnen helfen, Ihre Aufzeichnungen besser dahingehend analysieren zu können, ob an medizinischen Problemen eine Allergie schuld ist. Der erste ist der „Faß-Effekt“, der zweite die Anpassungsreaktion.

Unser Körper: Ein Faß, das überlaufen kann

Klinische Ökologen haben eine eigene Erklärung dafür, warum eine Sache jemanden zu einem Zeitpunkt krankmachen kann, ihm aber an anderen Tagen nichts ausmacht. Sie nennen dies den „Faß-Effekt“. Im wesentlichen bedeutet dies, daß jeder potentielle Allergiker sein eigenes Faß mit sich herumträgt.

Wenn das Faß leer ist oder nur halbgefüllt, verspürt er keine allergischen Symptome. Das sehen wir immer wieder: Sind wenig Pollen in der Luft, fühlt sich der Pollenallergiker großartig. Steigt die Pollenkonzentration über ein individuell kritisches Niveau, setzt plötzlich Asthma oder Heuschnupfen ein. Dann ist das Faß übergelaufen.

Bei den meisten Allergikern ist es nicht ganz so einfach. Normalerweise enthält das Faß eine ganze Reihe von Allergenen, wie etwa Staub, Pollen, Schimmelpilze, Nahrungsmittel, Tierhaare und Chemikalien. Wenn dies alles zusammen überläuft, hat der Patient typische und/oder weniger typische Allergie-Symptome.

Sie können Ihr Faß entleeren, wenn Sie

- Allergene aus Ihrem Haus entfernen und Sie für ein baubiologisch gutes Raumklima sorgen,
- Ihre Ernährung umstellen,
- Chemikalien und Umweltverschmutzung meiden.

Wenn Sie genügend dieser allergen wirkenden Substanzen aus Ihrer Umwelt verbannen, läuft das Faß nicht mehr über, und die Krankheit mag nicht mehr in Erscheinung treten. Dies gilt sogar dann, wenn Sie weiterhin den verbleibenden Allergenen ausgesetzt sind, die noch Ihr „Faß“ füllen.

Sie können Ihr Faß auch größer machen, indem Sie

- eine Allergenextrakt-Therapie bekommen,
- sich gesünder ernähren,
- Streß abbauen.

Mit einem größeren Faß können Sie mehr Allergenen ausgesetzt sein, bevor Sie krank werden. Sie machen Ihr Faß dagegen kleiner, wenn Sie eine Infektion haben, Fast Food essen oder gestreßt sind. Ein Umzug, eine Trennung, eine Scheidung, der Tod eines Verwandten oder eines Haustieres, ein Jobverlust oder einfach Aufregung über irgend etwas kann Ihr Faß deutlich verkleinern. Das bedeutet, daß dann auch ein vorher nur halbgefülltes Faß nun auf einmal überlaufen kann. Das ist ein Faktor, der beispielsweise zu Asthmaanfällen beiträgt, die häufig in Kombination mit Infektionen oder schwerem Streß auftreten.

Der „Faß-Effekt“ erklärt auch sehr logisch, warum etwas zu einem Zeitpunkt eine Allergie auslöst, zu einem anderen nicht. Versuchen Sie also vor allem, Ihr

Faß zu leeren. Sie können Ihr Haus allergenärmer machen, dann können Sie vielleicht wieder Nahrungsmittel zu sich nehmen, die Ihnen früher Probleme gemacht haben. Oder Sie können vielleicht Ihren Hund behalten, wenn Sie sich an eine allergenarme Ernährung gewöhnen, Ihren modrigen Keller renovieren, das Haus staubfreier halten, einen Luftfilter benutzen und eine Allergenextrakt-Behandlung gegen Hundehaare und Tierschuppen bekommen.

Man muß allerdings zugeben, daß es nicht immer möglich ist, ein überlaufendes Faß zu leeren. Manchmal reagiert jemand so extrem empfindlich auf etwas, daß trotz aller Anstrengungen keine Besserung eintritt. Wenn Sie in einem sehr muffigen Haus wohnen, können Sie alles mögliche versuchen, wenn aber Ihr Faß zu klein ist und Sie einfach zu vielen Schimmelpilzen ausgesetzt sind, fühlen Sie sich wahrscheinlich bis zu dem Zeitpunkt nicht wohl, bis Sie an einen trockeneren Ort umgezogen sind.

Um es zusammenzufassen: Nicht jedem kann so geholfen werden, aber vielen Menschen wird es sicherlich bessergehen, wenn sie die Ratschläge dieses Buches beherzigen, nach dessen Konzept auch klinische Ökologen arbeiten. Sie können Ihre Allergenbelastung verringern, indem Sie Ihre Wohnumgebung verändern und Ihre Ernährung umstellen. Vermeiden Sie die bekannten Allergene und Chemikalien so weit wie nur irgend möglich.

Sie können auch Maßnahmen ergreifen, die schädliche Chemikalien aus Ihrem Körper vertreiben. Sie können Ihr Immunsystem mit einer besseren Ernährung und einer gesünderen Lebensführung stärken. Diese Kombination allein scheint schon vielen Menschen zu helfen. Wenn diese Maßnahmen nicht greifen, suchen Sie einen Arzt auf, der diese typische Krankheit des zwanzigsten Jahrhunderts ausfindig machen und behandeln kann. Medikamente sind nur solange eine Antwort, bis Sie diese Maßnahmen ergreifen oder aber wenn diese nicht ausreichend wirken.

Die Anpassungsreaktion

Die normale menschliche Anpassungsreaktion macht eine der wichtigsten Abwehrantworten aus, die unser Körper zu seinem eigenen Schutz hat. Eine alarmierende Reaktion auf Nahrungsmittel oder die Überempfindlichkeit auf Chemikalien zeigt sich in der ersten Phase meist klar. Dann ist diese allergische Reaktion offensichtlich und „unmaskiert". Diese höchstempfindlichen Menschen erkennen ihre eigenen Alarmzeichen sehr schnell, etwa wenn sie das Falsche gegessen haben oder nachdem sie nur geringsten Spuren von Chemikalien ausgesetzt waren. Sie bekommen sofort Symptome, wie etwa Asthma, Heuschnupfen, Kopfschmerzen, werden überaktiv, reizbar, können nicht mehr klar denken und so weiter.

Die zweite Phase ist die Suchtphase, die Phase der Anpassung oder „Maskierung". Die Ursache-Wirkung-Beziehung ist dann nicht mehr offensichtlich, sie ist maskiert. Der Körper hat sich dann an bestimmte Nahrungsmittel oder Gerüche so gewöhnt, daß der Betroffene die Krankheitssymptome nicht mehr wahrnimmt, die sie hervorrufen. Der Körper signalisiert: „Pah, damit werde ich fertig." Einige kommen damit wirklich so gut klar, daß sie sich durch diese Nahrungsmittel oder

Gerüche sogar besser fühlen. Die meisten dieser Menschen sind sich über ihre Überempfindlichkeit überhaupt nicht im klaren. Sie denken, es geht ihnen gut. Um eine Allergie in einer solchen Phase zu demaskieren, muß man das Nahrungsmittel oder den Geruch für vier Tage meiden. Tut man dies nicht, ist es einfach zu denken, es existiere überhaupt keine Überempfindlichkeit.

Wenn diese maskierte Phase andauert, werden die Abstände, in denen man das betreffende Sucht-Lebensmittel braucht, immer kürzer, sonst fühlt man sich krank. Das ist dann die nächste Phase. Dann sagt der Körper: „Puh, ich dachte, ich könnte damit umgehen, aber die Last ist zu groß." Die Krankheitssymptome können unregelmäßig oder aber regelmäßig auftreten, nachdem eine Allergie demaskiert wurde. Es ist nun nicht mehr möglich, das Auftreten von Symptomen allein dadurch zu verhindern, daß man das krankmachende Nahrungsmittel ißt oder noch eine Nase voll von dem krankmachenden Geruch nimmt. Die Abwehrsysteme sind zusammengebrochen.

Sowohl die Familie als auch die Freunde stellen fest, daß irgend etwas nicht stimmt. Das ist dann meist der Zeitpunkt, an dem der Arzt das erste Mal ins Spiel kommt. Einige Kinder und Erwachsene fühlen sich irgendwie krank und neigen dazu, reizbar zu sein, müde, geistesabwesend, niedergeschlagen oder beklagen sich darüber, daß sie Schwierigkeiten haben nachzudenken.

In der dritten Phase ist der Körper erschöpft. Er sagt: „Tut mir leid, ich habe mein Bestes getan. Ich kann Dich nicht länger schützen." Jede Allergenbelastung führt sofort zu einer Reaktion. Die Patienten erkennen, daß sie krank sind. Die Krankheit kann dauerhaft sein und die Betroffenen völlig außer Gefecht setzen, wenn die Allergenexposition täglich und unvermeidlich ist.

Diese Patienten brauchen eine intensive Diagnostik und individuelle Betreuung, um ihre Krankheit zu bessern. Auf der Ebene der einzelnen Körperzelle haben diese Betroffenen wörtlich „keinen Sprit mehr im Tank."

Die meisten Kinder sind nicht so krank, und ich hoffe, daß die Informationen in diesem Buch dazu beitragen zu verhindern, daß ihre Krankheit die Phasen von der offensichtlichen zur maskierten Phase bis hin zur totalen Erschöpfung durchläuft.

So finden Sie versteckte Allergien

Es ist häufig einfach, typische Allergien wie Heuschnupfen, Asthma oder Ekzeme zu erkennen, indem man das Kind nur ansieht. Diese Kinder niesen, keuchen oder kratzen sich. Das nun folgende Kapitel liefert Ihnen Hinweise auf andere und manchmal viel verstecktere Allergie-Symptome.

Wenn man diese nur einmal verdeutlicht, werden sie vielen Eltern auf einmal klar und offensichtlich erscheinen. Sie werden sich plötzlich daran erinnern, daß Sie diese Symptome auch bei ihrem eigenen Kind gesehen haben, Sie waren sich nur nicht über deren Bedeutung im klaren. Diese Veränderungen im Aussehen oder im Verhalten, die ich Ihnen vorstellen will, könnten bei Ihrem Kind manchmal täglich, manchmal aber auch nur unregelmäßig vorkommen.

Wenn Sie plötzlich eine dieser Veränderungen feststellen, merken Sie sich, wie Ihr Kind zu diesem Zeitpunkt aussieht, und denken Sie nach, ob dieses spezielle Aussehen vielleicht zusammen mit anderen Symptomen oder Persönlichkeitsveränderungen auftritt. Zum Beispiel: Stellen Sie fest, daß die dunklen Augenringe Ihres Kindes in Verbindung mit Wutausbrüchen und mit Sprachschwierigkeiten auftreten? Gehen die roten Ohren, die Kopfschmerzen und die Unfähigkeit zu schreiben oder zu malen Hand in Hand?

So könnten Sie feststellen, daß bestimmte körperliche Veränderungen bei Ihrem Kind Ihnen Warnsignale liefern. Signale, die voraussagen, daß medizinische Beschwerden drohen oder Lernprobleme, Hyperaktivität oder Verhaltensstörungen. Dramatische Veränderungen im Aussehen, Befinden und der Persönlichkeit können immer etwas mit versteckten Allergien zu tun haben. Wenn Sie diese frühen Zeichen deuten können, können Sie vielleicht viele Probleme im Ansatz verhindern und Ihr Familienleben viel streßfreier machen.

Der Körper gibt klare Signale

Die Haut

Extreme Kitzeligkeit

Dr. Lendon Smith sagt schon seit vielen Jahren, daß allergische Kinder meist extrem kitzelig sind. Das kann ich aus meiner Erfahrung nur bestätigen. Er hat auch mit seiner Beobachtung recht, daß blonde, blauäugige Jungen den Großteil der Patienten mit allergisch bedingten Verhaltens- und Lernstörungen ausmachen.

Starkes Schwitzen

Einige Babys und Kinder schwitzen mehr als normal, selbst wenn es nicht heiß ist. Dies kann zu jeder Tageszeit sein, besonders aber nachts. Babys und Kleinkinder, die häufige Ohrenentzündungen haben, schwitzen besonders viel, vor allem auf der Stirn oder auf dem ganzen Kopf. Einige allergische Kinder müssen deshalb mehrmals täglich umgezogen werden.

Normalerweise ist der Schweiß von Kindern geruchlos, er kann aber bei allergischen Kindern manchmal sehr unangenehm riechen. Bei Erwachsenen kann dieser Geruch sehr durchdringend werden und einen ganzen Raum erfüllen, wenn diese etwas gegessen oder gerochen haben, auf das sie allergisch reagieren.

Diese Erwachsenen beklagen sich auch darüber, daß sich dieser Geruch nicht oder nur schwer abwaschen läßt. Aufmerksame Erwachsene oder Eltern können das plötzliche Auftreten eines bestimmten Körpergeruchs häufig einem Nahrungsmittel oder anderen Faktoren zuordnen, von denen sie wissen, daß sie ihnen Schwierigkeiten machen.

Ein Jugendlicher mit Käsefüßen – Paul

Ein an und für sich sehr angenehmer junger Mann, Paul, beklagte sich heftig über ekelhaften Fußgeruch. Der Geruch ähnele dem von „verfaultem Käse“. Auch sein Vater hatte jahrelang das gleiche Problem. Beide schwitzten enorm. Wir testeten und behandelten Paul auf eine Schimmelpilzallergie, und er aß kein Getreide und keine Milchprodukte mehr.

Er war sehr überrascht festzustellen, daß seine Füße nicht mehr rochen, obwohl er noch immer schwitzte. Nach einiger Zeit fanden wir heraus, daß Weizen der Grund für sein Problem war. Jedesmal, wenn er trotzdem wieder einmal Weizen aß, kam sein Fußgeruch sofort zurück.

Sein Vater beschloß daraufhin, ebenfalls keinen Weizen mehr zu essen. Zwei Tage später rochen seine Füße so gut, daß seine Frau sie küßte! Ich nehme an, daß Pauls Weizenallergen-Extraktbehandlung dazu beigetragen hat, seinen Fußgeruch zu beseitigen, denn er kann heute Weizen in geringer Menge essen, ohne daß seine Füße riechen.

Ein blasses Gesicht

Das Gesicht eines allergischen Kindes kann manchmal so unnormal blaß aussehen, daß viele Leute sich den Kommentar nicht verkneifen können, das Kind leide an Blutarmut. Bei älteren Kindern oder bei Menschen, die hochsensibel auf Chemikalien reagieren, kann das Gesicht ein charakteristisches Aschgrau oder ein seltsames Graugelb annehmen, meistens zusammen mit blassen Bereichen auf den Wangen oder einer leichten gelblichen Schwellung der äußeren Lippenkanten.

Ein ausdrucksloses Gesicht

Viele Kinder bekommen während einer allergischen Reaktion einen völlig weggetretenen Gesichtsausdruck. Ihnen fehlt ihre übliche Mimik, und ihr Gesicht sieht völlig ausdruckslos aus. Dann können sie meistens auch nicht gut und korrekt denken.

Sie sehen aus, als würden sie nicht hören, was Sie sagen. Wenn dieses Aussehen auch noch Hand in Hand geht mit roten Ohren, wackeligen Beinen und dunklen Augenringen, hilft dies den Eltern zu erkennen, daß das Gehirn des Kindes von der Allergie mit betroffen ist.

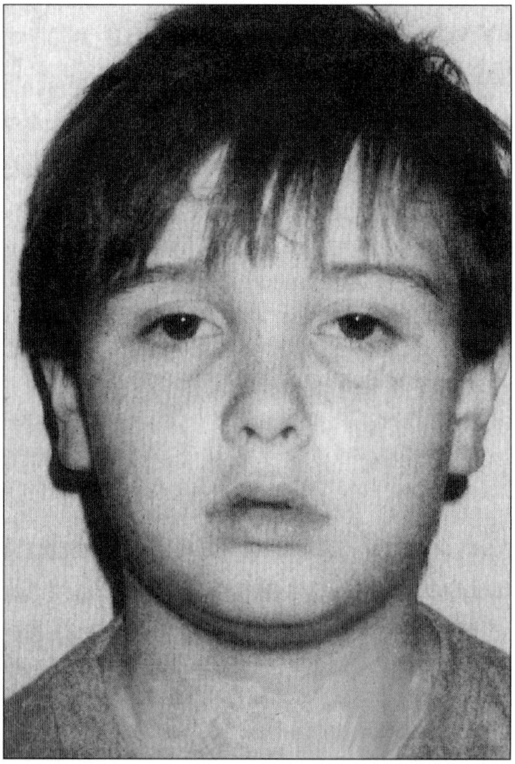

Ein so blasses, ausdrucksloses Gesicht sieht man häufig bei allergischen Kindern. Achten Sie darauf, wenn die Mimik Ihres Kindes urplötzlich so nachläßt.

Die Augen

Typische Allergien können rote, juckende und tränende Augen hervorrufen. Die folgenden sehr typischen Symptome am Auge sieht man bei vielen allergischen Kindern, besonders aber bei denen, die Verhaltensstörungen haben oder hyperaktiv sind: Sie haben häufig dicke Tränensäcke oder schwarze Ringe unter den Augen.

Viele haben auch Falten unter den Augen. Diese sieht man besonders häufig bei Ekzem-Kindern. Einige haben glasige Augen oder scheinen einfach völlig weggetreten zu sein, wenn sie allergisch bedingte Wutanfälle bekommen. Sie mögen dann schreien: „Wie oft habe ich Dir schon gesagt...", aber Sie merken, daß Ihre Worte nicht einmal gehört werden.

Daran können Allergien schuld sein, die das Gehirn in Mitleidenschaft ziehen. Manchmal hören diese Kinder wirklich nicht, bis sie wieder normal aussehen, sich normal benehmen und auch so fühlen. Manchmal erinnern sie sich nicht einmal daran, was sie falsch gemacht haben.

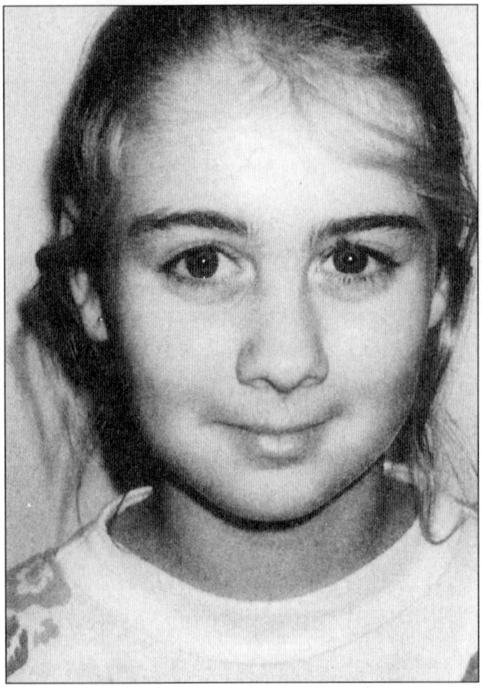

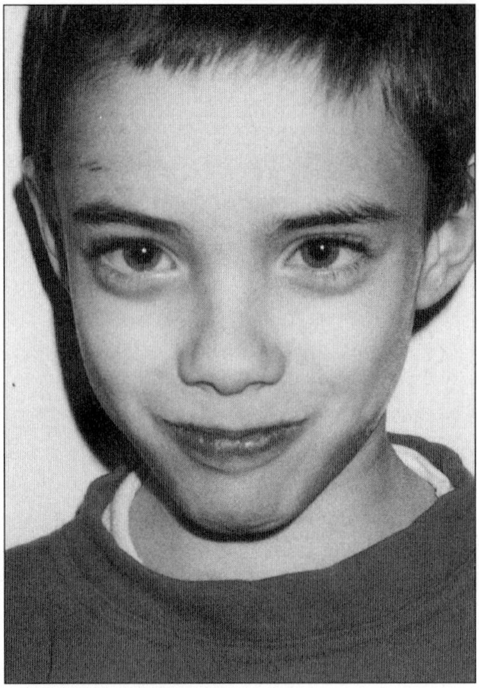

Tiefe, dunkle Augenringe sind bei Kindern ganz deutliche Hinweise auf eine versteckte Allergie.

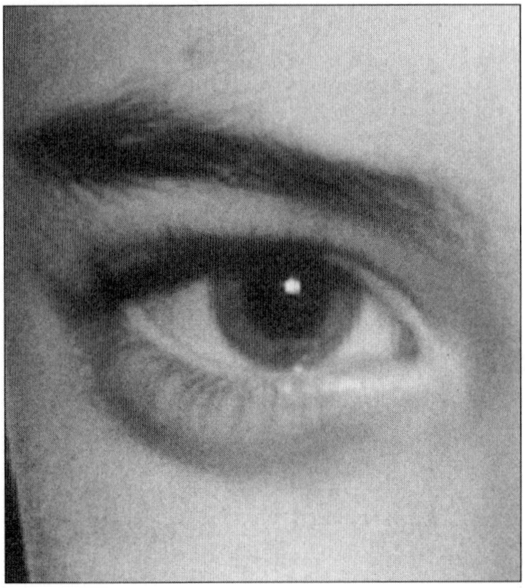

Viele Falten gehören nicht unter Kinderaugen. Sie sind häufig Anzeichen einer Allergie, beispielsweise auf Nahrungsmittel.

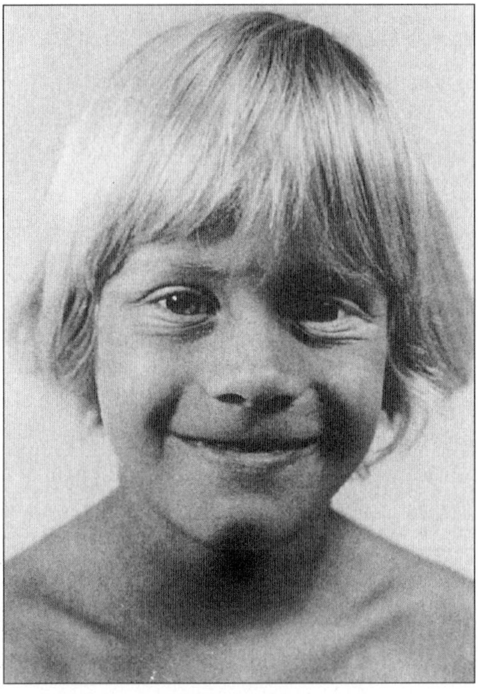

Allergische Symptome an den Augen verursachen manchmal eine extreme Empfindlichkeit auf Sonnenlicht, so daß das Kind immer, wenn es draußen ist, eine Sonnenbrille benötigt, manchmal braucht es sie sogar zu Hause.

Dies verdeutlicht der Fall einer Frau, die besonders sensibel auf chemische Substanzen reagierte. Ihr Augenarzt hatte gerade ein brandneues Gebäude bezogen, das einfach überwältigend nach allen Chemikalien roch, die eben so in einem neuen Haus zu finden sind. Nach ihrer Augenuntersuchung stellte sie fest, daß sie mit ihrer neuen Brille nicht gut sehen konnte.

Sie kehrte mit einem tragbaren Atemgerät in die Praxis zurück. Während der Untersuchung atmete sie nur die Luft aus der Flasche. Die Augenuntersuchung belegte, daß das erste Brillenrezept nicht richtig gewesen war. Als sie die neue Brille hatte, konnte sie auch wieder gut sehen. Wissenschaftliche Studien des Japaners Dr. Satoshi Ishikawa haben belegt, daß beispielsweise Sprays, die Malathion enthalten, auf jeden Fall die Sehfähigkeit negativ beeinflussen.

Die Ohren

Rote Ohren

Kinder bekommen oft glühend rote Ohren, nachdem sie speziellen Allergenen ausgesetzt waren. Diese Kinder – oder Erwachsenen – können manchmal auch selbst angeben, die Ohren fühlten sich heiß an. Diese Erscheinung geht gelegentlich einer sogenannten Dr. Jekyll/Mr. Hyde Persönlichkeitsveränderung voraus, oder sie begleitet sie.

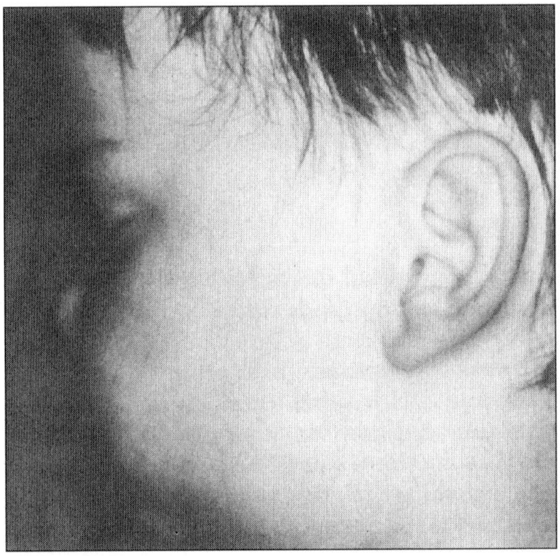

Knallrote Ohren – für viele Mütter schon das erste Warnsignal. Vor allem, wenn Ihr Kind kurz darauf zumZappelphillip wird.

Diese Kinder sind von einer Minute zur anderen schlicht nicht mehr zu ertragen. Das geschieht typischerweise etwa innerhalb einer Stunde, nachdem die Kinder bestimmte Nahrungs- oder Lebensmittel oder Medikamente zu sich genommen haben, die beispielsweise Zucker, Farbstoffe oder Mais enthalten. Schimmelpilze, Pollen, Hausstaub und Milben können ähnliche Symptome hervorrufen.

Bezüglich dieser und der anderen in diesem Kapitel geschilderten Krankheitsanzeichen scheint mir ein Wort der Vorsicht angebracht: Es gibt häufig eine Vielzahl von Gründen für die gleichen physischen Veränderungen oder Beschwerden. Hellhäutige Kinder können leicht einmal rote Ohren bekommen, wenn sie einen warmen Raum betreten. Bitte interpretieren Sie deshalb nicht jedes rote Ohr als eine allergische Reaktion.

Einige Kinder reagieren auch besonders empfindlich auf Geräusche, wenn sie eine allergische Reaktion haben. Wenn jemand mit ihnen in normaler Lautstärke redet, halten sie sich die Ohren zu, schreien, daß die Stimme zu laut sei und rennen in ihr stilles Zimmer. Die gleiche Reaktion kann nach einer Allergenexposition zu Hause oder während eines Allergietests auftreten.

Immer wiederkehrende Ohrenentzündungen

Einige allergische Kinder bekommen häufig bereits als Baby oder als Kleinkind immer wieder Mittelohrentzündungen. Das kann dazu führen, daß einige, eigentlich normal intelligente Kinder viel zu spät sprechen lernen oder überhaupt langsam lernen, weil sie einfach nicht richtig hören.

Zusätzlich haben diese Kinder gleichzeitig Entzündungen der Nase, der Nasennebenhöhlen oder der Lunge. Sie erhalten eine Antibiotikatherapie nach der nächsten. Dies kann zu einer Überwucherung des Darmes mit krankmachenden Hefen führen, die das empfindliche Gleichgewicht zwischen den dort normalerweise lebenden Mikroorganismen stören (Siehe auch Kapitel 12 und 13, „Pilze" und „Kranke Kinder")

Die Wangenknochen

Viele allergische Kinder haben leuchtend rote Kreise auf denWangen, die dann wie mit Rouge geschminkt aussehen. Dies tritt besonders dann auf, wenn sie Nahrungsmittel gegessen haben, auf die sie allergisch reagieren. Besonders sieht man diese „geschminkten Wangen" bei Kindern im Alter zwischen ein und vier Jahren.

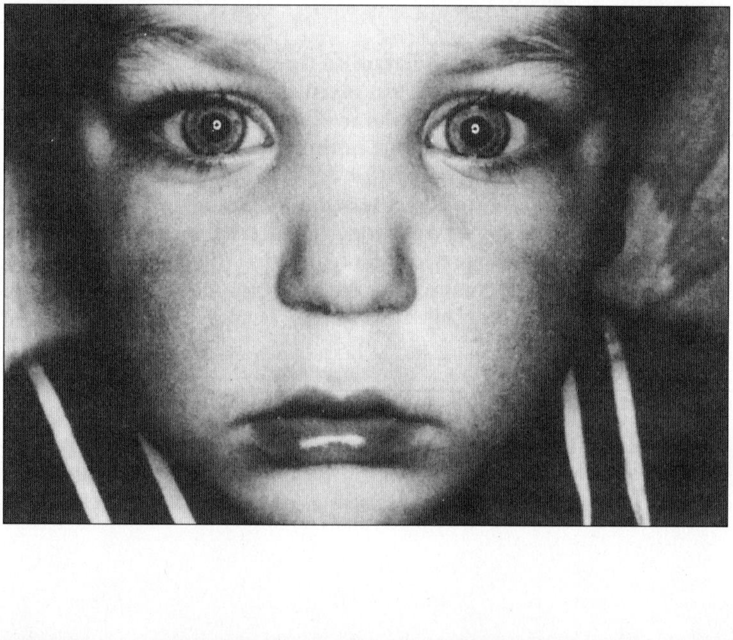

Aufgepaßt, wenn die Wangen auf einmal wie rotgeschminkt aussehen, die Tränensäcke anschwellen und auch noch die Augen glasig werden.

Die Lippen

Bestimmte Nahrungsmittel oder Substanzen, die die Lippen berühren, wie etwa Kaugummi oder Zahnpasta, können einen Ausschlag unter der Unterlippe oder um den ganzen Mund herum auslösen. Manchmal lecken sich Kinder oder Erwachsene, die eine Nahrungsmittelallergie haben, ständig nervös mit der Zunge die Lippen.

Manchmal sind die Lippen dann besonders trocken und rissig. Dies vor allem, wenn das Kind durch den Mund atmen muß, weil auch die Nase allergisch reagiert. Manchmal schwellen die Lippen so an, daß das Kind richtig entstellt aussieht. Während einer allergischen Reaktion kann sich die Lippe wie harter Gummi anfühlen. Viele ältere Kinder und Erwachsene haben eine sehr auffällige gelbliche Verfärbung und leichte Schwellung rund um die Außengrenzen ihrer Lippen. Das sieht man häufig bei besonders schweren Nahrungsmittelallergikern.

Übermäßiges Sabbern

Übermäßiges Sabbern kann damit zusammenhängen, daß der Betroffene Lebensmitteln, Getränken oder Gerüchen ausgesetzt war, die er nicht verträgt. Alle normalen Kinder sabbern, wenn sie ihre Zähne bekommen, aber allergische Kinder können so extrem sabbern, daß sie nasse Socken bekommen. Manche brauchen den ganzen Tag lang ständig ein neues Lätzchen.

Nach einer Allergenexposition kann dieses Problem auf einmal so extrem werden, daß sich ein dicker, schaumiger Speichelfaden vom Mund des Kindes bis zum Boden zieht. Wenn Ihr Zahnarzt etwas über die enormen Speichelmengen im Mund Ihres Kindes sagt, denken Sie auch an eine Allergie. Eine Speichel-Überproduktion kann auch der Grund für eine ungewollt „feuchte Ausprache“ sein.

Bei einigen Kindern und Erwachsenen kann diese enorme Speichelmenge einen Ausschlag oder eine Entzündung der Mundwinkel hervorrufen. Auch ein Mangel an Vitamin B_2 kann dazu führen, daß die Mundwinkel ungewöhnlich feucht sind.

Gaumen und Zahnfleisch

Einige Kinder neigen dazu, kleine offene Stellen am Gaumen und am Zahnfleisch zu bekommen. Diese nennt man Aphten. Sie können dadurch ausgelöst werden, daß man zuviel von einem bestimmten Nahrungsmittel ißt.

Ein häufiger Grund ist der übermäßige Konsum von Orangensaft oder Vitamin C. Bestimmte Geschmacksstoffe in der Zahnpasta, in salzigen Nahrungsmitteln wie Kartoffelchips oder Salzstangen oder saure Lebensmittel wie saure Gurken, Tomaten oder Essig-Salatdressings sind ebenso häufige Gründe. Genaue Aufzeichnungen können dazu Antworten liefern.

Vergessen Sie aber dennoch nicht: Hier können bis zu zwanzig oder mehr Stunden Verzögerung eintreten, bevor nach dem Verzehr eines Lebensmittels eine solche offene Stelle im Mund entsteht. Wenn eine solche Aphte einmal entstanden ist, braucht es manchmal Tage, bis sie wieder verheilt ist.

Die Zunge

Eine fleckige Zunge

Normalerweise sollte die Zunge einen Überzug von einer gleichmäßigen rosa Farbe haben. Wenn Sie aber an einzelnen Stellen die nackte gerötete Zunge sehen, die von der normalen rosa Farbe umgeben sind, signalisiert dies häufig eine Nahrungsmittelallergie

Die Zunge von allergischen Kindern sieht oft so gescheckt aus wie eine Landkarte.

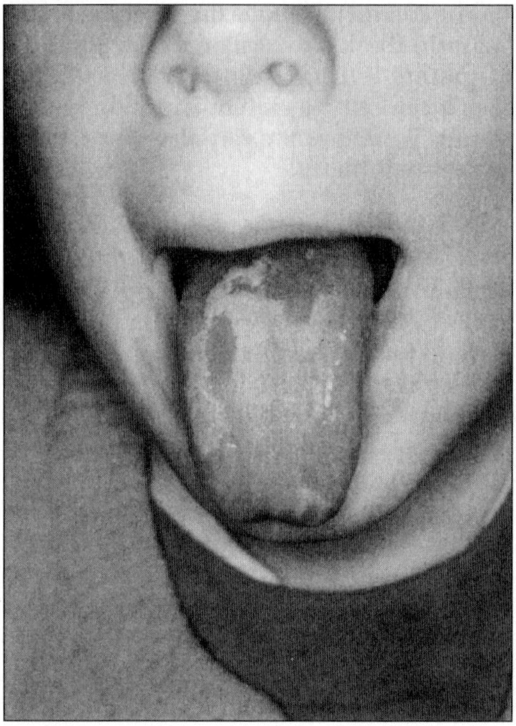

Dies nennt man eine „geografische Zunge", weil die kahlen, nackten Flecken die Zunge wie eine Landkarte aussehen lassen. Auftreten können diese Veränderungen schon einige Stunden, nachdem man ein Nahrungsmittel gegessen hat, das man nicht verträgt. Die Zunge kann dann für mehrere Tage so abnormal aussehen.

Zahnabdrücke auf der Zunge

Zahneindrücke am Zungenrand können auf Störungen im Verdauungstrakt hinweisen. Dies sollten Sie mit einem Ernährungswissenschaftler oder einem Gastroenterologen abklären.

Eine weiße Zunge

Wenn die Zunge einen dicken weißen oder gräulichen Überzug hat, legt dies in den meisten Fällen eine Hefepilz-Infektion nahe. Manchmal kann die Zunge dann auch eher landkarten-ähnlich aussehen, dies hat dann nichts mit einer Allergie zu tun. Eine solche Infektion sieht man oft bei Kindern, die häufige und längere Antibiotikatherapien hinter sich haben (siehe Kapitel 13 „Pilze"). Die Zunge sieht nach einer Behandlung mit dem Wirkstoff Nystatin viel besser aus.

Ein ungewöhnlich starker Durst

Ein starker Durst hat nicht immer etwas mit einem heißen Tag oder mit Sport zu tun. Manchmal kann er auch auf eine Infektion hinweisen, ein Nierenproblem, die Zuckerkrankheit, einen Mangel an essentiellen Fettsäuren oder eine Allergie.

Einige Kinder, die an umweltbedingten Erkrankungen leiden, haben ein schier unstillbares Verlangen danach zu trinken und/oder zu essen. Wenn diese Symptome durch eine Allergie hervorgerufen werden, verschwinden sie nach einer Allergiebehandlung oder aber nach einer speziellen Weglaßkost (Siehe Kapitel 6 „Leichte Suche").

Die Sprache

Reden wie ein Wasserfall

Die Sprache von allergischen Kindern kann sich dramatisch verändern. Eltern beklagen sich häufig darüber, daß ihr Kind „redet wie ein Wasserfall" und gleichzeitig hyperaktiv ist. Diese Kinder plappern den ganzen Tag ohne Unterlaß, obwohl das Gesagte häufig eher bedeutunglos ist. Solche Kinder sind nie um ein Wort verlegen, aber nach einer Allergiebehandlung machen ihre Worte häufig mehr Sinn.

Weinerliche Wiederholungen

Allergische Babys oder Kleinkinder sind häufig weinerlich und wiederholen häufig denselben Satz immer wieder. Selbst wenn Sie ihnen geben, was sie wollen, betteln sie eben um irgend etwas anderes. Wenn sie dann immer wieder nach einem bestimmten Nahrungsmittel fragen, teilen sie Ihnen häufig sogar schon genau mit, was ihre Allergie auslöst.

Stottern oder unklare Sprache

Allergien können manche Kinder aus scheinbar heiterem Himmel besonders schnell sprechen lassen, andere wiederum stottern und wieder andere sprechen einfach undeutlich oder haben dann eine schlampige Aussprache. Dieses Problem verschwindet meist nach einiger Zeit wieder, aber denken Sie an Nahrungsmittel als Auslöser, wenn die Sprachveränderungen Ihres Kindes kurz nach einer Mahlzeit auftreten oder nachdem Ihr Kind einem bestimmten Geruch ausgesetzt war.

Eine kieksende Stimme

Mädchen und Frauen mit unerkannten Allergien haben manchmal eine hohe, kieksende, schnatternde Tonlage. Wenn sie so sprechen, haben sie auch meist die Schultern hochgezogen und beklagen sich häufig über schmerzende Nacken- und Schultermuskeln.

Ungewöhnliche Geräusche

Einige Kinder bellen, grunzen, mauzen, muhen, krähen oder machen andere seltsame Geräusche. Seltsamerweise können bestimmte Töne mit dem Verzehr bestimmter Nahrungsmittel oder der Exposition auf bestimmte allergene Substanzen Töne Hand in Hand gehen.

Lehrer beklagen sich häufig, daß dieser Lärm die Klasse stört. Sicher: Einige Kinder tun dies, um Aufmerksamkeit zu bekommen, aber manchmal signalisiert dies auch eine Allergie. Am besten achten Sie auch auf gleichzeitige andere typische Veränderungen – etwa im Gesicht.

Eine rauhe Stimme

Der häufigste Grund für eine tiefe, rauhe Stimme ist Schreien, Brüllen oder eine Infektion. Manchmal aber deutet dieses Symptom auch auf eine besonders schwere Allergie hin, die die Stimmbänder oder den Kehlkopf betrifft. Insbesondere Nahrungsmittel und chemische Gerüche können manchmal plötzliche Heiserkeit oder sogar einen totalen Stimmverlust hervorrufen. Dann ist sofortige medizinische Hilfe nötig, um das Ersticken zu vermeiden. Eine plötzliche Schwellung im Bereich des Kehlkopfes ist ein medizinischer Notfall.

Obwohl ein sogenanntes Antihistaminikum oder bestimmte Asthmatabletten helfen können, sind ein Asthmaspray oder eine Adrenalininjektion effektiver. Sie sollten unbedingt ärztlichen Rat einholen, um solche Attacken vermeiden oder behandeln zu können. Wenn sie wiederholt auftreten, sollten das ältere Kind oder die Eltern lernen, eine Adrenalininjektion selbst zu setzen.

Hände und Füße

Die meisten Kinder und Erwachsenen, die umweltbedingte Beschwerden haben, klagen über kalte Hände und Füße. Wir wissen wirklich nicht warum, aber dies könnte auf ein Problem mit ihrem Blut-Histaminspiegel hindeuten. Kalte Hände und Füße sind eine besonders typische Klage von Allergikerinnen. Eine richtige Allergiebehandlung wird dieses Problem lösen.

Einige Kinder mit einer Hefepilzinfektion haben einen unangenehmen Geruch an Händen und Füßen, der auch nach dem Waschen bestehenbleibt. Manchmal beklagen sich Schimmelpilzallergiker über riechende, feuchte Füße. Auch Nahrungsmittelallergien rufen dieses Problem hervor.

Die Beine

Schmerzende Beine in der Nacht sind bei Kindern im Alter zwischen zwei und fünf Jahren sehr häufig. Sie haben dann Schmerzen in den Waden, den Knöcheln oder den Oberschenkeln. Mütter kennen dieses Problem nur allzugut, weil sie ihren Kindern nachts die Beine reiben oder die Kleinen durchs Kaufhaus oder von der Schule nach Hause tragen müssen, weil sie vor Schmerzen nicht laufen können. Ältere Kinder wickeln manchmal ihre Beine in warme Handtücher, um kurzfristig Erleichterung zu haben. Diese Schmerzen haben nichts mit körperlichem Training oder mit engen Schuhen oder Socken zu tun.

Einige Babys, aber auch viele Kinder und Erwachsene – vor allem Männer – haben häufig wackelige, zappelige Beine. Andere müssen sich ständig bewegen, wenn sie sitzen, um ihre unteren Extremitäten ständig in Bewegung zu halten – oder sie fühlen sich unwohl.

Einige Kinder und Erwachsene zappeln vor allem dann extrem mit den Beinen, wenn sie Dinge gegessen haben, auf die sie allergisch reagieren. Ruhelose Beine, die aber nicht schmerzen, sind eine häufige Klage von Schulkindern, die nicht stillsitzen können. Das kann von vielen Dingen ausgelöst werden, aber normalerweise steckt eine Milchallergie dahinter.

Einige ältere Kinder und Erwachsene, die besonders empfindlich auf Chemikalien reagieren, beklagen sich darüber, daß ihre Waden und Füße brennen, wenn sie Plastikschuhe oder Schuhe mit Vinyleinlagen tragen oder wenn sie längere Zeit auf synthetischem Bodenbelag stehen oder gehen. Bei ihnen sind Muskelschmerzen, seltsam weiche Hautstellen oder schwache Beine keine Seltenheit. Diese Beschwerden treten vor allem dann auf, wenn eine Person, die besonders empfindlich auf Chemikalien reagiert, durch ein Krankenhaus oder durch ein Kaufhaus geht. Dies sind Gebäude mit einer typischerweise starken Luftverschmutzung.

Weniger augenfällig sind Auslöser wie Chemikalien, beispielsweise der Kontakt mit einem synthetischen Teppich oder das Sitzen auf einem Plastikstuhl. Sogar elektromagnetische Emissionen aus der Deckenbeleuchtung oder dem Fernseher oder Computer können bei einigen Kindern wackelige Beine und Hyperaktivität auslösen – besonders in der Schule.

Kaffee, Tee oder Schokolade können auch Gründe für ein solches Zappeln sein, das aber nichts mit einer Allergie zu tun hat, weil Koffein beispielsweise sehr stark stimuliert. Aber wiederum ist nicht jede solche Beinzappelei auf den Kaffeegehalt, beispielsweise auch von Schokolade, zurückzuführen – es kann genausogut eine Allergie auf Kaffeebohnen oder Kakaobohnen dahinterstecken.

Zappelig durch Schokolade – Bart und sein Vater

Bart kam das erste Mal in unsere Praxis, weil er hyperaktiv wurde, wenn er Schokolade gegessen hatte. Er und sein Vater bekamen beide von Schokolade wackelige Beine. Seine Mutter war der Meinung, daß Kakao eines von den für Bart problematischen Nahrungsmitteln war. Sie gab ihm etwas Schokolade, nachdem er monatelang keine mehr gegessen hatte, und nach einer halben Stunde trat er um sich und schrie.

Sein Vater war ein echter Schokoladen-Abhängiger. Er hatte schon seit Jahren eine echte Sucht danach, und er gab zu, daß sein ganzes Milchgebiß Löcher gehabt hatte, weil er ständig Schokolade gegessen und Kakao getrunken hatte. Als Kleinkind hatte er immer von seinen liebenden Tanten Schokoladenhasen bekommen, die fast so groß waren wie er selbst. Er sagte, er habe oft so viel davon gegessen, daß ihm am nächste Morgen schlecht war und er sich übergeben habe oder einfach in Ohnmacht gefallen sei.

Als Erwachsener blieb diese Sucht bestehen. Er begann seinen Tag mit einer Tasse heißer Schokolade. Im Auto trank er die nächste, und dann aß er ein paar Schokoriegel. Er trank Coca Cola zum Mittagessen. Im Tagesverlauf aß er noch mehr Schokolade.

Mitten in der Nacht wachte er auf, weil er wieder einen „Schoko-Schuß" brauchte. Die Smarties waren immer dabei. Er sagte, er sei wirklich ängstlich, nervös und aufgeregt und einer Panik nahe, wenn keine Schokolade in Reichweite war. Seine Geschichte klingt wirklich ähnlich der eines Alkoholikers oder eines Heroinsüchtigen, weil er den ständigen Schokoladen-Nachschub brauchte, um sich wohlzufühlen.

Wenn er Schokolade gegessen hatte, stellte er fest, daß es in seinen Ohren klingelte und sie rot und heiß wurden. Er und seine Frau stellten fest, daß dann auch sein Schweiß unangenehm roch. Seine ständig zappelnden Beine verursachten einen Höllenlärm, wenn er mit ihnen während der Arbeit gegen die metallene Seite seines Schreibtisches knallte.

Diesen Dauerlärm kombinierte er gerne auch noch mit dem nervösen Klappern seines Füllers, mit dem er spielte. Seine Kollegen waren häufig genug genervt von seiner „Nervosität". Schokolade machte ihn auch reizbar, was gelegentlich im Beruf und auch zu Hause zu ernsten Schwierigkeiten führte. Seine Frau sagte, Schokolade ließe seine Stimme kieksen, und er würde manchmal so schnell sprechen, daß er manchmal stottere.

Wir konnten die typischen wackeligen Beine sowohl bei Bart als auch bei seinem Vater mit einigen schwachen Tropfen Kakaoallergenextrakt provozieren. Bart wurde hyperaktiv, wogegen sein Vater seine charakteristische Sprache, seine roten Ohren, seinen riechenden Körperschweiß, Husten und Räuspern bekam. Nachdem beide die richtige, neutralisierende Dosierung des Allergens bekamen, verschwanden bei beiden diese Symptome.

Steife Gelenke

Gelenke, die vor allem an trüben Tagen schmerzen, deuten auf eine mögliche Schimmelpilzallergie hin. Steife Finger in der Mitte der Nacht dagegen sprechen für eine Allergie auf ein Nahrungsmittel, das man am Abend verzehrt hat. Fragen Sie sich, auf welche der folgenden Lebensmittel Sie vielleicht einen Heißhunger verspürten: Rotes Fleisch (wie etwa Rind oder Schwein), Getreide, Tomaten, Kartoffeln, Pfeffer oder Tabak sind typische Auslöser solch unangenehmer Erscheinungen.

Manchmal ist auch ein Getränk, wie Kaffee, Tee oder Cola, der Auslöser. Denken Sie auf Ihrer Suche immer zuerst an Ihre Leibspeisen oder Lieblingsgetränke! Und noch einmal: Vergessen Sie nicht Chemikalien, besonders die Exposition auf Gasquellen, wie etwa den Gasofen oder einen Kamin.

Bei manchen sehr empfindlichen Menschen kann auch der Umgang mit chemisch behandelten Schulbüchern oder sogar das Papier, in das Fleisch eingeschlagen wird, Beschwerden auslösen.

Manchmal stellen Menschen mit einer Gelenkentzündung fest, daß ihre Schmerzen verschwinden, wenn sie in den Urlaub fahren und sofort zurückkehren, wenn sie wieder zu Hause sind. Sie sollten dann ihr Heim sorgfältig auf Schadstoffe untersuchen. Die Antwort liegt wahrscheinlich in ihren eigenen vier Wänden oder in der Luft ihrer Heimatstadt.

Ein Beispiel: Ein großer, gutaussehender Fünfzehnjähriger stellte fest, daß er sich auf einmal nicht mehr hinknien konnte. Seine Mutter strich ihm für zwei Wochen alle Getreidesorten und Milch vom Speisezettel, während er eine Behandlung gegen eine Getreide- und Schimmelpilzallergie erhielt. Er war sehr erstaunt herauszufinden, daß er das erste Mal seit sechs Jahren wieder knien konnte und auch schneller wieder auf die Beine kam, wenn er gesessen hatte. Seine Mutter ließ ihn wieder diese genannten Nahrungsmittel essen und stellte fest, daß die Gelenksteife sofort zurückkam, wenn er zuviel Weizenprodukte aß.

Ein anderes Beispiel: In jedem Mai kam eine dreiundvierzigjährige Frau in unsere Praxis. Sie klagte während der Pollenflugzeit immer wieder über Müdigkeit und Schmerzen in ihren Knien, Ellenbogen und in den Handgelenken. Die Symptome verschwanden sofort, als wir ihr die richtige neutralisierende Dosis in Tablettenform gaben, die sie unter die Zunge legen mußte.

Eine andere Frau stellte fest, daß Orangen in jeder Form bei ihr immer wieder starke Nackenschmerzen hervorriefen. Diese Beobachtung schützte sie vor einer entsprechenden Operation. Einige Ernährungswissenschaftler sagen, daß das Vitamin Niacin in Verbindung mit einer entsprechenden Ernährungsumstellung auch einige derartige Beschwerden lindern kann.

Blasenprobleme

Einige allergische Kinder scheinen manchmal allergisch bedingte Blasenkrämpfe zu haben, so wie sich bei Asthmatikern die Atemwege verkrampfen. Dieser Blasenkrampf führt dazu, daß diese sich in die Hose machen. Sie urinieren manchmal tagsüber in die Hose, meistens aber ist dies eher ein nächtliches Problem. Die meisten Kinder machen nicht mehr ins Bett, wenn sie älter sind als fünf. Wenn das Bettnässen bestehen bleibt, könnte auch der Rat eines Kinderurologen nötig werden.

Wenn die Blase von Allergien betroffen ist, müssen diese Kinder manchmal regelrecht auf die Toilette rasen, oder sie machen sich in die Hose. Manchmal glauben Mütter dann, das Kind hätte einfach so gedankenverloren gespielt, daß es sich nicht die Zeit genommen hätte, um auf die Toilette zu gehen. In Wirklichkeit ist es diesen Kindern aber einfach unmöglich, den Drang für eine normale Zeitspanne ein wenig anzuhalten.

Andere müssen einfach häufiger urinieren als normal. Natürlich gibt es viele physische und auch psychische Gründe für derartige Probleme. Wenn Ihr Kind aber auch andere Anzeichen für eine Allergie hat, sollten Sie an Nahrungsmittel, Hausstaub, Schimmelpilze und Chemikalien als Auslöser denken. Die hauptsächlichen Getränke, die solche Blasenprobleme auslösen, sind Milch und Apfel-, Orangen-, Grapefruit- oder Ananassaft. Das trifft insbesondere zu, wenn einer der genannten Säfte das Lieblingsgetränk des Kindes ist.

Sie können leicht feststellen, welches dieser Getränke der auslösende Faktor ist, wenn Sie Ihrem Kind zunächst kein Obst mehr geben und in den nächsten fünf Tagen nur Wasser als Getränk anbieten. Dann geben Sie ihm an einem Tag nur Milch, am nächsten Apfelsaft und so weiter. Einige Mütter stellen fest, daß dann ihre Kinder während dieser zweiwöchigen Suchkost das erste Mal seit langer Zeit wieder völlig trocken sind. Schon nach einigen Tagen kann es sehr offensichtlich sein, daß das Bettnässen aufgehört hat, und im zweiten Teil der Diät kann man leicht feststellen, welche Nahrungsmittel zu einem nassen Bett führen.

Wenn der Grund eine Allergie auf Schimmelpilze oder Hausstaub ist, könnte es sein, daß das Kind nur an trüben, nassen Tagen oder nachdem es in einer solchen Umgebung – wie etwa im Keller – gespielt hat, ins Bett macht. Einige machen sich sogar direkt nach einer Mahlzeit in die Hose, auf die sie allergisch reagieren. Das kann zu peinlichen Schulproblemen führen, die sich zunächst vertuschen lassen, wenn das Kind dunkle Hosen trägt.

Ihre Vermutungen können Sie manchmal auch sehr leicht durch einen Provokations-/Neutralisationstest bestätigen. Ich erinnere mich lebhaft an einen kleinen Jungen, den wir auf Ananas testeten. Er zog sofort seine Hosen herunter und pinkelte einen dicken Urinstrahl auf den Boden und den Teppich, während er auf die Toilette rannte. Allerdings muß ein solcher Versuch natürlich nicht so drastisch enden. Die meisten Kinder gehen einfach nur sehr häufig auf die Toilette, wenn sie ein Nahrungsmittel essen, das auf einmal dafür sorgt, daß sich ihre Blase voll anfühlt.

Manchmal wird das Bettnässen eines Kindes durch eine spezielle Diät besser, aber einige Unfälle passieren dennoch. Ein Kind könnte dann beispielsweise nur noch zweimal die Woche statt täglich ins Bett machen. Wenn Ihr Hausarzt dafür keinen Grund finden kann, und die Untersuchung des Urins des Kindes erbringt auch kein Ergebnis, sollten Sie mit Ihrem Kind zu einem Kinderurologen gehen. Es könnte dann auch eine anatomische Besonderheit vorliegen, die zu diesen Problemen beiträgt. Mit anderen Worten: Wenn das Bettnässen bestehenbleibt, könnte es auch sehr gut auf eine Kombinationstherapie aus Allergiebehandlung und der Behebung von physischen und psychischen Problemen ansprechen.

Schlafprobleme

Einige allergische Kinder können einfach nicht einschlafen, schlafen ständig oder wachen extrem früh auf. Manchmal sind sie ungewöhnlich ruhelos, und das Bett ist ein Schlachtfeld, wenn sie aufwachen. Andere Kinder haben schreckliche Alpträume. Machen Sie sich Aufzeichnungen darüber, was das Kind zu Abend gegessen hat. Die Antwort kann dann sehr offensichtlich sein. Bei anderen Kindern hängen Schlafprobleme mit Veränderungen in ihrem Schlafzimmer zusammen, wie etwa mit einem neuen Weichspüler für die Bettwäsche oder einer neuen Möbelpolitur.

Pickel auf dem Po

Einige Kinder mit einer Nahrungsmittelallergie haben häufig kleine Pickelchen auf den Pobacken. Dies kann man meist vom Baby- bis zum Erwachsenenalter feststellen.

Ein knallrotes Hinterteil

Mütter stellen häufig fest, daß der Po ihrer Kleinkinder zu einem Zeitpunkt einfach herrlich aussieht, wenn sie aber das nächste Mal die Windel wechseln, ist er auf einmal knallrot und sieht aus wie verbrüht. Das passiert häufig, wenn ein Nahrungsmittel den Verdauungstrakt passiert hat, das das Kind nicht verträgt. Bei gestillten Kindern kann ein Nahrungsmittel der Grund sein, das die Mutter gegessen hat und das über die Milch zum Kind gelangt ist.

Natürlich verursacht auch Durchfall einen roten, entzündeten Po. Auch Hefepilzinfektionen können eine Rötung hervorrufen, aber die Pobacken sehen dann nicht aus wie verbrüht. Eine Entzündung durch Pilze ist normalerweise hochrot. Sie hat eine sehr scharfe Abgrenzung mit kleinen weißen Punkten, die über den Rand verteilt sind. Diese Art Ausschlag ist meist in den Beinfalten oder in der Bauchfalte besonders schlimm.

Einige Babys reagieren hochsensibel auf Inhaltsstoffe in Wegwerfwindeln oder auf den Weichspüler oder das Waschmittel, das Sie zum Waschen von Baumwollwindeln verwenden. Ein Wechseln entweder des verwendeten Mittels oder der Windelart löst dieses Problem.

Kot in der Unterhose

Einige Kinder können ihren Stuhlgang nicht halten, so daß sich häufig mal ein Kotkrümel in ihrer Unterhose findet. Das kann durch Nahrungsmittel, wie etwa Rosinen, Grapefruits, Äpfel oder sogar durch Pollen, hervorgerufen werden. Ein kleiner Junge beispielsweise machte immer seine Unterwäsche schmutzig, wenn sein Allergenextrakt nicht richtig dosiert war.

Derselbe kleine Junge stotterte und blinzelte sehr stark, wenn Gras und Pollen in der Luft lagen und hatte einen beschleunigten Pulsschlag, wenn im Frühjahr Baumpollen flogen. Diese Symptome zeigten sich nur dann, wenn seine Allergenextrakt-Dosierung für diese Substanzen nicht richtig war. Sobald aber seine Neutralisations-Dosis wieder richtig eingestellt wurde, verschwanden diese unterschiedlichen, saisonbedingten Symptome.

Ein roter Anus durch Hefepilze

Kinder, die mehrmals längere Antibiotika-Behandlungen, beispielsweise gegen Infektionen, hinter sich haben, bekommen häufig einen roten Ring um den Anus. Das deutet auf eine Hefepilzinfektion im Darm hin. Diese verschwindet aber nach einer richtigen Behandlung schnell wieder (siehe Kapitel 13 „Pilze").

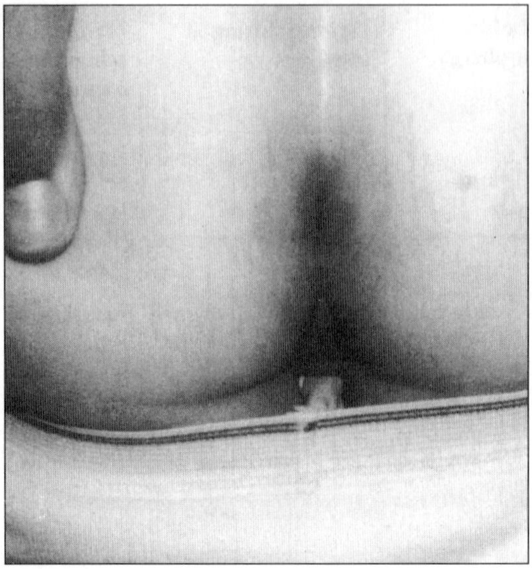

Ein solcher roter Ring um den Anus ist ein häufiges Anzeichen für eine Hefepilz-Infektion des Darmes. Wird sie behandelt, bessern sich auch viele Allergien.

Ständiges Berühren der Genitalien

Einige Kinder fassen sich häufig sofort an die Genitalien, sobald man ihnen die Windel abnimmt und sogar, während sie sie tragen. Schulkinder fallen dadurch in der Schule oder auch zu Hause oft unangenehm auf. Das kommt häufig entweder von zu enger Unterwäsche oder auch von einer Wurminfektion des Kindes.

Nach meiner Erfahrung aber steckt sehr häufig eine Überwucherung des Darmes mit Hefepilzen dahinter, nachdem das Kind wiederholt Antibiotika bekommen hat. Nach einer richtigen Behandlung verschwinden diese Beschwerden, genauso wie der rote Bereich um den Anus, die weiße Zunge und übelriechende Haare und Füße.

Natürlich sind die bislang beschriebenen, verschiedenen medizinischen Symptome der Kinder nicht im strengen Sinne wissenschaftlich belegte Beobachtungen. Sie zeigen aber auf jeden Fall eine Ursache-Wirkungs-Beziehung auf, der man durch das einfache Erkennen und Behandeln abhelfen kann. Überraschenderweise finden viele Eltern auch alleine mit ähnlichen Methoden, wie ich sie empfehle, den Grund für derartige Beschwerden, einfach indem sie ihre Kinder ganz genau beobachten.

Veränderungen beim Schreiben und Malen

Wenn Kinder allergisch auf Nahrungsmittel oder auf andere Substanzen reagieren, kann sich ihr Schriftbild innerhalb von Minuten dramatisch verändern.

Ein Kind, das plötzlich launisch, niedergeschlagen und in sich zurückgezogen ist, wird dann sehr eng schreiben oder wird sich weigern, überhaupt zu schreiben. Ein hyperaktives Kind wird sehr groß schreiben und häufig auch schlampig.

Auf den folgenden Seiten finden Sie Beispiele für derartige, allergisch bedingte Veränderungen.

Handschrift vor dem Test auf Inhalationsallergene in der Schul-Luft	Handschrift während des Tests	Handschrift nach der Allergen-Extraktbehandlung
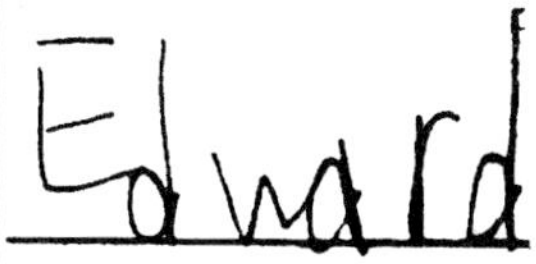		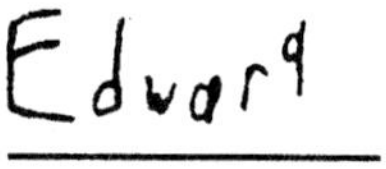
Fühlt sich wohl, benimmt sich normal	Reizbar, wirft mit Spielzeug, Kopfschmerzen, rote Ohren	Ohren weniger gerötet, Kopfschmerzen und Ohrenschmerzen haben aufgehört, Benehmen gut

Vor dem Test auf Milben und Hausstaub	Während des Tests	Nach der Behandlung
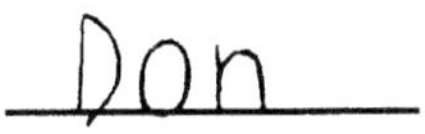	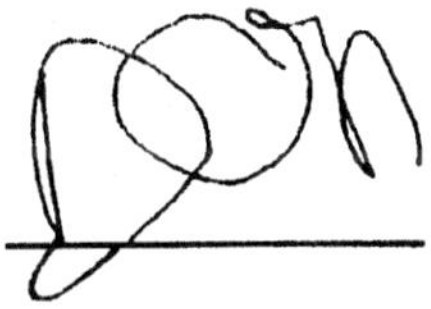	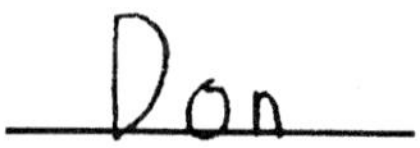
ruhig und friedlich	schaukelt im Stuhl, tritt auf den Boden	ruhig und friedlich

Normale Handschrift	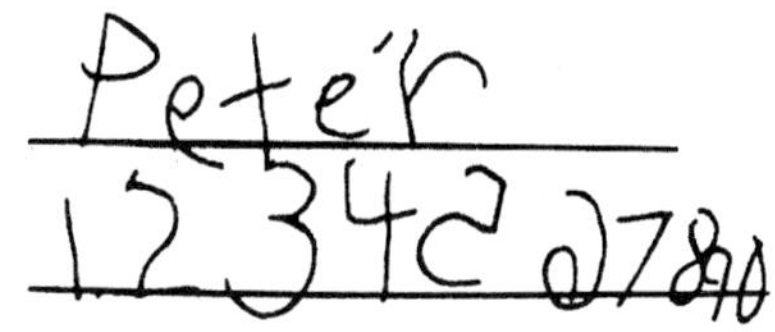
Während des Tests: kann sich nicht konzentrieren	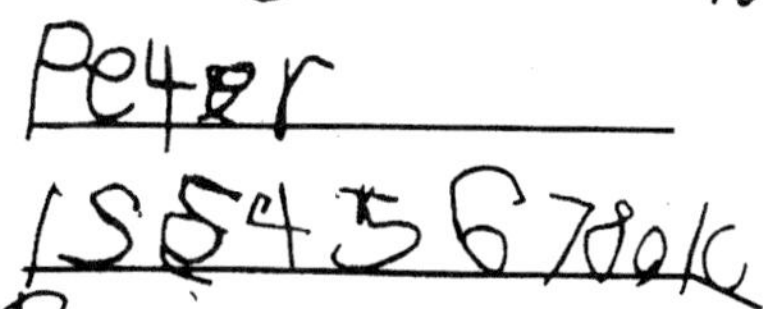
Während des Tests: hungrig, kann sich nicht konzentrieren	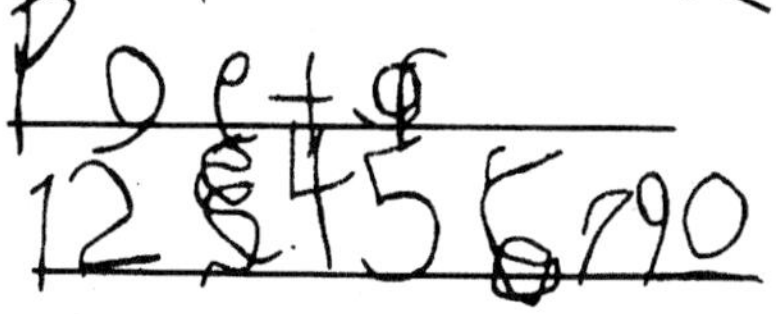
nach dem Test: nicht mehr hungrig, kann sich konzentrieren	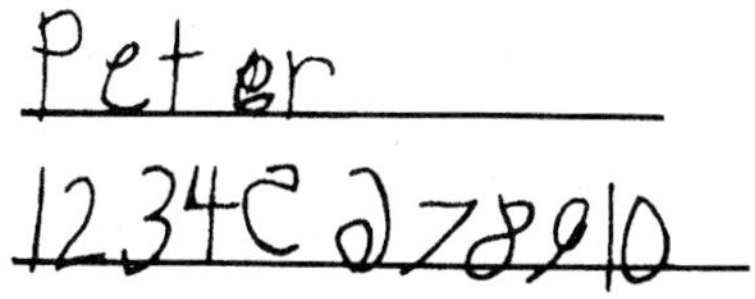

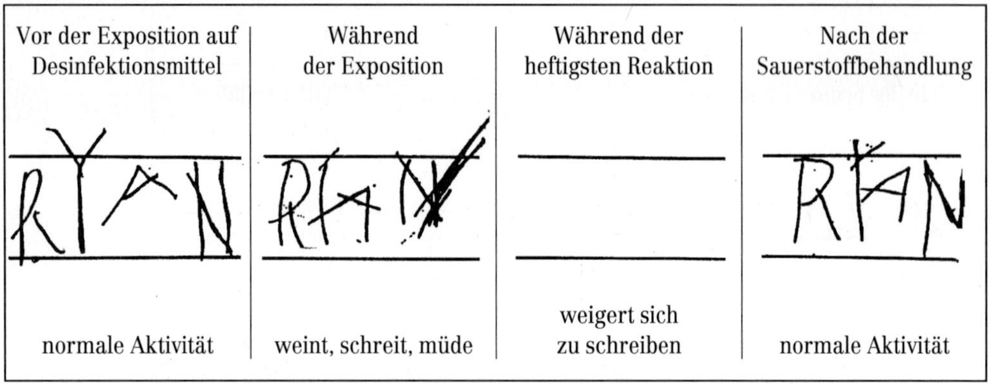
Vor der Exposition auf Desinfektionsmittel
Während der Exposition
Während der heftigsten Reaktion
Nach der Sauerstoffbehandlung
normale Aktivität
weint, schreit, müde
weigert sich zu schreiben
normale Aktivität

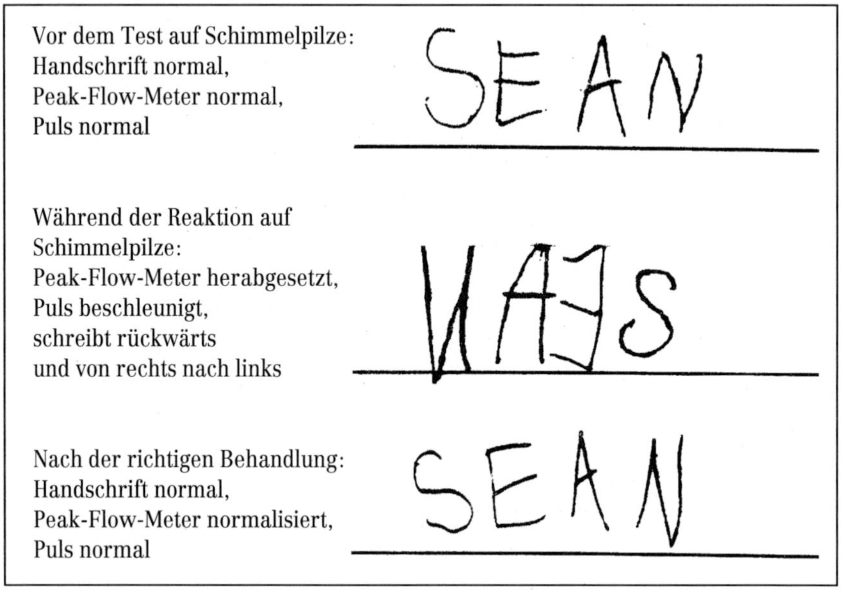
Vor dem Test auf Schimmelpilze: Handschrift normal, Peak-Flow-Meter normal, Puls normal
Während der Reaktion auf Schimmelpilze: Peak-Flow-Meter herabgesetzt, Puls beschleunigt, schreibt rückwärts und von rechts nach links
Nach der richtigen Behandlung: Handschrift normal, Peak-Flow-Meter normalisiert, Puls normal

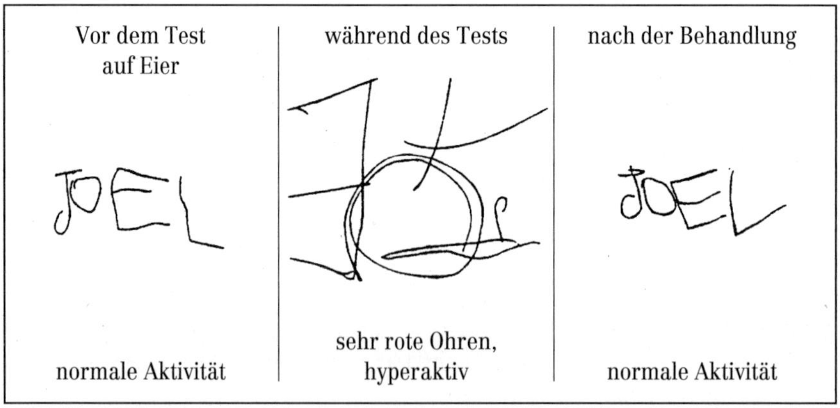
Vor dem Test auf Eier
während des Tests
nach der Behandlung
normale Aktivität
sehr rote Ohren, hyperaktiv
normale Aktivität

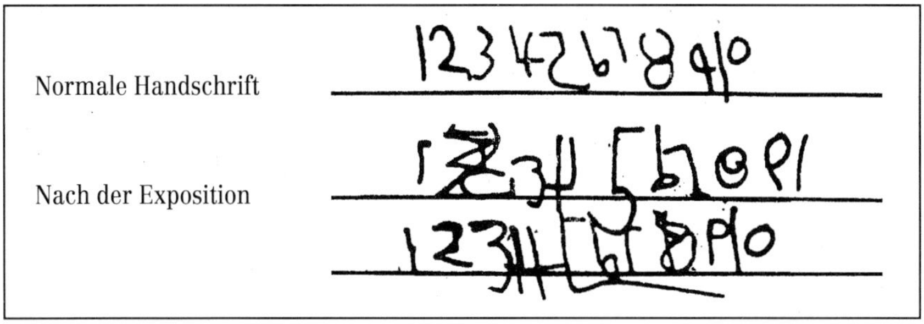

Ein wütendes, aggressives Kind wird das Papier durchlöchern oder den Bleistift zerbrechen und ihn nach Ihnen werfen. Ein lernbehindertes oder sehr junges Kind wird auf einmal rückwärts schreiben, auf dem Kopf oder in Spiegelschrift oder ist einfach unfähig, überhaupt richtig und deutlich zu schreiben. Diese Kinder sind nicht in der Lage, das Alphabet oder eine Zahlenfolge aufzuschreiben.

Genauso kann eine Allergie die Fähigkeit beeinflussen zu malen. Junge Kinder können dann auf einmal keine Figuren mehr ausmalen. Zornige, aggressive Kinder malen dann auf einmal blutige Messer, Totenschädel und Grabsteine in dunklen Farben.

Schon nach ein paar Minuten, nachdem sie die richtige neutralisierende Dosis bekommen haben, verändern sich ihre Motive in hell-leuchtende Herzen und Vögel. Diese Veränderungen sind wichtige Belege dafür, daß allergische Reaktionen auch das Gehirn sehr rasch beeinträchtigen können, daß diese Reaktion aber auch wieder zurückgeht, wenn die Allergie richtig behandelt wird.

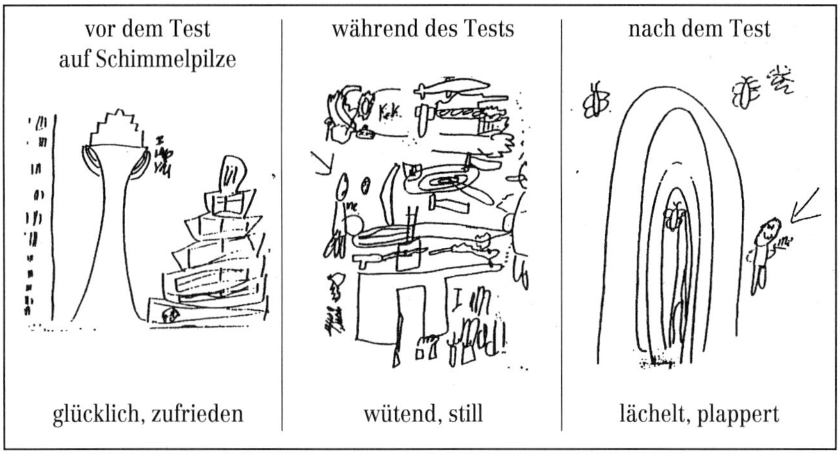

Andere häufige Probleme durch Allergien

Obwohl es häufig nicht anerkannt wird, scheint es doch so, daß ein zu niedriger Blutzuckerspiegel, Übergewicht und Alkoholabhängigkeit manchmal mit einer Allergie zusammenhängen können.

Ein zu niedriger Blutzuckerspiegel

Ein Thema, das Kinder, Eltern, Erzieher und Ärzte gleichermaßen verwirrt, ist das der Unterzuckerung, der „Hypoglykämie". Sie äußert sich in einem unstillbaren, nicht aufschiebbaren Hungergefühl.

Tritt Ihr Kind gegen den Kühlschrank, wenn es hungrig ist? Wird Ihr Kind reizbar, verkrampft, streitlustig, müde ist, einfach nicht zufriedenzustellen, zeigt es Persönlichkeitsveränderungen oder kann es sich einfach nicht konzentrieren? Dies ist bei unterzuckerten Kindern vor allem gegen elf Uhr und dann wieder gegen halb vier oder fünf Uhr der Fall.

Typische Symptome einer Unterzuckerung sind

- *Müdigkeit*
- *Reizbarkeit*
- *Wutausbrüche*
- *Schwäche*
- *Übermäßiges Schwitzen*
- *Muskelzucken*
- *Zappelige, wackelige Beine*
- *Extremer Hunger*
- *Kopfschmerzen*
- *Konzentrationsprobleme*
- *Schwindel*
- *Ängstlichkeit*
- *Herzklopfen*

Ich habe festgestellt, daß eine unglaublich große Zahl von Kindern mit einer Allergie scheinbar an einer Unterzuckerung leiden. Glücklicherweise verschwinden sowohl die Allergie als auch die Unterzuckerung, wenn eine richtige Behandlung eingeleitet wird.

Die Ärzte Dr. William Philpott und Dwight Kalita haben darüber ein Buch geschrieben. Sie stellen fest, daß sich der Blutzuckerspiegel einiger Kinder dramatisch verändert, während man sie einer allergenen Substanz aussetzt. Die beiden Ärzte meinen, daß in diesen Fällen wahrscheinlich die Bauchspeicheldrüse diejenige Körperregion ist, die von der Allergie betroffen ist.

Mit anderen Worten: Anstatt allergisches Asthma zu bekommen, verändert sich bei einigen Menschen die Insulinproduktion, die einen vorübergehend abnormal niedrigen Blutzuckerspiegel nach sich zieht. Wenn die Bauchspeicheldrüse beispielsweise anstelle der Lunge betroffen ist, kann ein Kind eben einen niedrigen Blutzuckerspiegel anstelle von Asthma entwickeln. Wenn eine Allergie jeden Bereich des menschlichen Körpers beeinträchtigen kann, warum nicht auch die Bauchspeicheldrüse?

Dr. Philpott hat viele Kinder beobachtet, die an Hypoglykämie leiden. Auch er hat herausgefunden, daß bei einigen Kindern der Blutzuckerspiegel während einer allergischen Reaktion ins Bodenlose fällt. Auch diesen Kindern hilft – wie auch Erwachsenen – eine richtige Allergietherapie, wie sie die klinischen Ökologen durchführen. Hypoglykämie ist nur ein Beispiel dafür, das gut demonstriert, wie die ausgefeilten Regelmechanismen des Körpers manchmal versagen.

Die meisten Substanzen in Ihrem Blut müssen in einer Konzentration vorhanden sein, die wir „normal" nennen. Wenn von etwas zuwenig oder zuviel da ist, schalten sich einige grandiose Mechanismen ein, um die Sache wieder in Ordnung zu bringen. Wenn eine Unterzuckerung auftritt, zeigt dies jedoch, daß diese Regelmechanismen etwas mehr Feinabstimmung brauchen.

Der Blutzuckergehalt sollte zwischen 80 und 120 Milligramm pro Deziliter Blut liegen. Wenn er unter 80 oder über 120 liegt, kann es Probleme geben. In einfachen Worten: wenn Ihr Nüchtern-Blutzuckerspiegel zu hoch ist, also über 120 liegt, könnten Sie Diabetes haben. Wenn der Blutzuckerspiegel zu niedrig ist, also unter 60 liegt, haben Sie wahrscheinlich eine Hypoglykämie.

So regelt der Körper den Blutzuckerspiegel

Um zu illustrieren, was bei der Blutzuckerregulation passiert, stellen wir uns vor, Sie hätten ein schönes großes Eis mit heißer Schokoladensauce gegessen. Dies verursacht sofort einen Anstieg des Zuckerspiegels in Ihrem Blut. Dann geht ein stiller Alarm an Ihre Bauchspeicheldrüse, der warnt: „Wir müssen sofort diese Zuckerüberflutung regulieren!" Diese Nachricht bedeutet, daß der Körper mehr Insulin braucht, um den Blutzuckerspiegel wieder auf ein Normalmaß herunterzuregeln.

Normalerweise gibt die Bauchspeicheldrüse auch die genau richtige Menge Insulin ins Blut ab, und alles ist in Ordnung. Bei Menschen mit einer Hypoglykämie kann die Bauchspeicheldrüse geradezu überschwenglich reagieren und zuviel Insulin produzieren. Wenn der Richtwert überschritten ist, kann der Blutzuckerspiegel auch zu stark fallen und Symptome einer Unterzuckerung hervorrufen. Dann geht ein anderes, stilles Signal an das Zuckerlager des Körpers: die Leber. Sie bekommt das Kommando: „Bitte gib mehr Zucker ins Blut ab, und zwar so schnell wie möglich." Auf diese Weise kommt der Blutzuckerspiegel wieder in Ordnung.

Ein zu niedriger Blutzuckerspiegel hat nicht immer etwas mit einer überschwenglichen Bauchspeicheldrüse zu tun. Es kann auch sein, daß die Leber einfach nicht richtig reagiert. Dann gibt sie den Zucker gar nicht oder nicht schnell genug ins Blut ab, oder aber der Körper hat nicht genügend Zucker gespeichert. Das Ergebnis ist das gleiche: Der Blutzuckerspiegel fällt unter sein normales Niveau.

Wenn der Blutzuckerspiegel beim Menschen unter 60 mg/dl fällt, kann dies dazu führen, daß das Gehirn nicht mehr richtig arbeitet, so daß es schwerfällt, klar zu denken oder sich richtig zu bewegen. Einige Kinder haben dieses Problem und lernen jeden Tag nur sehr schlecht. Sie können nichts behalten, werden müde, reizbar oder benehmen sich schlecht – üblicherweise am späten Vormittag oder wieder am späten Nachmittag. Manchmal verhindert diesen Blutzuckerabfall schon ein kleiner Imbiß am Morgen und am Nachmittag, vielleicht ein Teelöffel voll Nüsse oder ein paar Möhren. Das verbessert auch die Schulleistungen des Kindes und sorgt dafür, daß es sich besser fühlt.

Man muß sich vorsehen, wenn man Naschkram oder süßes Obst als Zwischenmahlzeit ißt, weil eine übereifrige Bauchspeicheldrüse dann zuviel Insulin produziert und den Blutzuckerspiegel zu schnell zu stark abfallen läßt. Deshalb ist Gemüse als Zwischenmahlzeit besser, ebenso wie Nüsse, Reispuffer, Samen, hartgekochte Eier, Käse oder ein eiweißreiches Lebensmittel wie etwa Fleisch. Gehen Sie aber sicher, daß Sie kein Nahrungsmittel aussuchen, von dem Sie wissen, daß es eine Allergie auslöst.

Wie bei so vielem in der Medizin, so sind sich die Ärzte auch über das nicht einig, was Sie gerade gelesen haben. Einige glauben, daß ein Stück Obst als Snack keine Probleme bereitet. Aber am wichtigsten ist doch, welches Lebensmittel dazu am besten geeignet scheint, Krankheitssymptome bei Ihrem Kind verschwinden zu lassen oder ihnen vorzubeugen.

Unterzuckerungssymptome kann man auch mit einem speziellen Test aufspüren. Wenn wir diesen sogenannten Glukose-Toleranz-Test durchführen, der sich über fünf Stunden erstreckt, bekommen einige Kinder die typischen Symptome zu dem Zeitpunkt, wenn ihr Blutzuckerspiegel abfällt. Diese Reaktionen setzen so gegen drei bis vier Stunden ein, nachdem sie die Glukose-Testlösung geschluckt haben. Sie wird aus einfachem Zucker – der aus Mais isoliert wird – oder Dextrose hergestellt und mit Zitronengeschmack versetzt.

Überraschenderweise habe ich auch schon viele Kinder in meiner Praxis gesehen, die sich jeden Tag zur selben Zeit so benehmen, als wären sie unterzuckert, aber ihr Blutzuckerspiegel ist normal. Wir geben ihnen dann eine Kleinigkeit zu essen, und innerhalb von ein paar Minuten verhalten sie sich normal. Es scheint so, als wüßten wir noch viel zu wenig über die Hypoglykämie.

Vielleicht haben sie eine Hypoglykämie, die nichts mit dem Zucker, der Maisstärke und dem Zitronengeschmack des Getränkes für den Glukose-Toleranz-Test zu tun hat. Andere mögen vielleicht hypoglykämie-ähnliche Symptome haben, weil sie nach bestimmten Nahrungsmitteln geradezu süchtig sind. Wenn sie sie nicht essen oder sie einmal wieder einen „Schuß“ brauchen, bekommen sie diese Symptome.

Es gibt aber auch andere Erklärungsansätze, warum ein Kind unterzuckert scheint, sein Blutzuckerspiegel aber normal ist. Es kann beispielsweise am Zeitpunkt liegen, an dem das Blut abgenommen wird. Beispielsweise wird ein Kind um viertel nach elf müde und reizbar, der nächste Bluttest wird aber erst um halb zwölf gemacht. In dieser Viertelstunde kann eine gut funktionierende Leber schon genügend Zucker abgegeben haben, so daß um halb zwölf der Blutzuckerspiegel schon wieder normal ist. Deshalb müssen Sie bei einem Glukose-Toleranz-Test darauf bestehen, daß immer dann der Bluttest rasch genommen wird, wenn ihr Kind über Beschwerden klagt oder Anzeichen einer Unterzuckerung bekommt. Das erhöht die Chance enorm, einem Blutzuckerproblem auf die Spur zu kommen.

Ein anderer häufiger Grund, der Verwirrung stiftet, ist der normalerweise übliche dreistündige Glukose-Toleranz-Test. Fällt der Blutzuckerspiegel dabei erst vier Stunden, nachdem das Kind Zucker gegessen hat, kann dieser dreistündige Test ergebnislos bleiben. Ein fünfstündiger Test jedoch wird dann einen Beweis erbringen.

Einige Ärzte zweifeln den Wert eines solchen Glukose-Toleranz-Tests an, und auch das hat seine Rechtfertigung. Ein solcher Test ist keine normale Herausforderung für den Körper, wie sie im normalen Leben stattfindet. Kinder trinken eben keine pure Zuckerlösung auf leeren Magen und essen dann die nächsten fünf Stunden nichts mehr. Das ist keine Methode, die ein normales Eßverhalten simulieren würde, so aber läuft ein derartiger Zucker-Belastungstest ab. Außerdem ergibt dieser Test bei etwa jedem Vierten, daß er an Unterzuckerung leide, obwohl es die meisten in Wahrheit nicht tun. Wie so oft bei medizinischen Tests liefert dieser Zucker-Belastungstest nicht immer die letztlich richtige Antwort.

Dieser Test entspricht nicht den natürlichen Gegebenheiten. Deshalb halten es einige Ärzte für sinnvoller, eine typische Mahlzeit zu essen und dann den Blutzuckerspiegel zu verschiedenen Zeiten zu überprüfen. Das zeigt besser, wie die Bauchspeicheldrüse reagiert. Noch optimaler wäre es, den Blutzuckerspiegel genau zu dem Zeitpunkt zu überprüfen, an dem Ihr Kind Symptome entwickelt. Dies würde auch helfen, eine Unterzuckerung festzustellen, die vielleicht nichts mit Zucker, sondern mit anderen Nahrungsmitteln zu tun hat, und es simuliert eine alltägliche Situation.

Wenn viele kleine Zwischenmahlzeiten Ihr Kind weniger launisch und reizbar machen oder es müde wird, wenn es ein paar Stunden nichts gegessen hat, deutet dies darauf hin, daß eine Unterzuckerung das tatsächliche Problem sein könnte. Wenn Snacks die Symptome beheben, liefert dies einen logischen Beweis, selbst wenn ein Zuckerbelastungstest negativ ausgefallen ist. Geben Sie also Ihrem Kind Zwischenmahlzeiten, bis wir mehr wissen.

Ihr Arzt kann dann auch ein Attest für die Schule schreiben, so daß Ihr Kind im Notfall auch alle zwei Stunden oder öfter essen kann, wenn es nötig ist. Hypoglykämie ist wirklich ein verbreitetes Problem und ein häufig verkannter Grund für schlechte Schulleistungen, die jeden Tag am späten Vormittag oder Nachmittag auftreten. Wenn ein Kind kein Frühstück ißt, können sich diese Symptome sogar früher am Morgen einstellen.

Ein junger Erwachsener mit zu niedrigem Blutzuckerspiegel – Paul

Mit fünfzehn kam Paul zu uns, weil er schlechte Schulleistungen hatte, obwohl er sehr intelligent war. Er war immer müde und hatte Mühe, sich zu konzentrieren. Er hatte keine allergischen Verwandten, aber seine Mutter sagte, er könnte überall und zu jedem Zeitpunkt schlafen.

Vor seinem Besuch in unserer Praxis hatte er eine spezielle Weglaßkost ausprobiert, und er war nach der ersten Woche schon viel ausgeglichener. In der zweiten Woche aß er Schokolade, seine Ohren wurden rot, und er wurde sehr reizbar. Als er wieder anfing, auch Milch zu trinken, schien er sehr mürrisch, und seine Knie schmerzten. Keines der Nahrungsmittel aber schien ihn so müde werden zu lassen.

Seine Mutter sagte, er hätte eine leichte allergische Reaktion der Nase und hätte häufig wackelige Beine und rote Ohren. Als er jünger war, schrie er viel und hatte Alpträume. Er klagte häufig über Schmerzen in den Knien und Kopfweh. Den Schlüssel zum Ganzen lieferte aber ein Lehrer, der sagte, daß am Nachmittag häufig Pauls Stimmungen schwankten und er oft ungeduldig oder sogar wütend wurde. Dieser Teil seiner Geschichte legte nahe, daß er möglicherweise an einer Hypoglykämie litt, zusätzlich zu anderen milderen Allergien.

Während des Provokations-/Neutralisationstests bekam er rote Ohren und Kopfschmerzen und schien während der Tests auf Hafer, Hausstaub und Milben extrem müde zu werden. Er wurde besonders müde, als wir ihn auf Histamin und Mais testeten. Mais verursachte auch wackelige Beine. Als wir ihn um zehn vor elf auf Milch testeten, war er extrem müde. Sein Blutzuckerspiegel fiel auf 67 mg/dl.

Um zehn nach halb vier bekam er Kopfschmerzen, und zu dieser Zeit lag sein Blutzuckerspiegel bei 69 mg/dl. Bei beiden Gelegenheiten wurde er sofort wieder wachsamer, kurz nachdem er einen Snack gegessen hatte. Das legt nahe, daß die Müdigkeit nicht durch die getestete Substanz hervorgerufen wurde, sondern durch eine Unterzuckerung.

Wir führten deshalb einen Glukose-Toleranz-Test durch. Während des Tests wurde er gegen viertel vor elf sehr müde und langsam. Er sagte, er fühle sich jetzt wie in der Schule. Unglücklicherweise haben wir zu diesem Zeitpunkt kein Blut abgenommen. Sein Blutzucker war eine Viertelstunde vorher und nachher normal. Um halb zwölf fiel sein Blutzuckerspiegel auf nur 58 mg/dl.

Ich glaube, daß zumindest ein Teil von Pauls schlechten Schulleistungen mit einer Kombination aus einer Allergie und einer Hypoglykämie zusammenhingen. Er fing an, in der Schule alle zwei Stunden kleine Imbisse zu nehmen, und er bekam gleichzeitig eine Allergen-Extraktbehandlung. Er hatte daraufhin keine Probleme mehr, wach und konzentriert zu bleiben.

Ißt auch Ihr Kind den ganzen Tag?

Einige Kinder sind einfach immer kurz vor dem Verhungern. Sie essen einen Imbiß und eine Mahlzeit nach der nächsten. Sie verlangen nicht nach einem bestimmten Nahrungsmittel, sie wollen einfach alles essen. Manchmal steckt hinter einem solchen Problem eine Unterzuckerung. Es könnte aber auch beispielsweise ein Schilddrüsenproblem oder ein Problem mit der Bauchspeicheldrüse sein, Parasiten, oder aber ein psychisches, ein Ernährungsproblem oder sogar eine Allergie kann ebenfalls der Grund sein.

Manchmal sind Kinder so hungrig, daß wir in der Praxis kaum einen Zeitpunkt finden, an dem wir sie testen können, weil sie einfach jede Stunde oder öfter essen müssen.

Manchmal ist dieser extreme Hunger aber auch das Ergebnis einer starken Überempfindlichkeit auf Nahrungsmittel. Erstaunlicherweise kann sogar eine Schimmelpilzallergie dahinterstecken. Ich habe schon oft Kinder gesehen, die wieder normal aßen, nachdem sie eine Allergenxtrakt-Behandlung auf Nahrungsmittel und Schimmelpilze bekommen hatten.

Alkoholabhängigkeit und Übergewicht

Viele Kinder, die ich Ihnen in diesem Buch vorstelle, haben alkoholabhängige oder übergewichtige Verwandte. Klinische Ökologen haben häufig Patienten, von denen man denkt, sie seien Alkoholiker obwohl sie eigentlich auf das Getreide allergisch sind, aus dem der Alkohol hergestellt wird. Zur Erinnerung: Häufig hat man Heißhunger genau auf die Dinge, auf die man allergisch reagiert.

Einige Männer beispielsweise fühlen sich unwohl, wenn sie Bier trinken. Das meiste amerikanische Bier wird aus Mais gemacht, aber genau diese Männer können ohne Probleme Biere der Marke Michelob oder Budweiser trinken, die aus Reis hergestellt werden. Es ist möglich, daß der Mais im Bier und nicht der Alkohol bei manchem Menschen Symptome wie Kopfschmerzen hervorruft. Das Getreide kann auch dieses Verlangen nach dem Getränk auslösen, was dann letztlich zum Alkoholismus führt.

Einige Menschen haben extremes Übergewicht, weil sie enormen Heißhunger auf echte Dickmacher haben, wie etwa Weizen, Milchprodukte, Mais oder Zucker. Übergewichtige Frauen haben häufig viele Diäten hinter sich – ohne Erfolg. Finden sie aber heraus, daß sie beispielsweise auf Weizen allergisch reagieren, brauchen einige nur dieses eine problematische Nahrungsmittel vom Speiseplan zu streichen, und schon purzeln die Pfunde und bleiben auch unten.

Noch einmal: Manchmal stecken dahinter auch Nährstoffdefizite hinter einem solchen unglaublichen Appetit. Es gibt viele Gründe für Übergewicht, und psychische Probleme sind häufig ein Teil davon.

Die amerikanischen Ärzte Dr. Theron Randolph, Marshal Mandell und Joseph Bearsley haben weiterführende, gute und anschauliche Bücher zu diesem Thema geschrieben.

Diese ungewöhnlichen Beobachtungen gibt es in Verbindung mit Alkohol:

- *Viele Menschen, die sich den Anonymen Alkoholikern angeschlossen haben, haben auch Allergien.*
- *Einige hochallergische Erwachsene scheinen schon nach ihrem ersten Drink süchtig zu sein.*
- *Einige Alkoholiker haben festgestellt, daß sie sich betrunken fühlen und sich auch so benehmen, obwohl sie gerade keinen Alkohol getrunken haben.*
  Sie benehmen sich wie betrunken, wenn sie das Getreide gegessen haben, aus dem ihr alkoholisches Lieblingsgetränk hergestellt wird.

Allergien bei Kindern und Erwachsenen

Allergien können in jedem Lebensalter auftreten und auch bei Kindern und Erwachsenen die gleichen Symptome hervorrufen. Es gibt aber auch Anzeichen einer Allergie, die für ein bestimmtes Lebensalter typisch sind.

Allergien im Säuglingsalter

Ein unglücklicher Säugling – Aaron

Aaron war ein hübsches, acht Monate altes, blauäugiges, blondes Baby, aber er schien sehr unglücklich und reizbar zu sein. Seine Mutter sah bekümmert, erschöpft und gequält aus.

Sie bemerkte schon vor seiner Geburt, daß Aaron hyperaktiv war, wie es viele allergische Kinder sind. Als sie schwanger war, versuchte sie, ihrem Kind alles Gute zu tun. Sie trank jeden Tag drei bis vier Gläser Milch, damit sie ein besonders gesundes Kind bekommen würde. Ihr Ungeborenes schien viel häufiger Schluckauf zu haben als normal gewesen wäre, und er zappelte und drehte sich ständig in der Gebärmutter.

Als er auf der Welt war, überraschte Aaron sie und die Ärzte damit, schon zu laufen, bevor er acht Monate alt war. Die meisten Kinder laufen erst mit zwölf oder fünfzehn Monaten. Als Säugling schlief Aaron einfach nicht. Er war drei-, viermal die Nacht wach. Seine Mutter sagte, er hätte nie stillgesessen und ständig gezappelt. Stilles Wiegen ertrug er einfach nicht.

Die einzige Möglichkeit, ihn ruhig zu halten, war, ständig mit ihm auf und ab zu springen. Er weinte viel und war sehr hektisch. Er hatte andauernd Wutanfälle und sabberte so viel, daß sein Lätzchen ständig pitschnaß war. Seine Nase war immer verstopft. Er hatte dunkle Augenringe, und seine Augen waren häufig glasig und glänzten, besonders während seiner Wutausbrüche.

Er hustete, nieste und hatte zuviel Schleim. Immer wenn er sein Fläschchen bekam, machte er glucksende Geräusche, und seltsame Töne im Brustkorb erklangen. Er hatte viele Blähungen und war ständig verstopft.

Seine Geschichte legte eine einfache Milchallergie nahe. Wir stellten auch eine Milchallergie fest, indem wir ihn mit der Provokations-/Neutralisationsmethode testeten und fanden auch schnell die richtige Verdünnung für sein Allergenextrakt. Seine Mutter war erstaunt, weil er schon während des Praxisbesuchs das erste Mal in seinem Leben nicht mehr unruhig war und zufrieden wirkte. Er trank sogar sein nächstes Fläschchen, ohne daß er ständig auf und ab springen mußte. Zusätzlich verschwanden auch die merkwürdigen Geräusche beim Trinken. Seine Mutter war überrascht, weil er schon wenige Minuten nach dem Test auf Milch zu lächeln begann. In dieser Nacht schlief er durch. Es ging ihm auch in den ganzen folgenden Jahren viel, viel besser.

Der nächste Fall zeigt den Typ Säugling, den wir häufig in der Praxis sehen, auch wenn sie nicht alle so schwere Symptome haben und auch nicht alle so extrem gut auf die Behandlung ansprechen. Aber Bruce steht sicherlich für viele typische Merkmale, die sich mit einer Allergie im Säuglingsalter in Verbindung bringen lassen.

Ein gequälter Säugling und eine gequälte Familie – Bruce

Bruce kam zu uns, als er sechs Monate alt war. Seine Mutter sah fast genauso erschöpft, krank, traurig und aufgelöst aus wie ihr Baby. Bruce hatte den finstersten Blick, den ich je bei einem Säugling gesehen habe. Seine Geschichte war typisch für die eines allergischen Kindes. Er hatte weder auf die Behandlung eines konventionellen Kinderarztes noch auf die eines anderen klinischen Ökologen angesprochen.

Bruce hatte viele Verwandte mit Allergien. Als Fötus trat er seine Mutter und hatte viel häufiger Schluckauf als normal. Seine Mutter fühlte sich in der Spätschwangerschaft sehr unwohl. Sie trank etwa zwei Liter Milch am Tag. Seine Mutter beschrieb seine Säuglingszeit als einfach „schrecklich". Manchmal schrie er zwölf Stunden durch.

Er schlief nie länger als fünf Stunden in 24 Stunden. Er machte ein Nickerchen von einer halben Stunde, um dann die nächsten zwei Stunden frenetisch zu weinen. Sogar wenn er schlief, jammerte er und kugelte in seinem Bett herum.

Er spuckte seine Milch immer wieder aus und hatte Durchfall, Blähungen, stieß ständig auf und hatte verschwollene Augen. Seine Eltern versuchten es mit den verschiedensten Milchsorten, aber er schien einfach keine gut zu vertragen.

Seine Eltern sagten, er war extrem ruhelos. Wenn sie ihn auf die Matratze legten, mußten sie sie gut festmachen, damit er darauf nicht wie ein Irrer auf und ab springen konnte. Wenn sie ihn trugen, mußten sie mit ihm nicht nur hüpfen, sondern er schien besonders dann zufrieden zu sein, wenn sie mit ihm ein paar Treppenstufen hinauf- und hinuntergingen. Seine Mutter war mit ihm so oft über die Treppe gegangen, daß sie dachte, sie hätte Löcher in die Stufen gelaufen. Seine Eltern wechselten sich während der Nacht ab, um ihn mit schier endlosen Auf- und Abbewegungen ruhig zu halten.

Seine Mutter wunderte sich, warum seine Füße immer stanken und er einfach keine laute Musik mochte. Schon im Alter von fünf Monaten hatte er typische allergische Symptome der Nase.

Während seines ersten Besuches in meiner Praxis testeten wir ihn auf mögliche Allergien gegen die gängigen Milchpulver und verwendeten auch hier die Provokations-/Neutralisationsmethode. Gleich nachdem wir die richtige Behandlungsdosis gefunden hatten, wurde er ruhiger und war nicht mehr so hektisch. Er schlief während der gesamten zweistündigen Heimfahrt und brauchte auch nicht mehr die ständigen Auf- und Abbewegungen.

Als seine Eltern ihn zur Nacht ins Bett legten, schlief er zusätzliche sechs Stunden, ohne zu weinen. Am nächsten Morgen wachte er das erste Mal ganz glücklich auf. Nach zwei Tagen, nachdem wir ihn gegen sieben Substanzen getestet und behandelt hatten, ging es ihm schon zu fünfzig Prozent besser. Er war weniger aktiv, und sein Durchfall war besser. Nach acht Tagen ging es ihm zu siebzig Prozent besser, und sein Fußgeruch war weg.

Nach zwei Wochen ging es ihm zu 80 Prozent besser, und er schien keine Bauchschmerzen mehr zu haben. Er schlief vierzehn Stunden am Tag. Sein Stuhl war geformt. Das erste Mal konnte er sich mit sich selbst beschäftigen. Er war ruhig und zufrieden und wachte mit einem Lächeln statt mit schlechter Laune auf.

Um dies zu erreichen, mußte seine Mutter jedoch während der ersten Wochen mehrfach zurück in unsere Praxis kommen, und wir mußten ihn auf vier verschiedene Milchpulverarten behandeln, damit er jeden Tag eine andere trinken konnte. Er konnte einfach nicht ein und dieselbe jeden Tag vertragen. Als seine Mutter begann, feste Nahrung zuzufüttern, mußten wir jedes Lebensmittel extra testen. Dann mußten wir ihn darauf behandeln, und er durfte es – ähnlich wie mit seiner Milch – nur alle vier Tage essen.

Mit 21 Monaten ging es ihm sehr gut, und er mußte nur selten in meine Praxis kommen. Seine Eltern haben auch ihr Heim von einigen Allergenen befreit, haben seinen Speiseplan nach der viertägigen Rotationskost zusammengestellt und vermeiden Chemikalien, wo immer es geht. Zusätzlich bekommt er sein Allergenextrakt, das er als Tablette unter die Zunge legt. Unsere Behandlung scheint nicht nur seine derzeitigen Allergien gebessert zu haben, sondern wir hoffen auch, daß wir einigen zukünftigen medizinischen und auch psychischen Problemen vorbeugen konnten.

Allergische Ungeborene

Aaron und Bruce zeigen viele Symptome, die typisch für Allergien im Säuglingsalter sind und die sich auch schon vor der Geburt ankündigen. Allergische Ungeborene haben häufig Schluckauf und treten in der Gebärmutter extrem heftig. Einige Mütter beschreiben ihre allergischen, ungeborenen Kinder als wahre Fußballspieler in ihrem Bauch.

Andere Mütter beklagen sich darüber, daß während der Schwangerschaft ihre Rippen blau und grün getreten waren und schmerzten. Einige sagen, weder sie noch der Ehemann konnte schlafen, weil das Kind so heftig und häufig getreten hatte. Eine Mutter sagte, ihr Ungeborenes konnte in der Badewanne Wellen erzeugen. Eine andere stellte einen Papierkorb auf ihren Bauch und zeigte ihren Freunden, daß ihn ihr Ungeborenes durch den ganzen Raum treten konnte.

Typische Symptome für eine Allergie eines Ungeborenen:

- *Extreme Überaktivität*
- *Lange Schluckauf-Perioden*
- *Heftiges Treten*
- *Schmerzende Rippen der Mutter*

Kundige Mütter beobachten häufig, daß ihr Kind auf einmal dann anfängt zu treten, wenn sie ein bestimmtes Nahrungsmittel gegessen haben oder einem bestimmten Geruch ausgesetzt waren. Diese Beobachtung gibt es von Nahrungsmitteln wie Milch und Milchprodukten, Schokolade, Bananen, Kohl, Mais und scharfen Lebensmitteln. Es kann aber prinzipiell jedes Lebensmittel oder Getränk der Auslöser sein.

Wenn man beobachtet, wann sich ein Ungeborenes auf einmal sehr unwohl fühlt, ist es häufig einfach, sich zurückzuerinnern und ein möglicherweise störendes Nahrungsmittel oder einen Geruch als den Grund ausfindig zu machen.

Eine Mutter beispielsweise stellte fest, daß ihr Ungeborenes für eine halbe Stunde wie wild in ihren Bauch trat, als sie an einem Freitagnachmittag vergessene Schecks aus dem chemisch stark belasteten Büro ihres Mannes abholte. Nachdem der Junge geboren war, wurde er regelmäßig dann überaktiv, wenn er seine Mutter in dieses Büro begleitete.

Symptome einer Allergie nach der Geburt

Nach der Geburt reagieren allergische Kinder häufig auf Nahrungsmittel, die ihre Mutter geradezu liebte und die sie während der Schwangerschaft in großen Mengen verzehrte. Vor allem ein starker Milchkonsum – und auch der Verzehr aller Milchprodukte – ist der größte Störfaktor.

Man stellt sich den Mechanismus so vor: Bevor ein Baby geboren wird, gelangen kleine Nahrungspartikel von dem, was die Mutter gegessen hat, zunächst in ihr Blut und später über den Blutkreislauf auch in das Blut des Babys. Das verursacht beim Baby eine Reaktion.

Nach der Geburt ißt die Mutter die gleichen Nahrungsmittel, und Partikel davon gelangen über die Muttermilch zum Kind. Das trinkt diese Milch und reagiert wiederum darauf. Wenn das Baby älter wird und diese Nahrungsmittel selbst ißt, gelangen wieder Partikel davon nun aus seinem eigenen Darm ins Blut, und es reagiert wieder darauf.

Wenn sich Mütter einmal darüber im klaren sind, stellen sie häufig selbst solche Zusammenhänge fest.

Allergisch auf Milch und andere Dinge – Emily

Emily war erst acht Monate alt, als sie zu uns in die Praxis kam. Ihre Mutter hatte schon viel von ihren allergischen Schwestern gelernt. Wenn Emilys Mutter Truthahn, Eier, Huhn, Soja oder Nüsse zum Mittag aß, konnte sie sicher davon ausgehen, daß Emily nach dem Stillen um fünf Uhr am Nachmittag eine allergische Reaktion zeigte.

Das Kind bekam dann einen Ausschlag, wurde sehr unzufrieden und weigerte sich zu sitzen oder zu spielen. Sie weinte dann, hatte Blähungen und wollte alle fünf Minuten gestillt werden. Diese Reaktion zeigte sie ausschließlich, wenn ihre Mutter die genannten Nahrungsmittel gegessen hatte, nie zu anderen Anlässen. Eine Spur dieser Substanzen in der Muttermilch schien auszureichen, um diese Beschwerden bei Emily auszulösen.

Ihre Mutter beobachtete Emily auch sehr genau, als sie anfing, ihr feste Nahrung zu geben und sie selbst diese Dinge aß. Ihre Reaktion auf diese problematischen Lebensmittel war ähnlich der, die sie als Säugling hatte, aber nicht ganz dieselbe. Sie bekommt weiterhin Ausschlag, wenn sie diese Lebensmittel ißt.

Allergische Kinder zu ernähren, ist nicht selten eine Herausforderung. Wenn ein voll gestilltes Kind Allergien bekommt, ist in der Regel die Kuhmilch der Auslöser oder andere Dinge, die die Mutter zu sich nimmt. Vielen Müttern wird gesagt, sie sollten viel Milch trinken, damit ihre Kinder starke Knochen bekommen. Natürlich können auch andere Lebensmittel Symptome hervorrufen, Milch aber scheint der Auslöser Nummer eins zu sein.

Hat eine Mutter den Verdacht, daß Milch oder eine andere Substanz ihrem gestillten Kind Probleme macht, muß sie nur genau aufschreiben, was sie vor dem Stillen gegessen oder gerochen hat, wenn ihr Kind auf einmal unruhig reagiert oder andere Symptome zeigt. Wenn Milch Probleme macht und so die Kalziumversorgung kritisch wird, können Sie auch gut auf entsprechende Tabletten – etwa Brausetabletten – ausweichen.

Wenn eine stillende Mutter vermutet, daß ein Nahrungsmittel, wie etwa Bananen oder Kartoffeln, ihrem Kind Probleme bereitet, sollte sie das fragliche Lebensmittel nur alle vier Tage essen. Wenn sie beispielsweise das spezielle Lebensmittel am Montag und dann erst wieder am Freitag gegessen hat, kann eine Mutter einfach feststellen, ob ihr Kind nur am Montag und Freitag Probleme hatte.

Gestillte Kinder bekommen in der Regel zwei bis vier Stunden, nachdem die Mutter das problematische Lebensmittel gegessen hat, Symptome. Häufig haben dann beide – die Mutter und das gestillte Kind – Allergien auf eine Vielzahl von Nahrungsmitteln. Wenn das Kind gleichzeitig feste Nahrung zu sich nimmt und gestillt wird, könnten sich Mutter und Kind besser fühlen, wenn sie beide eine Vier-Tages-Rotationskost einhalten. Mit anderen Worten: Wenn beide beispielsweise nur montags und freitags Hafer essen, fällt es leichter festzustellen, ob dieses Nahrungsmittel entweder der Mutter oder dem Kind Probleme bereitet.

> ***Typische Symptome für eine mögliche Allergie eines Säuglings:***
>
> - *Lange Koliken*
> - *Starkes Spucken*
> - *Wiederholtes Erbrechen*
> - *Durchfall und/oder Verstopfung*
> - *Eine verstopfte Nase oder belegte Atemwege*
> - *Ekzeme oder juckende Ausschläge*
> - *Unruhe*
> - *Schreien oder langes Weinen*
> - *Ablehnung von Zärtlichkeit*
> - *Der Wunsch, daß die Eltern mit ihm herumspringen oder ihn herumtragen*
> - *Exzessives Sabbern*
> - *Extremes Schwitzen*
> - *Ungewöhnlich starkes Schaukeln in der Wiege*
> - *Den Kopf gegen Gegenstände schlagen*
> - *Laufenlernen schon im Alter von sieben oder acht Monaten*
> - *Wiederholte Ohreninfektionen*
> - *Anfassen der Genitalien*
> - *Weigerung, angezogen zu bleiben*
> - *Schneller Puls*
> - *Das Verlangen nach ständiger Aufmerksamkeit*

Milchallergische Mütter – Heißhunger und Widerwillen

Einige Schwangere wissen, daß Milch sie irgendwie krank macht. Sie zwingen sich aber, sie zu trinken, weil sie meinen, daß sie dann ein besonders gesundes Baby bekommen. Diese Mütter können entweder den Milchzucker nicht vertragen. Dann reagieren sie mit Blähungen und Durchfall. Wenn sie andere Symptome bekommen, spricht dies mehr für eine echte Milchallergie. Diese Mütter sind dann häufig an einem Körperteil oder Organ richtig krank, wann immer sie zuviel Milch oder Milchprodukte zu sich nehmen.

Andere bemerken ihre eigene Überempfindlichkeit nicht einmal. Sie wissen nur, daß sie Milch hassen, lieben aber Käse, Joghurt und Eis. Diese Mütter essen dann auch reichlich davon und behalten ihre medizinischen Probleme, mit denen sie irgendwie zu leben gelernt haben. Beispielsweise haben viele Mütter dann immer wiederkehrende Kopfschmerzen oder Verdauungsbeschwerden, aber sie machen sich nicht klar, daß Milchprodukte der Grund dafür sein könnten. Und sie machen sich ja nicht nur selbst krank. Sie tragen auch unwissentlich zum Unwohlsein ihres Kindes bei – auch wenn sie Milch völlig meiden, dafür aber bei Eis und Käse ordentlich hinlangen.

Ein Heißhunger auf Milchprodukte ist ein starker Hinweis auf eine Milchallergie bei jedem Menschen. Mütter mit einem derartigen Heißhunger leiden oft an einer verstopften Nase, Husten, Reizbarkeit, Müdigkeit, Muskelschmerzen, steifen Gelenken oder haben schlicht Konzentrationsschwierigkeiten.

Wenn eine Mutter prüfen will, ob sie auf Milchprodukte allergisch reagiert, sollte sie dieses Lebensmittel in jeder Form für vier Tage vom Speiseplan streichen. Wenn sie dann am fünften Tag Milch oder Milchprodukte wie etwa Hüttenkäse ißt, kann der Effekt der Milch das erste Mal so richtig offensichtlich werden.

Die meisten Reaktionen auf Milch und Milchprodukte zeigen sich schon innerhalb einer Stunde nach der Mahlzeit, sie können aber auch in einigen Fällen verzögerte Symptome hervorrufen, die bis zu 24 Stunden später auftreten. Diese verspäteten Reaktionen können Ekzeme genauso sein wie Ohrenschmerzen, Akne, eine Kolitis, Gelenkschmerzen, Aphten oder der Drang, zu häufig Wasser lassen zu müssen.

Zu Allergien bei Säuglingen gibt es tausend Meinungen

„Säuglinge sind zu jung für eine Allergiebehandlung"

Viele denken, daß Allergie-Auslöser bei Säuglingen nicht feststellbar sind, weil diese Patienten so klein sind. Manchmal aber ist es beschämend einfach.

Hören Sie einfach mit Kuhmilch auf, und probieren Sie statt dessen Soja, oder geben Sie Ihrem Kind keine Pulvernahrung mehr, die Mais oder Dextrose enthält. Stellen Sie aber sicher, daß Sie jede Veränderung mit Ihrem Kinderarzt absprechen. Babys müssen die richtige Ernährung haben, oder sie können sich nicht normal entwickeln und wachsen.

„Säuglinge kann man nicht mit Allergenextrakten behandeln"

Wenn einfache Ernährungsmaßnahmen die Symptome eines Säuglings nicht bessern können, ist es durchaus möglich, das Kind von einem klinischen Ökologen behandeln zu lassen.

Er kann dann einen Hauttest und eine entsprechende Behandlung gegen Nahrungsmittelallergien oder andere allergene Substanzen durchführen. Vielen Eltern wird häufig gesagt, sie sollten warten, bis ihre Kinder drei oder vier Jahre alt sind, bis sie behandelt werden können.

Es ist jedoch möglich, Säuglingsallergien in jedem Alter auszutesten und zu behandeln. Einige Babys können schlicht nicht einige Monate oder sogar Jahre warten, bis sie Hilfe bekommen.

Glücklicherweise erholen sie sich in der Regel auch schneller als Erwachsene. Der Knackpunkt ist, einen Arzt zu finden, der mit der Miller-Methode Säuglinge auf Allergien testet und behandelt.

„Säuglinge sind für Pollenallergien viel zu klein"

Einigen Allergologen wurde beigebracht, daß Säuglinge keine Allergien gegen Hausstaub, Schimmelpilze oder Pollen bekommen. Unglücklicherweise wissen dies die Säuglinge nicht, und einige bekommen Heuschnupfen, Asthma oder Wesensveränderungen, wenn sie in der Nähe von frisch gemähtem Gras, einem schimmeligen Keller oder in einem staubigen Hause sind.

Sie können die typischen Symptome auch bekommen, wenn sie noch weit unter einem Jahr alt sind. Aufmerksame Eltern können leicht feststellen, ob Pollen außerhalb des Hauses oder Luftverschmutzung ihrem Kind schaden. Dies sind genau die Kinder, die Symptome bekommen oder sich unwohl fühlen, sobald sie außer Haus kommen, wenn Pollen in der Luft sind oder aber wenn die Luft besonders mit Chemikalien verschmutzt ist.

Wir hatten einmal einen sehr weit entwickelten Einjährigen, der immer dann sofort anfing, über Schmerzen in den Armen zu klagen, wenn er aus dem Flugzeug stieg und das verschmutzte Los Angeles betrat. Er hatte in der Wohnung keine Schwierigkeiten, aber wann immer er nach draußen kam, sage er „Aua" und zog an seiner Haut.

Den meisten Kindern geht es in der Wohnung gut, es sei denn, sie reagieren überempfindlich auf Hausstaub oder Schimmelpilze zu Hause. Einige scheinen saisonbedingte Schwierigkeiten zu haben wenn:

- im Frühjahr Baumpollen fliegen
- im Hochsommer die Heuernte ansteht
- an trüben, feuchten Tagen im Herbst, wenn Schimmelpilze in der Luft liegen
- Im Spätsommer oder im frühen Herbst, wenn das Unkraut gewachsen ist

„Kinder können keine Allergien haben, die das Gehirn betreffen"

Viele Ärzte glauben nicht, daß das Nervensystem eines Kindes oder eines Erwachsenen von einer Allergie betroffen sein könnte. Sie würden die Idee, daß Säuglinge Gehirnallergien haben könnten, einfach lächerlich finden.

Unglücklicherweise scheinen einige Babys aus Allergikerfamilien trotzdem reizbar, hyperaktiv, aggressiv, wütend und manchmal sogar depressiv zu werden – und dies nur, wenn sie bestimmte Nahrungsmittel essen oder anderen Allergenen ausgesetzt sind. Obwohl Nahrungsmittel die häufigsten Auslöser von Allergie-Symptomen sind, müssen Sie hier auch andere Substanzen wie etwa Chemikaliengerüche in Betracht ziehen.

„Für eine Triefnase sind immer Luft-Allergene verantwortlich"

Viele Ärzte glauben, daß eine juckende Nase nur auf Luft-Allergene, wie etwa Pollen, Staub oder Schimmelpilze, hinweist. Dabei sind Nahrungsmittel ganz bestimmt ein häufig verkannter Grund für allergische Symptome an der Nase, und Sie sollten sie bei jedem Säugling oder jüngeren Kind ebenso verdächtigen, das trotz einer Allergenbehandlung seine Beschwerden behält. Dies trifft vor allem dann besonders zu, wenn das Kind jeden Tag sogenannte Antihistaminika schlucken muß.

Stillen – das Beste für das Baby, aber kein hundertprozentiger Schutz

Aus vielen Gründen ist Stillen mit Sicherheit die beste Methode, um einen Säugling zu ernähren. Es stellt allerdings nicht sicher, daß das Kind keine Allergie entwickelt. Obwohl bewiesen ist, daß das Stillen das Allergierisiko reduziert, haben gestillte Kinder ein genauso großes Ekzem-Risiko wie Flaschenkinder.

Auch andere Allergieformen können sich entwickeln, besonders, wenn die Mutter Heißhunger auf bestimmte ganz besonders allergene Nahrungsmittel hat, wie beispielsweise Schokolade oder Milch.

Können Impfungen Probleme machen?

Wenn ein Kind allergisch auf Eier reagiert, kann es auch auf die Impfung gegen Mumps, Masern und Röteln sowie auf eine Grippeimpfung reagieren. Diese Impfstoffe werden in der Regel auf Hautzellen von Hühnern gezüchtet. Es ist zwar sehr selten, aber wenn ein Kind auf Eier oder Huhn extrem allergisch ist, kann die Impfung auch gefährlich werden. Sprechen Sie also vorher mit dem Arzt über eine solche Allergie, denn es gibt heute für diese Kinder auch Impfstoffe, die nicht auf Hühnerbasis hergestellt werden.

Allergenvermeidung heilt die Allergie

Wenn ein Säugling ein Nahrungsmittel für mehrere Monate oder sogar ein oder zwei Jahre meidet, garantiert dies noch immer nicht, daß auch die Überempfindlichkeit auf dieses Lebensmittel verschwunden sein wird. Die Mehrheit der Kinder, etwa 75 Prozent, bleibt allergisch. Manchmal kann es schwierig sein zu erkennen, daß das Lebensmittel nach wie vor Probleme macht. Vielleicht beeinträchtigt die Allergie dann einen ganz anderen Teil des Körpers.

Wenn beispielsweise Milch bei einem Säugling ein Ekzem hervorruft, streichen die Eltern typischerweise Milch zunächst für einige Monate von Speiseplan. Wenn das Kind dann wieder Milch bekommt, kann es so scheinen, als würde sie keine Probleme mehr machen.

Dann kann die Milch beispielsweise der Grund für eine ständig laufende, verstopfte Nase, aber Asthma oder Verdauungsbeschwerden sein. Niemand erkennt dann mehr, daß Milch diese Probleme bereitet, weil sie nicht mehr wie zuvor ein Ekzem verursacht. Dabei gibt uns unser Körper klare Nachrichten – wir müssen aber zuhören.

Wenn die Milch nicht durch den Magen will – der „Reflux“

Die meisten Säuglinge spucken nach dem Trinken ein wenig wieder von ihrem Fläschchen aus. Einige Babys aber spucken und erbrechen dann ganz massiv. Es gibt viele Gründe für ein solches medizinisches Problem. Bei einigen Kindern kann dieses Erbrechen so stark sein, daß es ihr Wachstum beeinträchtigt. Einen Grund für solche Verdauungsbeschwerden nennen Mediziner den „Gastro-Ösophagus-Reflux“, also den Rücklauf von Nahrung aus dem Magen in die Speiseröhre.

Mit neuen Röntgenmethoden läßt sich diese Diagnose sehr gut stellen. „Reflux“ bedeutet einfach, daß die Milch oder die Nahrung des Kindes zwar leicht in den Magen gelangt, aber daß das untere Ende der Speiseröhre nach dem Schlucken nicht fest schließt. Das Ergebnis ist dann, daß beispielsweise die Milch wieder hochkommen kann und durch den Mund erbrochen wird. Beim Aufsteigen der Nahrung kann auch eine kleine Milchmenge in die Atemwege und die Lunge gelangen. Dies kann eine Lungenentzündung nach sich ziehen.

Wenn Säuglinge dieses Problem haben, bekommen die Eltern meistens vom Arzt den Ratschlag, die Milch ein wenig mit Getreide anzudicken, die Sauglöcher kleiner zu machen und das Kind nach dem Füttern aufrecht hinzusetzen. Manchmal sind auch bestimmte Medikamente hilfreich, die die Magensäure neutralisieren. Manche Ärzte verschreiben auch Beruhigungsmittel, damit der Magen erschlafft und das Risiko eines solchen „Reflux“ sinkt.

Diese Methoden bringen meistens Erleichterung, und wenn die Kinder sechs Monate alt sind, haben die meisten dieses Problem nicht mehr.

Wenn diese Reflux-Krankheit allerdings bestehenbleibt, können einige Babys so heftig erbrechen, daß sie nicht richtig wachsen und sich nicht richtig entwickeln. An diesem Punkt erwägen manche Ärzte eine Operation. Das bedeutet, daß das obere Ende des Magens wie ein Lasso um das untere Ende der Speiseröhre geschlungen wird. Das hindert das Kind am Erbrechen.

Damit das Kind essen kann, schafft der Operateur ein künstliches Loch in der Bauchdecke und schiebt einen Schlauch hindurch. Die Mutter benutzt dann eine große milchgefüllte Spritze, um ihr Kind zu füttern. Sie leert die Spritze durch diesen künstlichen Schlauch, damit die Milch direkt in den Magen des Kindes läuft.

Einige Kinder aber erbrechen durch diesen Schlauch mindestens ebenso heftig wie durch den Mund. Das kann vor allem dann auftreten, wenn das Kind auf den einen oder anderen Bestandteil der Flaschennahrung allergisch reagiert, die nun durch den Schlauch in den Magen gezwungen wird. Ich habe schon zwei Kinder gesehen, denen es besser ging und die diesen künstlichen Schlauch nicht mehr brauchten, nachdem wir ihre Überempfindlichkeit auf Mais entdeckt und behandelt hatten.

Mit einem chirurgischen Eingriff ist es aber noch nicht getan. Wenn es dem Kind bessergeht, muß der Schlauch wieder entfernt und das Loch im Magen geschlossen werden. Dann muß man häufig das untere Ende der Speiseröhre wieder aufdehnen, damit die Nahrung wieder normal hindurchgleiten kann. Wenn Monate seit der letzten normalen Fütterung vergangen sind, kann ein Säugling auch Probleme mit dem Saugen, Kauen und Schlucken haben. Außerdem kann später auch ein Darmverschluß durch die Vernarbungen der Operation auftreten.

Der Grund für einen solchen Reflux ist meistens unbekannt, aber wenn die herkömmlichen Methoden nicht helfen, sollte auch eine Allergie als Diagnose in Betracht gezogen werden. Eine Analyse der Flaschennahrung oder der Lebensmittel, die das Erbrechen hervorrufen, kann manchmal den entscheidenden Hinweis liefern. Diese Dinge sollten Sie sicherlich genauer unter die Lupe nehmen, bevor sie operative Maßnahmen ins Auge fassen.

Mütter allergischer Kinder sind oft selbst Allergikerinnen

Wenn allergische Kinder Stunde um Stunde schreien, können deren Mütter verständlicherweise irgendwann müde, gereizt und nervös werden und den Mut verlieren. Dann essen diese Frauen häufig gerade die Nahrungsmittel, auf die sie allergisch reagieren, die sie launisch werden lassen, niedergeschlagen, reizbar und müde. Stillen sie noch, können genau diese Nahrungsmittel ihre Kinder aber mindestens ebenso unglücklich, hektisch und unzufrieden machen.

Diese Kombination kann zu enormem Streß führen, weil sowohl das Kind als auch die Mutter Opfer derselben unerwarteten, unerkannten und unbehandelten

Allergie sein können. Diese Mütter brauchen eine biblische Geduld, um ihre eigenen Gefühle in den Griff zu bekommen und ihrem kleinen, endlos schreienden Kind ihre ungeteilte Liebe und Aufmerksamkeit zu schenken.

Sie brauchen dann die ständige Unterstützung und Hilfe der Familie und von Freunden, damit sie nicht an den Punkt gelangen, an dem sie nicht mehr weiterkönnen. Wenn Sie eine solche Mutter kennen: Versuchen Sie, für sie da zu sein – um der Mutter und ihres Kindes Willen.

Allergien bei Kleinkindern

Allergische Kinder haben während ihrer Säuglingszeit immer sowohl die eher klassischen Allergie-Symptome wie auch die eher versteckten und unentdeckten. Manchmal wird der Grund für ihre Probleme rasch erkannt und beseitigt, so daß es dem Kind während der Kleinkindphase gutgeht. Häufiger aber habe ich Kinder als Patienten gehabt, die während ihrer Säuglingszeit Probleme hatten, denen es aber nach Vollendung des ersten Lebensjahres besser zu gehen schien.

Dann werden die neuen und irgendwie anders gearteten medizinischen Probleme offensichtlich. Manchmal geben Mütter ihren achtzehn Monate alten Kindern wieder Milch und Milchprodukte, obwohl sie wissen, daß das Kind als Säugling keine Milch vertrug. Es ist gerade bei diesen Nahrungsmitteln nicht ungewöhnlich, daß sie ein Kind zunächst gut zu vertragen scheint. Die Probleme durch Milch treten erst nach einiger Zeit langsam aber sicher ans Tageslicht. Dazu gehören physische Beschwerden ebenso wie Verhaltensprobleme oder Überaktivität.

Wenn ein Zwei- oder Dreijähriger auf einmal anfängt, Wutausbrüche zu bekommen, nimmt man für gewöhnlich an, dies sei eine vorübergehende Phase und nennt es einfach „Trotzphase“. Einige nicht allergische Kleinkinder, die einen sehr ausgeprägten Willen haben, wollen einfach nachdrücklich auf sich aufmerksam machen. Das ist eine ganz natürliche „Nein-Phase“, und dieses Wort macht viele, auch ganz normale Kinder einfach rebellisch.

So erkennen Sie eine Allergie bei Ihrem Kleinkind:

- *Rote Ohren*
- *Rote Wangen*
- *Dunkle Augenringe*
- *Geschwollene Tränensäcke*
- *Falten unter den Augen*
- *Glasige, glänzende Augen*
- *Ein „weggetretener“ Gesichtsausdruck*
- *Wackelige, unruhige Beine*
- *Die Ablehnung von Zärtlichkeit*

Mit ein wenig Nachdenken aber werden einige Mütter herausfinden, daß die Ausbrüche ihres Kindes keine Abneigung oder Selbstdarstellung sind, sondern eine unnatürliche Reaktion auf Nahrungsmittel, auf Gerüche oder sonst irgend etwas in der Luft.

Wenn es in Ihrer Familie eine ganze Reihe allergischer Verwandter gibt, könnte bei Ihrem Kleinkinc auch eine Allergie dahinterstecken. Sehen Sie sich Ihr Kind an: Hat es rote Ohren, dunkle Augenringe oder sehr wackelige Beine, bevor seine Stimmung umschlägt? Wenn die Antwort ja lautet, fragen Sie sich, was Ihr Kind gerade gegessen, gerochen oder angefaßt hat. Es braucht schon ein wenig Detek-

> ***Allergien – daran leiden Kleinkinder am häufigsten:***
>
> - *Immer wiederkehrende Infektionen*
>   - *der Ohren*
>   - *der Atemwege*
>   - *der Nasennebenhöhlen*
> - *Verdauungsbeschwerden:*
>   - *Aufgeblähtsein*
>   - *Aufstoßen*
>   - *Würgen und Erbrechen*
>   - *Durchfall*
>   - *Verstopfung*
>   - *Bauchschmerzen*
>   - *Übelkeit*
>   - *Blähungen*
> - *Übler Mundgeruch*
> - *Schmerzen in den Beinen*
> - *Kopfschmerzen*
> - *Sie reiben sich die Nase, bohren darin und zucken damit*
> - *Eine ständig laufende, verstopfte Nase*
> - *Wackelige, unruhige Beine*
> - *Husten oder Niesen*

tivarbeit, um herauszufinden, warum die Persönlichkeit oder die Laune eines Kindes auf einmal stark schwankt.

Diese Dr. Jekyll/Mr. Hyde-Stimmungen sind einfach zu erkennen. Anfangs ist das Kind ein kleiner, wohlerzogener Engel, und dann, aus unersichtlichen Gründen, kommt der dramatische Wandel. Es gibt keine Möglichkeit, dieses unangemessene und unmögliche Verhalten zu kontrollieren oder zu beeinflussen. Diese plötzlichen Anfälle können in Anzahl und Länge extrem ausarten. Sie können einmal täglich für fünf oder zehn Minuten auftreten oder dreimal die Woche für eine viertel oder halbe Stunde. Manchmal können sie auch an- und abschwellen, während des ganzen Tages und der Nacht und sogar zwei Tage oder länger andauern. Dies alles einfach, nachdem das Kind ein Nahrungsmittel gegessen hat, das es nicht verträgt.

Diese Anfälle können auch eher mild verlaufen. Dann machen sich die Kinder einfach durch weinerliche Geräusche bemerkbar oder durch das ständige Wiederholen von Worten oder Sätzen. Zu anderen Anlässen können sie geradezu explodieren, und ihre Wutausbrüche enden in ausgeleerten Schulranzen, oder das Kind pinkelt in einen Papierkorb oder lehnt sich zu weit aus dem Fenster. Diese Kinder können stundenlang schreien und weinen.

Sie spucken häufig, schlagen, stoßen, treten und zerstören Dinge. Ihre Wut richtet sich gegen ihre Mütter, jüngere Geschwister, Möbel, Pflanzen, den Familienhund oder sogar gegen Geschirr. Wenn niemand sonst in der Nähe ist, beißen sich diese Kinder häufig sogar selbst. Einige fletschen geradezu die Zähne, wenn sich das Ziel ihrer Aggression nähert.

Ich erinnere mich an ein zweijähriges Mädchen, das zu ihrer Mutter sagte: „Mami, ich muß Dich einfach beißen" und sich auf den Weg quer durch den Behandlungsraum machte, um ihre Mutter wieder einmal anzugreifen. Es gab schon mehr als eine Mutter, die für ihr Kind eine Leine oder ein Kindergeschirr gebraucht hat, um es mit zum Einkaufen nehmen zu können.

Die Verantwortlichen in einer Kinderkrippe wissen häufig nicht, wie sie mit solchen Kindern umzugehen haben. Es ist sehr einfach, sich über andere Eltern lustig zu machen, die mit scheinbar ungelenken oder schlicht dummen Maßnahmen versuchen, mit dieser Art Kindern umzugehen und sie zu kontrollieren. Dazu hat nur das Recht, wer selbst schon einmal mit einem solchen Kind zu tun gehabt hat.

Einige unerfahrene Eltern werden einfach nicht glauben, daß es überhaupt Kinder gibt, die sich ständig so benehmen. Die anderen Eltern werden in den folgenden Kapiteln die Verhaltensmuster ihrer Kinder wiedererkennen und hoffentlich auch erleichtert sein zu erkennen, daß die Probleme ihres Kindes nichts damit zu tun haben, daß sie schlechte Eltern wären.

Viele Eltern haben Angst, mit ihren Kindern zum Arzt zu gehen, weil sie fürchten, wegen Kindesmißhandlung beschuldigt zu werden. Die Wahrheit aber ist, daß sich das Kind selbst mißhandelt hat. Allergische, hyperaktive Kinder können manchmal extrem wild herumtoben und dabei nicht einmal merken, daß sie gegen Mauern und Möbel stoßen, das Resultat sind dann blaue Flecke am ganzen Körper. Sie rennen und bewegen sich so schnell, daß ihr nur schlecht entwickeltes Tiefenempfinden sie nicht vor blauen Flecken bewahren kann.

Die Mütter solcher Kinder sind häufig gequält, verzweifelt, erschöpft und ratlos. Sie fühlen sich immens schuldig, weil ihnen jeder sagt, sie sollten endlich ihr Kind unter Kontrolle halten. Die Großeltern und Verwandten des Kindes weigern sich nicht nur in der Regel, sich um das Kind zu kümmern: Sie bestehen meistens auch noch darauf, daß das Kind zu Hause bleibt, wenn der Rest der Familie zu Besuch kommt.

Diese Mütter stecken in einer Gefühlsklemme. Sie haben einfach Angst, diese Kinder in der Obhut eines Babysitters zu lassen. Selbst wenn sie es wagen, machen sich die meisten Babysitter wieder aus dem Staub: Sie suchen sich schnell ein etwas weniger herausforderndes Kind.

Väter dagegen finden meistens schnell rationale und sozial akzeptierte Gründe, warum sie von zu Hause wegbleiben können. Dazu gehört die berufliche Verpflichtung zu reisen oder länger zu arbeiten. Einige Väter fürchten sich vor der Nacht oder den Wochenenden, weil ihr Leben zu Hause so anstrengend ist.

Sie wollen nicht immer mit Disziplinarentscheidungen konfrontiert werden, sobald sie das Haus betreten. Wenn das ungezogene Kind dann spätabends ein wahrer, erschöpfter Engel ist, sind diese Väter sehr erstaunt über das Seemannsgarn, das ihre völlig erschöpften, verzweifelten Frauen augenscheinlich spinnen.

Die meisten Ärzte sehen diese Kinder nur in den Zwischenphasen ihrer Anfälle, wenn sie schier anbetungswürdige Wesen sind. Sie versichern der Mutter dann „das geht vorbei", „versuchen Sie, sein Verhalten zu beeinflussen oder abzuändern, aber tun Sie dem Kind nicht weh", und „es kann ja nicht so schlimm sein."

Häufig wird dann psychotherapeutische Beratung nötig – nicht nur für das Kind, sondern auch für die typische schuldzerfressene Mutter. Beide Eltern können sehr frustriert sein, weil sie wirklich gut für ihr Kind sorgen wollen, aber auf der anderen Seite auch ärgerlich sind, weil sie nach einem langen Arbeitstag ihren wohlverdienten Feierabend in Ruhe genießen wollen. Diese Kleinkinder sind häufig körperlich so krank, so störend und so kräftezehrend, daß viele Mütter nicht arbeiten gehen können – und das trotz ihres Wunsches, ihrer Fähigkeiten und vor allem auch trotz des Geldbedarfes der Familie.

So benehmen sich allergische Kinder:

- *Wutausbrüche*
- *Weinerlichkeit*
- *Schreien*
- *Klammern*
- *Hyperaktivität*
- *Aggression:*
  - *Beißen*
  - *Schlagen*
  - *Spucken*
  - *Kneifen*
  - *Boxen*
  - *Schubsen*
- *Ständige Wiederholung der gleichen Phrasen*
  - *der Wunsch nach einem bestimmten Nahrungsmittel*
  - *ununterbrochener, sinnloser Redefluß*
- *Weigerung zu lächeln*
- *Niedergeschlagenheit*
- *Weigerung, angezogen zu bleiben*
- *Weigerung, sich anfassen zu lassen*
- *Der Wunsch, sich in einer dunklen Ecke unter den Möbeln zu verkriechen*

Typische Allergien

Kleinkinder können eine ganze Palette von Symptomen haben, die mit einer Allergie zusammenhängen. Dazu gehören Verhaltensprobleme ebenso wie körperliche Beschwerden.

Verdauungs- und Verhaltensprobleme

Die Verdauungsbeschwerden von Säuglingen tauchen im Kleinkindalter häufig wieder auf, besonders wenn Sie aufhören, ihm eine bestimmte Flaschenkost – beispielsweise auf Sojabasis – zu geben und dafür wieder Kuhmilch in die Diät einführen.

Nach ein paar Wochen oder Monaten fangen diese Kinder wieder an, zu würgen und klaren Schleim zu erbrechen, manchmal sogar willentlich. Die ersten Anfälle von Hyperaktivität und Aggression treten zutage. Einige Kleinkinder treten wildfremde Leute.

Andere zerren an den Vorhängen, rutschen das Treppengeländer herunter, versuchen aus dem offenen Fenster zu klettern oder mit ihrem Dreirad das gleichaltrige Nachbarkind zu überfahren.

Schlafprobleme

Häufig haben diese Kinder noch nie gut geschlafen, auch nicht als Säuglinge. Sie wachen müde und reizbar auf, nachdem sie sich die ganze Nacht gewälzt haben. Sie haben häufig Alpträume, Probleme einzuschlafen und auch durchzuschlafen.

Ihre Mütter fürchten häufig jeden nächsten Tag und hassen die Herausforderung, ihre Kinder wecken zu müssen. Diese Kinder begrüßen ihre Mutter oft mit einem Schrei und mit einem herzhaften „Mami, ich hasse Dich."

Übermäßiges Klammern

Einige Kleinkinder klammern sich heftig an ihre Mütter. Sie müssen quasi vom Körper ihrer Mutter heruntergepellt werden. Ihre Mütter lernen jeden auch noch so kurzen Moment zu genießen, in denen sie ganz für sich allein sind. Einige Kinder bestehen darauf, ständig berührt zu werden und brechen in die intimste Sphäre ihrer Mutter ein, wann immer es ihnen paßt.

Obwohl diese Kinder bestimmt sehr geliebt werden, brauchen diese Mütter ein wenig Zeit für sich, und manchmal fühlen sie sich schuldig, weil sie das Kind ablehnen, das ständig an ihnen hängt und zu dicht bei ihnen ist.

Mimosenhafter Rückzug

Manchmal sind Kleinkinder auch zu ruhig. Diese Kinder krauchen gerne unter die Möbel und kommen nicht wieder hervor. Sie krabbeln in eine dunkle Ecke, verschränken die Arme fest vor der Brust, lassen das Haar über die Augen hängen und schreien, wenn irgend jemand sie zu berühren versucht. Einige klagen und weinen stundenlang. Sie sagen oft „Niemand mag mich." Ein paar schlafen immer wieder ein, egal wo, wann oder an welchem Ort und machen ihren Eltern und auch den Ärzten damit angst, daß sie schier nicht aufzuwecken sind.

Dies sind die Kinder, die normalerweise unter die Stühle krauchen, wenn wir sie auf bestimmte Allergene testen und die dann wieder normal spielen, wenn sie die Neutralisationsbehandlung hinter sich haben. Diese Kinder zeigen die typische Müdigkeit innerhalb des sogenannten „Allergic Tension Fatigue Syndrome", was frei übersetzt soviel wie das „allergische Anspannungs-Müdigkeitssyndrom" heißt. (Siehe Kapitel 12). Sie schlafen als Schulkinder nach dem Mittagessen ein und später als Erwachsene auch auf der Arbeit.

Allergien bei Kleinkindern – die Auslöser

Ihr Zuhause

Wenn sich die Persönlichkeitsprobleme oder physischen Beschwerden Ihres Kindes verschlimmern, wenn Ihr Kind nicht zu Hause ist, fragen Sie sich warum. Was ist anders in Ihrem Haus als in dem, wo Sie zu Besuch sind? Ist es staubig, schimmelig, verraucht oder ist die Luft parfümgeschwängert?

Manchmal ist es ein Nahrungsmittel, das sie woanders bekommen. Hat jemand die Ernährungsgewohnheiten des Kindes verändert? Großmütter, Verwandte oder Babysitter meinen manchmal, daß Mütter völlig grundlos ihren Kindern gute Dinge vorenthalten. In ihrer liebenden Art geben sie dem Kind großzügig die verbotenen Nüsse, Kekse, Kuchen und Getränke in hell-leuchtenden künstlichen Farben.

Diese Dinge können ein unglaublich inakzeptables Verhalten oder sogar Krankheitssymptome bei Kindern auslösen. Das führt dazu, daß das Kind oft gerügt wird und es vielleicht sogar deshalb Minderwertigkeitsgefühle bekommt, genauso wie es Reibereien in der Familie geben kann.

Nahrungsmittel

Erinnern Sie sich daran: Die Leibspeise eines Kleinkindes ist häufig genau dasjenige Nahrungsmittel, das Probleme bereitet. Manchmal besteht die Ernährung eines Kindes aus nur ganz wenigen Nahrungsmitteln. Oft müssen diese Kinder oft genau gegen die Nahrungsmittel behandelt werden, auf die sie einen Heißhunger verspüren und die sie häufig essen. Nach einer sachkundigen Allergiebehandlung stürzen sich viele Kinder häufig auf eine gesunde, ausgewogene Kost.

Ein spezieller Ort

Manchmal sehen diese Kinder besser aus und fühlen sich auch wohler, wenn sie woanders sind. Denken Sie darüber nach, warum dies so sein könnte. Geht es Ihrem Kind besser, wenn Sie eingeladen sind oder zum Camping gehen? Scheint ein neueres, staubfreieres Haus ihm besser zu tun? Was ist anders?

Man kann häufig genau bestimmen, warum ein Kind krank wird. Eine vorläufige Antwort wartet in einer medizinischen Praxis auf Sie, die endgültige gibt Ihnen Papier und Bleistift. Versuchen Sie, den Auslöser zu finden und beseitigen Sie ihn. Führen Sie Ihre Aufzeichnungen und denken Sie über das Notierte nach. (siehe Kapitel 7). Ziehen Sie immer Schimmelpilze, Hausstaub, Haustiere, Nahrungsmittel und chemische Gerüche in Betracht.

Suchen Sie nach einem festen Verhaltensmuster

Wenn Eltern ihre Kinder genau beobachten, können sie häufig ganz bestimmte Verhaltensmuster entdecken, wie ihr Kind auf verschiedene problematische Substanzen reagiert. Wenn das Kind oder die Eltern sehen, daß eine solche Reaktion einsetzt, gibt es verschiedenste Möglichkeiten, einen solchen Anfall vorzeitig zu beenden. Einige Kleinkinder werden reizbar oder niedergeschlagen, während sie rote Ohren oder dunkle Ringe unter den Augen bekommen.

Andere scheinen einfach zu ruhig zu werden oder bekommen einen geistesabwesenden Blick. Sie ziehen eine Schnute, beginnen zu sabbern, spucken, bekommen wackelige Beine oder sprechen schnell, laut oder unklar. Wenn zu ungefähr diesem Zeitpunkt jemand „Nein“ sagt, „Tu dies“ oder „Zieh deine Schuhe an“, flippen sie plötzlich aus, greifen an oder tun einfach, was sie wollen.

Eltern sollten auf eine Reaktion achten, die in keinem Verhältnis zu einem bestimmten Anlaß steht. Diese Art einer völlig inakzeptablen Reaktionsweise könnte bedeuten, daß eine allergisch bedingte „Dr. Jekyll/Mr. Hyde“-Reaktion eingesetzt hat. Fragen Sie sich, warum!

Mürrisch vor den Mahlzeiten?

Wenn die Anfälle Ihres Kindes immer vor den Mahlzeiten auftreten, sprechen Sie mit Ihrem Arzt über das Thema Unterzuckerung. Wenn kleine, ungezuckerte Zwischenmahlzeiten das Fehlverhalten Ihres Kindes schnell wieder ins Lot bringen und es innerhalb von Minuten wieder schier anbetungswürdig ist, könnte das Problem auch ein zu niedriger Blutzuckerspiegel sein. (Siehe Kapitel 4 „Versteckte Allergien“).

Gibt es andere medizinische Probleme?

Sprechen Sie mit Ihrem Arzt, wenn die Probleme Ihres Kleinkindes augenscheinlich nichts mit dem zu tun haben, was Sie gerade gelesen haben. Nicht alle Anfälle von Fehlverhalten haben etwas mit einer Allergie zu tun. Denken Sie deshalb nicht, daß dies die Ursache für alle Probleme sei.

Einige Kinder haben psychische oder medizinische Probleme, die ihr Verhalten beeinträchtigen, die überhaupt nichts mit einer Allergie zu tun haben. Andere haben sehr komplizierte Probleme, von denen eine Allergie nur ein Teil ist. Hier ist ein typischer Fall, wie ich ihn häufig in der Praxis gesehen habe.

Überempfindlich auf Zucker – Karl

Karl war ein süßer Junge mit einer sehr ansprechenden Persönlichkeit. Seine Verwandten hatten viele Allergien. Seine Symptome begannen schon als Säugling. Er war in 15 Monaten 13mal erkältet. Meistens hatte er dabei auch Ohrenentzündungen, hinter denen zurückblickend wohl eher eine unerkannte Milchallergie gesteckt hatte. Von Geburt an hatte er entweder eine verstopfte oder eine laufende Nase.

Er hatte dunkle Ringe unter den Augen und häufig verschwollene Tränensäcke. Er hustete, wenn es draußen feucht war und auch während der trüben Jahreszeit. Dies legte eine Überempfindlichkeit auf Schimmelpilze nahe. Schon als Einjähriger klagte er über Bauchschmerzen. Er hatte häufig einen aufgetriebenen Leib, Blähungen und stieß ständig auf. Seine Mutter wußte, daß Äpfel, Grapefruits und Orangen ihm derartige Probleme machten und daß Milch Durchfall verursachte. Er machte sich häufig tagsüber in die Hosen, und seine Mutter wußte nicht, warum.

Seine Mutter war besonders überrascht von seinen plötzlichen aggressiven und bösartigen Phasen. Seine Augen schienen auf einmal glasig und glänzend zu werden, wenn seine Beißanfälle auftraten. Er war sehr ruhelos, aktiver als normal und hatte häufige Alpträume und Wutausbrüche. Manchmal hing er wie eine Klette an seiner Mutter. Die Gerüche von bestimmten Stoff- und Teppichläden ließen seine Augen rot werden und zuschwellen.

Er hatte Phasen, in denen er zappelig und zum Springball wurde und Phasen, in denen er sich beschwerte, daß er zu müde zum Laufen sei und er getragen werden müsse. Alle diese Probleme tauchten schon im zarten Alter von drei Jahren auf.

Irgendwann bemerkte seine Mutter, daß Karls Persönlichkeit so schnell umschwenkte, wenn er auf Partys naschte. Um ihre Angaben zu überprüfen, sagten wir ihr, sie sollte ihrem Sohn von Montag bis Freitag nichts Süßes mehr zu essen geben. Dann sollte sie zu uns in die Praxis kommen. Wir filmten Karl, als er frohlockend acht Zuckerwürfel verschlang.

Genau, wie es seine Mutter vorhergesagt hatte, verwandelte er sich innerhalb einer Stunde von Dr. Jekyll zu Mr. Hyde. Zunächst hörte er auf, ruhig zu spielen und begann zu weinen. Dann wurde er reizbar, hektisch, stampfte mit den Füßen, schüttelte mit den Haaren, warf mit seinen Spielzeugen um sich und schmiß Puzzleteile nach seiner Mutter. Als wir ihm die richtige neutralisierende Dosis gegen Zucker gaben, hatte er sein liebenswürdiges Wesen innerhalb von Minuten wieder. Mit einer sehr lebhaften Mimik und mit schierer Begeisterung bettelte er seine Mutter darum, ihm eine Geschichte vorzulesen. Sie hatte Tränen in den Augen, weil wir das bestätigt hatten, was sie immer wieder beobachtet hatte. Sie erkannte, daß sie keine schlechte Mutter war und Karl kein schlechtes Kind.

Unser Videofilm bestätigte genau, was Karls Mutter gebetsmühlenartig ihrem Kinderarzt gesagt hatte. Der Arzt aber versicherte ihr immer wieder, daß die wissenschaftliche Forschung besage, daß es keinen Zusammenhang zwischen Zucker und dem Benehmen ihres Sohnes gäbe. Er hatte nur bezüglich einiger Literaturstellen recht.

Wissenschaftliche Studien zeigen zwar, daß Zucker Mäuse ruhigstellt, aber dieser Zusammenhang bewahrheitet sich nach der Erfahrung der klinischen Ökologen nicht für Kinder und Zucker. Andere Studien belegen ganz klar einen Zusammenhang. Karls häufige Wutanfälle aber, nachdem er Zucker gegessen hatte, ließen sich einfach nicht verleugnen.

Karls Mutter gestaltete ihr Zuhause so allergenfrei wie möglich, sie versuchte, ihren Sohn nach der Vier-Tage-Rotationskost zu ernähren und weitgehend Chemikalien zu vermeiden. Wir testeten und behandelten ihn auf nur drei Substanzen, eine davon war Zucker. In nur zwei Tagen ging es ihm um so vieles besser.

Seine aufmerksame Mutter erkannte sehr frühzeitig, wenn in den nächsten Jahren noch eine Allergie auf Nahrungsmittel oder Pollen dazukam. Auch diese haben wir mit der richtigen neutralisierenden Dosis eines Allergenextraktes behandelt. Auch noch viele Jahre später ging es ihm zu 95 Prozent gut.

Allergien bei älteren Kindern

Nachfolgend finden Sie die Geschichte eines Kindes, bei dem sich ebenfalls seine vielfältigen Allergien schon im Säuglingsalter zeigten. Die medizinischen Probleme dieses vierzehnjährigen Kindes waren viel komplexer und eine viel größere Herausforderung als die vieler anderer Allergiker. Ich habe seine Geschichte ausgewählt, weil sie eine gute Möglichkeit bietet, das große Spektrum von häufigen Schwierigkeiten aufzuzeigen, mit dem sich die Eltern konfrontiert sehen. Viele Kinder haben beides: sowohl die klassischen als auch die weniger häufig erkannten Formen einer Allergie. Viele der Nöte und Sorgen der Eltern von Jean sind leider keine Seltenheit.

Ein fürchterlich krankes Kind, das sich niemals wohlfühlte – Jean

Jean war sechs Jahre alt, als sie das erste Mal in unsere Praxis kam. Sie war vorher schon bei 30 Spezialisten in Behandlung gewesen, inklusive drei Gastroenterologen. Bei ihr wurden zu drei verschiedenen Anlässen Allergien festgestellt.

Allergische Verwandte

Die Familie von Jean war hochallergisch. Beide Eltern und ihr Bruder hatten viele der typischen als auch der „ungewöhnlichen" Allergieformen.

Vor Jeans Geburt

Ihre Mutter gab an, daß während der Schwangerschaft das Kind ungewöhnlich ruhig zu sein schien. Das ist sehr ungewöhnlich für die meisten unserer Patienten. Wie schon weiter vorne gesagt, beschweren sich die Mütter unserer kleinen Patienten normalerweise darüber, daß sich das Baby sehr stark im Bauch bewegte oder unnormal viel Schluckauf hatte.

Ein hektischer, schlafloser Säugling

Als Säugling aber war die Geschichte von Jean schon sehr typisch. Sie war häufig so unerhört hektisch, daß ihre Mutter sagte, sie stünde einfach „neben sich".

Sie hatte immer wieder einmal extrem hyperaktive Perioden, die sich manchmal mit übermäßiger Müdigkeit abwechselten. Sie spuckte und erbrach viel mehr als normal. Ihre Mutter sagte, daß sie nach dem Verzehr von Karotten heftig schrie. Karotten sind diesbezüglich nichts Aufregendes. Eine große Bandbreite von Lebensmitteln kann bei Säuglingen eine solche Reaktion hervorrufen. Das ist von Kind zu Kind verschieden.

Als Kind konnte Jean nicht schlafen. Selbst im Alter von vierzehn Jahren hatte sie noch immer Schlafprobleme und behalf sich damit, daß sie Entspannungskassetten hörte. Ein Elternteil schlief immer in ihrem Zimmer, weil sie ununterbrochen krank war. Schlafprobleme sind für allergische Kinder sehr typisch.

Saisonbedingte und ganzjährige Allergien

In den warmen Monaten waren die Augen von Jean immer rot, tränten und juckten. Das legt einen Heuschnupfen nahe, eine Reaktion auf Baum-, Gräser-, Unkrautpollen oder auf Schimmelpilze. Ihre Augenringe waren zartrosa, nicht so dunkel wie sie sonst typisch sind. Die Symptome an ihrer Nase blieben auch im Winter bestehen, wenn auch in abgemilderter Form. Das legt die Vermutung nahe, daß Hausstaub, Milben, Schimmelpilze und Nahrungsmittel auch Faktoren waren, die zu ihren Beschwerden beitrugen.

Niesen und Husten

Jean war erst zwei Jahre alt, als sie zu niesen und zu husten begann. Kinder können dieses Problem schon in einem sehr frühen Alter bekommen, aber auch zu jedem späteren Zeitpunkt. Für gewöhnlich aber haben allergische Fünfjährige schon mit Niesattacken zu kämpfen, zusammen mit einer oder mehreren Infektionen. Ihre Mutter bemerkte, daß sie hustete, wenn sie herzlich lachte, schnell lief oder kalte Luft einatmete.

Sie hustete viel mehr, wenn es draußen trübe war. Ihr Husten machte sich vor allem immer dann bemerkbar, wenn draußen der Schnee schmolz. Dies weist stark auf eine Schimmelpilz-Allergie hin. Mit der Zeit wurde ihre extreme Schimmelpilz-Allergie ohne Frage ihr schlimmstes Problem.

Mit zwei Jahren untersuchte sie das erste Mal eine Fachärztin für innere Medizin und Allergologie. Sie befand, Jean hätte keine Allergie – trotz ihrer klassischen Allergiker-Geschichte.

Ständige Infektionen

Ständig wiederkehrende Infektionen sind vor allem bei Kindern ein Problem, die allergische Symptome an den Atemwegen haben. Dies traf auf jeden Fall auf Jean zu. Sie hatte sich eigentlich „nie" wohlgefühlt und war „immer" krank.

Ihre Mutter machte sich solche Sorgen, daß sie häufig nicht einmal das Haus verlassen durfte. Dabei war sie keine Glucke. Sie tat nur die einzige Sache, von der sie wußte, daß sie Jean guttat. Sie fürchtete wirklich, daß Jean an ihrer nächsten Infektion sterben könnte. Jedes Mal, wenn Jean eine verstopfte Nase bekam, kündigte sich auch eine neue Ohrenentzündung an. Dann riß ihr Trommelfell.

Aggression und Wut

Mit zwei Jahren begann Jean, ihren Bruder und ihre Eltern zu beißen. Sie biß sogar in die Möbel. Dies ist wiederum sehr typisch für allergische Kinder, besonders im Alter zwischen zwei und vier Jahren. Disziplinierungsmaßnahmen und Gebrüll sind nur wenig wert, wenn das Fehlverhalten des Kindes auf eine Allergie zurückzuführen ist. Asthma reagiert ja auch nicht auf ein elterliches „Hör auf zu keuchen."

Genauso können Kinder nicht darauf reagieren, was ihre Eltern sagen, wenn ihr Gehirn von einem allergischen Anfall beeinträchtigt wird. Sie scheinen dann, schlicht nicht zu hören und einfach „weggetreten" zu sein. Das Verhalten des Kindes durch Erziehung zu ändern, kann nach einer Allergiebehandlung sehr hilfreich sein. Davor nutzen diese Methoden nur wenig, wenn überhaupt.

Niemals glücklich

Eine von Jeans hauptsächlichen Klagen war, daß sie sich niemals glücklich fühlte. Der Grund dafür könnte sein, daß sie sich nie wohlfühlte und täglich Kopfschmerzen hatte. Leider haben viele Kinder und Erwachsenen dieses Problem. Wir fanden dann heraus, daß ihre Kopfschmerzen Ausdruck ihrer Allergie auf Milch, Schimmelpilze und Eier waren.

Nach nur einem Test-Tag mit der Provokations-/Neutralisationsmethode hatte Jean das erste Mal keine Kopfschmerzen mehr. Nach ein paar Tagen waren ihre rosa Augenringe verschwunden, und sie war wirklich glücklich. Ihre Mutter konnte sich gar nicht mehr an die Zeit erinnern, in der Jean gelächelt hatte und so voller Freude war.

Trockene Haut und Ausschläge

Jean hatte rauhe Haut. Das gilt für viele Kinder, die an Ekzemen leiden, zeigt aber auch einen Mangel an den Vitaminen A, B_1, D, E und Biotin, Pantothensäure,

Bioflavonoiden oder anderen Nährstoffen, wie etwa essentiellen Fettsäuren. Sie hatte auch mindestens zweimal im Jahr Ausschläge. Aufzeichnungen darüber, was ein Kind während der letzten acht Stunden vor Beginn des Ausschlages gegessen, gerochen oder angefaßt hat, liefern häufig die Antwort. Ihre Aufzeichnungen ergaben, daß Limo ein Grund für ihre Ausschläge war.

Die Allergie stand ihr ins Gesicht geschrieben

Manchmal hatte sie auch die typischen roten Ohren, roten Wangen oder sogar eine rote Nasenspitze, wenn sie etwas gegessen hatte, auf das sie reagierte oder nachdem sie Obstsäfte getrunken hatte.

Ihre Mutter stellte schnell fest, daß ihr diese typischen Veränderungen halfen herauszufinden, was der Auslöser für bestimmte Allergien war. Weil so die Ursache-Wirkungs-Beziehung klar wurde, konnte sie dann auch Vorbeugemaßnahmen treffen, die einen ganzen Rattenschwanz anderer viel schlimmerer Symptome wie Wutausbrüche verhinderten.

Verdauungsbeschwerden

Die Verdauungsprobleme von Jean waren so typisch für viele allergische Kinder. Sie hatte Schmerzen, ihr war übel, sie stieß auf, hatte einen Blähbauch, Blähungen und Mundgeruch. Häufig tauchten diese Probleme nach dem Essen auf.

Die Tatsache, daß die Bauchbeschwerden von Jean parallel mit einer Verstopfung auftraten, deutete auf eine Milchallergie hin. Sie machte auch glucksende Geräusche in der Kehle, die ebenfalls für diese Art Überempfindlichkeit sprachen. Es stellte sich im Laufe der Zeit wirklich heraus, daß Milch eines ihrer Hauptprobleme war und sie für diese und für andere Symptome verantwortlich war.

Ein juckender Darmausgang

Obwohl der häufigste Grund für einen juckenden After eine Wurminfektion ist, haben diese Beschwerden auch viele allergische Kinder. Der Grund ist eine Hefepilzinfektion des Darmes, vor allem, wenn das Kind viele langfristige Antibiotikatherapien hinter sich hat. Auch Jean hatte dieses Problem, und die Hefepilzinfektion war sicherlich ein Beschwerdefaktor dieses jungen Mädchens.

Unbändiger Harndrang

Auch die Schwierigkeiten von Jean beim Wasserlassen waren typisch für allergische Kinder. Das Problem blieb aber auch bestehen, nachdem sie ihre Mutter auf eine Rotationskost gesetzt hatte. Ihr unbändiger Harndrang trug zu ihren Schlafproblemen bei.

Nachdem wir sie im Alter von sechseinhalb Jahren gegen eine Weizenallergie behandelten, hörte sie auf, sich in die Hose zu machen, und man sah sie auch nicht mehr wie irr auf die Toilette rennen. Sie beklagte sich darüber, daß es beim Wasserlassen immer brannte. Das ist nicht so typisch. Manchmal zeigt dies nur an, daß das Kind nicht genügend trinkt. Stark konzentrierter Urin kann brennen.

Beinkrämpfe und Muskelschmerzen

Im Alter von zwei, drei Jahren bekam sie weitere, häufig von allergischen Kindern genannte Beschwerden: Beinkrämpfe oder „Wachstumsschmerzen“. Als sie älter wurde, bekam Jean Schmerzen in ihren Schultern, im Genick und im Rücken, und zwar von der Art, wie man es häufiger bei älteren Kindern und Erwachsenen sieht. Diese typischen Beschwerden zeigten, daß wir ihre Allergie-Behandlung wieder besser auf sie einstellen mußten. Danach verschwanden die Schmerzen.

Beschwerden durch Chemikaliengerüche

Jean reagierte offensichtlich auch überempfindlich auf Chemikalien. Ähnlich wie andere Kinder und Erwachsene mit dem gleichen Problem, war sie schier süchtig nach bestimmten Gerüchen. Sie liebte den Geruch von Nagellack – trotzdem er sie krankmachte. Sie wurde auch krank, wenn sie Parfüm, Tabak, Farbe oder brennendes Holz roch.

Erfolglose Arztbesuche

Als sie viereinhalb war, wurde Jean vom Klinikchef der Kinderallergologie einer Universitätsklinik untersucht. Auch er bestätigte, daß Jean keine Allergien hätte. Er versicherte aber ihrer Mutter auch, daß sie nicht verrückt sei. Er bestätigte, daß Jean die Reflux-Krankheit habe. Das bedeutet, daß Nahrung zurück aus dem Magen in die Speiseröhre quillt, was wiederum zum Erbrechen führt.

Wie gesagt: Als Grund für diese Krankheit wird bei Säuglingen nur viel zu selten eine Allergie in Betracht gezogen. Nach dem Kleinkindalter ist dann vielen Kindern übel, sie haben Blähungen, und sie fühlen sich nicht wohl. Aber nicht viele erbrechen. Erbrechen ist eine eher seltene Klage von größeren allergischen Kindern. Trotzdem: Wenn Kinder häufig klaren Schleim erbrechen, deutet dies auf eine Allergie hin.

Vor Verzweiflung drängte der behandelnde Kinderarzt den Allergologen, Jean noch einmal zu testen, als sie fünf war. Diesmal bestätigte er, daß Jean Allergien hätte und begann, sie zu behandeln. Im Laufe des nächsten Jahres jedoch ging es ihr deutlich schlechter, nachdem sie von ihm eine Allergenextrakt-Injektion erhalten hatte. Nach jeder Behandlung keuchte sie, und sie litt unter extremer Schlaflosigkeit. Sie bekam trotz dieser traditionellen Allergiebehandlung gegen Schimmelpilze und Pollen eine Infektion nach der anderen, und ihre Mutter war enttäuscht.

Zusätzlich bemerkte ihre Mutter, daß Jean kurz nach jeder derartigen Allergenextrakt-Injektion launisch und nörgelig wurde. Die meisten traditionellen Allergologen verwenden sehr stark konzentrierte Allergenextrakte, die außerdem winzige Mengen des Konservierungsmittels Phenol enthalten. Manchmal bemerken die Eltern, daß ihr Kind nach der Injektion eines solchen Allergenextraktes komisch fühlt, schwach, launisch oder aufgewühlt ist.

Diese Kinder bekommen häufig Kopfschmerzen, Bauchbeschwerden, Zucken und Schmerzen in den Muskeln. Wenn das Phenol im Allergenextrakt der Grund ist, könnten derart empfindliche Kinder auch die gleiche Reaktion zeigen, wenn sie andere phenolhaltige Produkte riechen, wie etwa die üblichen Frischluft-Sprays.

Dann bekam Jean eine Lungenentzündung. Das war der sprichwörtliche Tropfen, der das Faß zum Überlaufen brachte. Zu diesem Zeitpunkt war es ihrer Mutter klar, daß die Kleine einfach eine „unglaubliche Anzahl von Nahrungsmittelallergien hatte." In der Vergangenheit hatte ihr ihr Allergologe eingeschärft, er wäre „fürchterlich sauer", wenn sie mit Jean in meine Praxis käme, ohne daß er ihr die Erlaubnis dazu gegeben hätte. Er würde dann auch keine Rezepte mehr für sie ausstellen. Ihre Mutter betete jeden Abend für fast ein Jahr, daß er nachgeben würde. Schließlich gab der Arzt dem Drängen der Mutter nach und erlaubte ihr, Jean in unsere Praxis zu bringen.

Hilfe durch Ernährungsumstellung

Weil die ganze Familie beschloß, sich an der Vier-Tages-Rotationskost zu beteiligen, konnte ihre Mutter schnell die für jedes Familienmitglied problematischen Nahrungsmittel herausfinden. Sie fand schließlich auch Gründe für die spezifischen Beschwerden ihrer Tochter. Äpfel, Weintrauben und Birnen beispielsweise ließen die Ohren und Nase in ihrem charakteristischen Rot erstrahlen.

Wenn Jean vor dem Schlafengehen Milch bekam, verursachte dies Alpträume. Ein Nahrungsmittel, das spät am Abend verzehrt wird, ist häufig der Grund für Schlafprobleme oder Alpträume. Auch hatte Jean Schmerzen an einer Stelle am unteren Ende des Brustbeins. Nach einiger Zeit fanden wir heraus, daß Milch dieses Problem verursachte.

Bei anderen Kindern können Schmerzen in diesem Bereich ganz besonders durch Schimmelpilzallergene, muffige Häuser oder schimmelige oder hefehaltige Nahrungsmittel hervorgerufen werden. Ihre Mutter fand heraus, daß viele der Verdauungsprobleme ihrer Tochter durch Gebäck hervorgerufen wurden, das Weizen oder andere Getreidesorten enthielt wie etwa Hafer, Reis oder Mais.

Reaktionen auf Medikamente

Jean reagierte auf eine lange Reihe von rund 20 Medikamenten. Die meisten dieser Medikamente verursachten Ausschläge, Schlaflosigkeit, Muskelschmerzen und Verdauungsbeschwerden. Überraschenderweise versuchte sie nach der Einnahme von Kodein immer, sich in die Knie zu beißen. Ein Inhalierpulver, das für die Asthmabehandlung eingesetzt wird und Milchzucker enthält, machte sie sehr depressiv. Sie hatte auch Kortison gebraucht, um ihren Husten und ihr Asthma zu behandeln. Obwohl diese Substanz ihre Symptome linderte, verursachte sie bei ihr dennoch einen unnatürlichen Höhenflug.

Anworten durch eine Allergie-Testung

Schon vor dem Ende des ersten Tages in unserer Praxis ging es Jean wesentlich besser. Während dieses Tages hatten wir sie auf Schimmelpilze und Eier getestet und behandelt. Ihre Mutter beschrieb ihre Besserung als „unwirklich und geheimnisvoll". Während der nächsten Woche konnte der Lehrer des Mädchens den dramatischen Wandel und ihre Besserung kaum glauben. Schon an dieser Stelle bedauerte ihre Mutter die erzwungene Verzögerung von über einem Jahr, bevor ihr früherer Allergologe ihre Entscheidung gutgeheißen hatte, Jean in die Praxis eines klinischen Ökologen zu bringen.

Immer wenn wir Jean auf Eier testeten, wurde sie einfach unerträglich. Ihr Wesen änderte sich auf die gleiche Weise, wenn sie Eier aß.

Der Test auf eine Schimmelpilzallergie verursachte extreme Kopfschmerzen, Müdigkeit und eine verstopfte Nase. Dies waren die gleichen Symptome, die sie an trüben, nassen, regnerischen Tagen hatte.

Wie ging es weiter?

Heute geht es Jean zu 80 Prozent besser. Ein Hauptproblem allerdings blieb bei ihr bestehen: Sie hat immer noch Zeiten, in denen sie sehr müde und erschöpft ist. Dieses Symptom bessert sich immer wieder, wenn wir sie auf Schimmelpilze und Hefen testen und behandeln. Immer nach einem solchen Besuch sieht sie aufgeweckter aus und hat mehr Elan, wenn sie die Praxis verläßt.

Diese Besserung dauert immer nur ein paar Monate an. Dann braucht sie eine neue Behandlung. Unglücklicherweise brauchen Kinder mit schweren umweltbedingten Erkrankungen häufig wiederholte Behandlungen, um gesund zu bleiben. Der typische Allergiepatient aber braucht im ersten Jahr nur zwei bis vier Wiederholungsbehandlungen. Mit der Zeit werden es weniger.

In der Schule macht Jean sich sehr gut, auch ihre Aufmerksamkeit ist exzellent. Sie wird nicht mehr von immer wiederkehrenden Infektionen gepeinigt, auch die Kopfschmerzen, die Verdauungsprobleme, die Niedergeschlagenheit und das Gefühl, krank zu sein, sind weg. Sie kann an allen normalen Aktivitäten teilnehmen, die Teenager so machen – im und außer Haus.

Ein Hauptgrund, warum Jean so gut auf die Behandlung ansprach, war die aktive Mitarbeit ihrer Eltern. Sie befolgten unsere Vorschläge geradezu mustergültig. Sie gestalteten ihr Zuhause und vor allem das Zimmer ihrer Tochter unter baubiologischen Gesichtspunkten und machten es weitgehend allergenfrei. Jean befolgt nach wie vor zu 95 Prozent die Vier-Tages-Rotationskost.

Sie versucht so gut es geht, Chemikalien zu vermeiden. Es kann keinen Zweifel geben, daß dieser ganzheitliche Ansatz der Allergologie dieser jungen Dame sehr geholfen hat. Dieser Ansatz schließt die Rotationskost ebenso ein wie die Allergen-Extraktbehandlung und eine bessere Ernährung.

Auch das persönliche Trauma, das ihre Eltern durchlitten haben, soll nicht unerwähnt bleiben. Ihre Mutter wurde behandelt, als wäre sie ein Hypochonder. Dies nur, weil sie den Ärzten gegenüber beklagte, daß es ihrem Kind einfach nicht besser ginge. Ein Kinderpsychologe sagte ihr, sie wäre schlicht hysterisch, und ihre Tochter wäre verhaltensgestört.

Ein Arzt sagte ihr sogar, daß Jean – die zu diesem Zeitpunkt zwei Jahre alt war – „ein echtes Problemkind ist, die versucht, die Ehe ihrer Eltern zu zerstören." Die Ärzte empfohlen erzieherische Maßnahmen, um die Schlafprobleme der Kleinen zu lösen. Obwohl ihre Mutter den Ärzten immer wieder wissenschaftliche Aufsätze mitbrachte, die nahelegten, daß das Gehirn der Kleinen durch die Allergien in Mitleidenschaft gezogen sein könnte, lachten sie sie wiederholt aus, belächelten sie oder ignorierten sie einfach.

Es gibt eine Art ungeschriebenes Gesetzt in der Medizin: Klagen Sie vor einem Arzt nicht über zuviele Beschwerden, selbst wenn sie alle wahr sind – Sie verlieren sonst Ihre Glaubwürdigkeit. Wenn Sie sich zuviel und zu oft beschweren, tendieren einige Ärzte dazu, den Patienten selbst oder die Eltern für die Krankheit des Kindes verantwortlich zu machen.

Die Verzweiflung ihrer Mutter

An einem Punkt war die Mutter von Jean so gequält und verzweifelt, daß sie zu einem Psychiater ging. Sie fragte sich ernsthaft, ob ihres oder das Leben ihrer Kinder überhaupt lebenswert wäre. Sie konnte einfach nicht verstehen, warum so viele Ärzte einfach kein Mitleid und Verständnis zeigen konnten. Warum lehnten sie sie vielmehr ab und beschuldigten sie auch noch?

Viele Mütter haben sich schon genauso gefühlt wie sie. Ihnen gibt man direkt oder indirekt das Gefühl, daß es ihren Kindern besser ginge, wenn sie bessere Mütter wären. Wenn Ihr Auto aber nicht fährt und der Mechaniker sagt, daß alles in Ordnung sei, machen Sie ja auch nicht das Auto verantwortlich dafür – Sie suchen sich eher eine andere Werkstatt. Viele Mütter tingeln von einem Arzt zum anderen, um jemanden zu finden, der einfach mal zuhört.

Ich selbst glaube wirklich, daß die meisten Ärzte wirklich gerne helfen würden. Sie wissen einfach nicht, was sie tun sollen, weil sie einfach nicht mit den neueren Behandlungsmethoden vertraut sind, die bei der Therapie vieler auch ungewöhnlicher Allergieformen so effektiv sind. Ich bin mir eigentlich sehr sicher, daß viele junge Ärzte begierig unsere Methoden der klinischen Ökologie aufgreifen und erlernen werden, sobald sie mehr darüber erfahren. Wenn ein Arzt regelrecht seinen Praxiszeiten entgegenfiebern möchte, muß er nur einmal die Praxis eines klinischen Ökologen besuchen. Es ist wirklich sehr lohnend, sowohl für die Patienten als auch für ihre Ärzte.

Wenn Sie sich bei Ihrem Arzt wirklich nicht mehr wohlfühlen, wenn Sie nicht Ihre Sorgen mit ihm besprechen können, wenn Sie meinen, daß er immer zu eilig ist oder daß er sich sogar über Sie lustig macht oder Sie beschuldigt, brauchen Sie wahrscheinlich einen anderen Arzt. Leider meinen die meisten Menschen, genau die Mütter, die sich besonders um ihr Kind sorgen, hätten Unrecht. Manchmal machen sich ihre Familie, ihre Freunde und ihre Kollegen über sie lustig, weil sie die klinische Ökologie als die Behandlungsmethode für ihre Kinder wählen. Aber einige Mütter haben einfach keine Wahl.

Jean beispielsweise geht es heute gut. Aber weil sie in so vielen Punkten „anders“ war, brauchte sie auch eine „andere“ Behandlung. Das Wichtigste für Eltern ist es doch zu wissen, welcher Arzt ihre Kinder gesund machen kann. Eltern müssen sich darüber im klaren sein, daß einige unbekanntere und neuere Behandlungsmethoden ihren Kindern nutzen – aber auch schaden können. Sie sollten aber das Recht haben, sich so gut wie irgend möglich über diese neuen Varianten von Verfahren zur Allergiebehandlung zu informieren.

Erfolgreich therapiert – wie verhalten sich die anderen Ärzte?

Die meisten Ärzte kümmern sich wirklich um ihre Patienten. Der Allergologe beispielsweise, der erst nach einiger Zeit eher widerstrebend Jean an mich überwies, war von ihrer Besserung so beeindruckt, daß er persönlich vorbeikam, um das Geschehen in unserer Praxis zu beobachten. Andere Ärzte aber sehen vergleichbar dramatische Besserungen bei Kindern, die sie jahrelang in Atem gehalten hatten und fragen sich nicht einmal, warum.

Ich glaube, schuld daran ist der Druck von Kollegen und eine medizinische Literatur, die kein ausgewogenes Bild vom Wissensstand der klinischen Ökologie zeichnet. Die Ärzte ziehen deshalb eine traditionelle, konservative und damit auch irgendwie Sicherheit versprechende Sichtweise auf die Allergologie vor.

Ich kann das nicht einmal kritisieren, denn als ich begann, diese neueren Methoden zu verwenden, habe ich mich ähnlichen Entscheidungen gegenüber gesehen. Ich muß peinlicherweise gestehen, daß ich zögerte, sie anzuwenden – selbst als ich schon erkannt hatte, daß sie besser waren. Es brauchte fast zwei Jahre, bis ich sie völlig in meine Praxis integriert hatte. Es war eben einfacher, so zu behandeln, wie ich es schon jahrelang getan hatte.

Nachdem ich aber keine Zweifel mehr hatte, daß die Patienten auf diese Behandlung wirklich besser ansprachen und dies auch so öffentlich sagten, änderte sich auf einmal die Verhaltensweise einiger meiner Kollegen mir gegenüber. Ich spürte, daß sie mich auf eine ganz seltsame Weise auf unseren regionalen Allergologentreffen mieden. Die Ärzte benahmen sich, als hätten sie Angst, im Gespräch mit mir gesehen zu werden.

Langjährige Medizinerfreunde schauten auf medizinischen Kongressen in die andere Richtung. Auch ich spürte den Kollegendruck. Dieser existiert einfach in der Medizin, und man muß mit ihm rechnen, wenn man als Arzt Methoden benutzt, die ein wenig anders sind, selbst wenn sie sehr hilfreich sind. Jeder Arzt muß seine Prioritäten festlegen. Derartige Entscheidungen sind manchmal nicht ganz einfach.

Allergien bei Jugendlichen

Die positive Seite einer ganzheitlichen umweltmedizinischen Behandlung verdeutlicht ganz klar der Fall einer Jugendlichen namens Betsy. Sie zeigt, daß man unvermeidlichen emotionalen Ausbrüchen nicht nur vorbeugen kann.

Man kann sie auch viel leichter akzeptieren, wenn die Eltern erkennen, daß sie nicht schuld daran sind. Sie fühlen sich noch einmal bestätigt, wenn sie feststellen, daß sie die ganze Zeit recht hatten und daß der Fehler nicht bei ihrem Kind liegt. Wenn Eltern erst einmal den Grund für die körperlichen Beschwerden ihres Kindes und seine ärgerlichen Ausbrüche genau festlegen können, wird das Leben für alle Beteiligten leichter.

Kehrtwende einer Jugendlichen – Betsy

Betsy kam das erste Mal zu uns, als sie fünfzehn war. Ihre Eltern machten sich Sorgen, weil sie jedes Jahr im Spätsommer niedergeschlagen war und Selbstmordgedanken hatte, wenn in Nord-Michigan Flachspollen in der Luft waren. Ihre Eltern hatten begonnen, den Spätsommer zu fürchten.

Als sie uns das erste Mal besuchte, schien sie völlig normal zu sein, bis wir sie auf Flachspollen testeten. Dann kroch sie in der Praxis in die Badewanne und weigerte sich, wieder herauszukommen. Sie schrie, ließ sich nicht mehr anfassen und klagte über so starke Bauchschmerzen, daß sie ihre Knie zur Brust zog und sich ihren Magen hielt. Nachdem wir die neutralisierende Dosis für sie gefunden hatten, fühlte sie sich innerhalb nur weniger Minuten total normal.

Mit einer Behandlung auf Pollen kam ihre Depression in diesem Jahr nicht mehr wieder – bis zum darauffolgenden Sommer, als wir sie noch einmal testen und behandeln mußten. Dieses Mal fand sie während des Tests eine dunkle, einsame Ecke im Flur. Sie ließ sich wiederum nicht berühren und kringelte sich zusammen.

Sie sagte, sie wolle alleine gelassen werden, maunzte, sagte, ihre Haut und ihr Magen schmerze und schrie, sobald sich ihr jemand näherte. Wir korrigierten ihre neutralisierende Dosis auf Flachs, und wieder war sie innerhalb von Minuten normal. Es ging ihr für den Rest der Saison gut.

Wiederholte Schulprobleme

Während ihrer ganzen stürmischen Schulzeit hatte Betsy Stimmungsschwankungen und plötzliche Ausbrüche, die ihren Lehrern schwere Probleme machten. Ihre Mutter hatte nie Zweifel daran, daß es einen plausiblen Grund für Betsys inakzeptables, sprunghaftes Verhalten gab. Sie war traurig darüber, daß ihr Kind so schwer und so lange zu leiden hatte.

Ihre Mutter war frustriert und durcheinander, weil weder die Ärzte noch die Erzieher ihrem Kind helfen konnten. Ihre Mutter ließ man immer wieder spüren, daß es eigentlich kein Problem wäre, Betsy aufzuziehen, wenn sie eine bessere Mutter wäre.

Depressionen während des Hauttests auf Weintrauben

Als Betsy siebzehn war, kam sie einmal in unsere Praxis und sagte, daß sie immer sehr niedergeschlagen war, wenn sie Wein getrunken hatte. Wir testeten sie auf Weintrauben, aber wir sagten ihr nicht, was wir in ihren Oberarm spritzten. Ein deutsches Kamerateam bereitete zufällig gerade eine Reportage vor und filmte in unserer Praxis. So hielten sie ihre ganze Reaktion auf Video fest. Ihre erste Injektion war ein Placebo. Das änderte ihr Verhalten nicht. Dann aber spritzten wir ihr ein Weintrauben-Allergenextrakt. Ihre Persönlichkeit veränderte sich innerhalb von Minuten. Sie rieb ihre Hände, weil sie glaubte, darauf säßen Spinnen.

Sie kringelte sich zu einer Kugel zusammen, schrie und zuckte mit dem ganzen Körper zurück, als ihre Mutter sie nur am Bein berühren wollte. Sie sagte „Ich will nicht mehr leben, wenn das Leben so sein muß. Ich wünschte, Gott ließe mich sterben." Nach einer Neutralisationsbehandlung auf Weintrauben verwandelte sie sich wieder in eine kluge, intelligente junge Frau.

Die Familiengeschichte

Betsys Eltern hatten Jahre damit verbracht festzustellen, warum sie so anders war. Alle direkten Verwandten hatten selbst eine lange Liste von Allergien. Keiner ihrer Brüder vertrug als Säugling Milch, aber bei ihnen wurde schnell die richtige Diagnose gestellt, weil sie die offensichtlichen und typischen Verdauungsprobleme bekamen, wann immer sie Milch tranken. Beide Brüder bekamen auch Heuschnupfen, als sie älter wurden. Betsy hatte nicht so viel Glück, weil ihre Allergien nicht so typisch waren.

Sie lieferte als Säugling und als Kind nur wenige typische Hinweise darauf, daß ihre körperlichen und psychischen Probleme auf eine Milchallergie zurückzuführen waren. Ihre Gehirnallergie wurde für viele lange Jahre nicht festgestellt. Obwohl Betsys Eltern und auch ihre Geschwister durch Betsy ihre eigenen Allergien feststellten, kamen sie mit der Zeit auch dahinter, daß auch sie einige ungewöhnliche Allergieformen hatte.

Schlechte Schulleistungen

Betsy hatte sehr gebildete Eltern, und sie waren immer der Meinung, daß auch Betsy überdurchschnittlich intelligent war, aber ihre Schulleistungen waren immer weit unter Durchschnitt. Sie hatte immer große Probleme mit dem Lesen und war ständig von den Regeln frustriert, deren Einhaltung die meisten Schulen verlangten. Als sie sieben Jahre alt war, klebte ihr ein Lehrer den Mund mit Tesa von Ohr zu Ohr zu, weil sie so laut dazwischen redete.

Sie war ein ständiger Schulversager, bis endlich ihre Allergien entdeckt wurden. Nach der Behandlung besserten sich ihre intellektuelle Leistung und ihr Verhalten in der Schule dramatisch. Als wir sie das erste Mal sahen, sagte ihre Mutter, daß sie nur auf dem Grundschulniveau lesen konnte. Nach sechs Monaten Allergiebehandlung konnte sie auf Gymnasialniveau lesen und auch Verständnisaufgaben lösen.

Selbstmordgedanken

Während ihrer Kindheit und ihrer Zeit als Jugendliche gab es in Betsys Leben immer wieder Phasen von medizinischen Problemen und auch familiären Krisen. Sie schloß sich im Badezimmer ein und drohte, sich mit einem Messer umzubringen. Einmal versuchte sie, sich mit einer Schere zu verletzen. Sie saß wiederholt in der Mitte einer Straße, um sich von einem Auto überfahren zu lassen.

Manchmal lief sie auch in Autos, zerschnitt ihre Hände mit Glasscherben, lief bei Eis und Schnee ohne Schuhe herum und versuchte sogar, sich in eine tiefe Schlucht zu stürzen. Vielen dieser Episoden ging eine Exposition auf chemische Gerüche, auf Benzin, Nagellack oder Nagellackentferner, Brennmittel, Schuhcreme, Tabak, Luftsprays oder Auspuffgase voraus. Wahrscheinlich waren sie auch die Auslöser.

Emotionale Probleme

Betsys Leben war gekennzeichnet von vielen traumatischen, immer wiederkehrenden emotionalen Ausbrüchen und Stimmungsschwankungen. Häufig wurde sie sehr depressiv und wirkte in sich gekehrt. Ihr Tag begann in der Regel mit so starke Muskelschmerzen, daß sie nicht aus dem Bett kam. Sie beklagte sich immer wieder über Müdigkeit. Es war nicht ungewöhnlich für sie, ständig und überall feindselig, laut, kriegerisch, aufgeregt und aggressiv zu sein.

Sie sagte, daß sie immer in ihrem Körper etwas vorgehen spürte, bevor sie die Kontrolle über sich verlor. Unter ihrer Haut würde es dann so „komisch krabbeln", und sie rieb dann kräftig ihre Arme oder zog an ihrer Haut, machte komische, wackelige Bewegungen, kroch in eine Ecke, bedeckte ihren Kopf und weigerte sich absolut, sich anfassen zu lassen. Dann war es für sie auch nicht ungewöhnlich zu schwitzen, der ganze Raum war dann angefüllt mit einem höchst unangenehmen Geruch. Ihr war das sehr peinlich, weil dieser Geruch blieb, obwohl sie ihre Kleidung nach solchen Anfällen wusch.

Überempfindlich auf Geräusche, auf Licht und auf Berührung

Während ihrer komischen Reaktionen beklagte sie sich häufig, daß normale Töne viel zu laut wären und daß normales Licht viel zu hell sei. Während der Provokationstests in unserer Praxis hielt sie sich immer die Ohren zu und rannte zu einem abgeschlossenen, dunklen Ort, wenn jemand sprach. Sie hielt einfach den Geräuschpegel von normaler Unterhaltung nicht aus.

Es ist interessant, daß sie selbst als Säugling überempfindlich auf Krach schien. Wenn ihre Mutter nur nach dem Stillen ein wenig umher lief, warf sie schon die Arme in die Luft und schrie für die nächste Stunde. Damals fragte sich ihre Mutter, warum sie so stark auf bestimmte Töne reagierte. Ich habe beobachtet, daß es für allergische Kinder sehr typisch ist, auf Geräusche überempfindlich zu reagieren.

Die Allergietestung

Wir konnten ihre typischen Verhaltensänderungen in unserer Praxis durch Tests mehrfach hervorrufen. Das betraf eine große Reihe von Allergenen wie auch bestimmte Chemikalien und Hormone. Einige von diesen Tests haben wir auf Video festgehalten. Bestimmte Substanzen beispielsweise machten sie müde, reizbar und ließen sie weggetreten erscheinen. Während der Tests auf einige Allergene zeichnete sie. Dann erschienen auf ihren Bildern Schlangen oder Messer, die vor Blut tropften. Nachdem ihre Anfälle durch eine Neutralisationsbehandlung verschwunden waren, malte sie ein Bild mit Herzen und Blumen und schrieb liebliche, tiefgehende Gedichte.

Einmal testeten wir sie auf Bananen, und sie wandelte sich in Sekunden von einer normalen, ruhigen jungen Dame zu einer rasenden Irren. Sie warf ihr Buch gegen ein Fenster und rannte aus der Praxis und die Straße hinunter, so daß unsere Testschwester sie auf der Straße mit der neutralisierenden Dosis behandeln mußte.

Zusätzlich zu den dramatischen Veränderungen in ihrer Denkfähigkeit und ihrem Verhalten reproduzierten wir auch ihre Kopfschmerzen, ihre Magenbeschwerden, ihre Muskelschmerzen und verschiedene andere körperliche Beschwerden einfach mit der Provokations-/Neutralisationsmethode. Die Tests auf Milch riefen die gleichen Kopfschmerzen hervor, über die sie sich schon seit Jahren beklagte.

Nachdem Betsy ihre Behandlung begonnen hatte, vertraute sie ihrer Mutter an, daß sie sehr glücklich sei. Es war das erste Mal, daß sie erkannte, daß sie nicht verrückt war. Sie hatte sich jahrelang Sorgen darüber gemacht, dies sei ihr eigentliches Problem. Sie war so erleichtert darüber, daß sie an einer echten medizinischen Krankheit litt. Viele ihrer extremen psychologischen Symptome konnte ein Provokations-/Neutralisationstest hervorrufen – es fand nicht alles in ihrem Kopf statt. Andere Jugendliche haben die gleichen Gefühle und sagen das gleiche.

Frühere medizinische Tests

Betsys Ergebnisse aus früheren Routineuntersuchungen auf Allergien lieferten höchst unterschiedliche Ergebnisse. Diese konnten auch leicht zu der Annahme verleiten, daß das Mädchen keine Allergie hätte. Ihr Nasenschleimhaut- und Blutausstrich zeigten keine erhöhte Anzahl der typischen weißen Blutkörperchen. Der Blutspiegel der Immunglobuline IgE war im Normalbereich.

Der RAST-Test aber ergab eine stark positive Reaktion auf Flachs und Eier. RAST-Bluttests auf andere Nahrungsmittel aber, auf die Betsy im Provokations-/Neutralisationstest positiv reagierte, waren total negativ. Das bedeutet im Endeffekt, daß die heute üblichen Allergietests nicht dazu geeignet waren, bei Betsy die richtigen Ergebnisse zu liefern, obwohl doch Allergien ihr Wohlbefinden seit ihrer Kindheit so stark beeinflußt hatten.

Hätte die Diagnose nur auf den Ergebnissen der meisten ihrer Bluttests basiert, hätte ihr wahrscheinlich bis zu einem gewissen Grad eine Behandlung gegen Flachs geholfen. Dann wären aber immer noch nicht ihre Depressionen, ihr Wunsch nach Einsamkeit und ihre Persönlichkeitsveränderungen als typische Allergien interpretiert worden. Hätte man ihre vielen Nahrungsmittelallergien nicht erkannt, wäre es sehr zweifelhaft, ob ihr Leben die positive Wendung genommen hätte, die es heute hat.

Allergien von Jugendlichen sind anders

Obwohl einige hyperaktive Kleinkinder und Kinder weiter zu aktiv bleiben, wenn sie älter werden, ist es bei ihnen wahrscheinlicher, daß sie als Jugendliche eher müde werden, reizbar und depressiv. Wenn sie feindselig und aggressiv waren, als sie jünger waren, werden einige sanfter, aber bleiben gleichgültig und gedankenlos. Jugendlichen kann man nur helfen, wenn sie wirklich ihr Leben und ihren Lebensstil ändern wollen. Ihre negative Lebenseinstellung und ihre teilweise völlige Verweigerung können sonst zu vielen weiteren Jahren des Unwohlseins beitragen, in denen sie nicht akzeptiert werden und nicht in dem Maße lernen, wie es ihren Fähigkeiten entspräche.

Der Druck von Freunden ist ein anderer Punkt, der es schwer macht, Jugendlichen zu helfen. Sie weigern sich häufig, sich an irgendeine Diät zu halten. Sie wollen essen, was ihre Freunde essen. Sie verlangen danach, unabhängig zu sein. Einige sind schlicht trotzig. Das Resultat ist, daß sie sich selbst auf einer Wippe zwischen emotionaler und körperlicher Krankheit bewegen. Viele lehnen es einfach ab, den Vorschlägen der Eltern oder der Ärzte zu folgen. Betsy zeigte immer wieder viele dieser Merkmale, und wir fragten uns, wie wir ihr wohl über die Zeit helfen könnten, bis sie erwachsen sein und mehr Verständnis zeigen würde.

Viele Jugendliche werden nach einer Anfangszeit der totalen Ablehnung zugeben, daß sie sich tatsächlich komisch fühlen oder sich daneben benehmen, wenn sie das Falsche gegessen oder eingeatmet haben. Unglücklicherweise stört sie dies möglicherweise nicht einmal. Wenn die unvermeidliche Krise kommt – und sie wird kommen – dann rennen sie zu ihren Eltern, um dort Hilfe zu bekommen, wie sie es immer getan haben.

Manchmal treffen sie jedoch auch übereilte und unkluge Entscheidungen in einer Zeit, in der ihr Gehirn von einer Allergie betroffen ist. Ihre Eltern müssen dann besonders wachsam sein, um zu verhindern, daß sie sich nicht selbst oder andere verletzen.

Vielleicht sind einige dieser Dinge einfach Versuche, Aufmerksamkeit auf sich zu ziehen und zu sagen, daß sie Hilfe brauchen. Wenn diese Kinder älter werden, wird es immer schwerer, ihre emotionalen, allergiebedingten Beschwerden von den psychologischen Problemen zu trennen. Diese psychologischen Probleme treten oft als zweites dazu, weil diese Kinder sich über Jahre nicht wohlgefühlt haben und – häufig aus guten Gründen – von ihrer Umwelt nicht akzeptiert wurden.

Manchmal gehen Teenager auch durch Phasen, in denen sie sich weigern, ihr Allergenextrakt zu nehmen, trotz der ganzen Zeit und des finanziellen Aufwandes, der zu ihrer Testung und Behandlung nötig war. Es spielt keine Rolle, ob sie verstehen, daß die Behandlung ihre Gesundheit und ihr Verhalten verbessern wird. Sie bestehen auf ihr Recht zu essen, was sie wollen oder eben auch an Orte zu gehen, von denen sie wissen, daß es ihnen dort schlechter geht.

So oft und so viel haben ihre Eltern gegeben, daß sie emotional, finanziell und auch körperlich erschöpft sind. Hinter ihnen liegen oft Jahre, in denen sie mit einem enorm fordernden Kind fertig werden mußten, das – ohne eigenes Verschulden – unendliche, heftige Familienstreitigkeiten hervorgerufen hat.

Auch setzt ihr Verhalten bei ihren Geschwistern eine Art Kettenreaktion in Gang. Sie fühlen sich vernachlässigt, obwohl sie doch so „gut und wohlerzogen“ sind und benehmen sich einfach daneben, weil sie ein wenig Aufmerksamkeit haben wollen. Beide Eltern haben häufig auch unerkannte Allergien, die zu ihren eigenen körperlichen und emotionalen Hochs und Tiefs führen.

Wenn ihre Tiefs mit denen ihrer Kinder zusammentreffen, kann dies zu schwierigen Situationen führen. Einige Eltern stehen immer am Rand der Scheidung, bis dem allergischen Kind endlich geholfen wird. Einige Väter fühlen sich von angenehmeren, ruhigeren Gefilden angezogen. Andere haben die gequälte Familie schon verlassen, was die Mutter und die Geschwister unter einen weiteren enormen sozialen, finanziellen und emotionalen Streß setzt.

Wenn man allergischen Teenagern endlich geholfen hat, fühlen die Eltern meist eine seltsame Mischung aus Ärger und Erleichterung. So häufig waren sie entmutigt, verzweifelt und schlicht mit ihrer Weisheit am Ende, bis sie endlich per Zufall einen Spezialisten gefunden haben, der die Bedürfnisse ihres Kindes verstand, das eine besondere Behandlung benötigte.

Der kranke Jugendliche ist nicht plötzlich emotional und körperlich krank geworden. Einige Eltern erkennen, daß die Probleme ihres Kindes häufig bis vor die Geburt zurückreichen und sich schon klar während der gesamten Säuglings- und Kleinkindzeit gezeigt haben. Andere Kinder und ihre Eltern bedauern und hinterfragen die Tatsache, daß ihre einfachen medizinischen Probleme nicht eher erkannt und behandelt wurden.

Obwohl die Eltern meist begeistert darüber sind, daß sie endlich die Antwort auf ihre Probleme gefunden haben, sind viele auch verständlicherweise wieder frustriert, wenn ihr Kind die empfohlene Behandlung blockiert, obwohl es ihm damit doch so offensichtlich bessergeht. Das provoziert zusätzlichen unnötigen Ärger. Manchmal hören die Teenager anfangs einfach nicht zu, glücklicherweise verbessern sich aber mit dem Älterwerden auch ihr Verständnis, ihre Fähigkeit, mit ihrer Krankheit umzugehen und ihre Akzeptanz. Mit der Zeit lernen sie, daß ihre Eltern nicht immer da sein können.

Sie merken, daß eine Einstellungsänderung einfach unumgänglich ist. Sie lernen die Notwendigkeit anzuerkennen, daß sie problematische Situationen vermeiden und ihrer eigenen Krankheit vorbeugen müssen, so gut sie können. Sie lernen, daß sie die Unterstützung ihrer Familie haben, auch wenn sie erwachsen sind.

Wie jeder, der eine schwere umweltbedingte Erkrankung hat, brauchen diese Betroffenen Liebe, Mitleid, Akzeptanz und hilfreiche Familienmitglieder und Freunde. Ich bin immer wieder über die Mütter von umweltbedingt erkrankten Kindern erstaunt gewesen. Es ist eine enorme Leistung, so verständnisvoll und liebevoll zu sein – während der guten und schlechten Tage des herausfordernden Lebens eines Teenagers.

Viele Jugendliche werden auch nie ihr Abitur machen, obwohl sie intelligent genug dazu wären und auch den Wunsch dazu hätten. Aber sie sind nie in der Lage, ruhig zu sitzen, sich zu konzentrieren oder aufzupassen. Viele haben eine sogenannte Gehirnallergie. Sie sind konzentrationsschwach und können sich an nichts erinnern. Allergische Teenager haben meist in ihrem ganzen Leben schwere Probleme damit, sich diszipliniert zu benehmen. Viele wurden gezwungen, wegen ihres unangebrachten Verhaltens die Schule mehrfach zu wechseln.

Viele Eltern haben schon weit vor dem Teenager-Alter versucht, das Verhalten ihrer Kinder mit erzieherischen Maßnahmen zu verändern, mit psychotherapeutischer Hilfe oder mit Medikamenten, die die Aktivität dämpfen sollten. Diese Maßnahmen liefern, wenn überhaupt nur begrenzte oder vorübergehende Hilfe. Nachdem diese jungen Erwachsenen aber gut auf eine Allergiebehandlung ansprechen, helfen ihnen auf einmal auch psychotherapeutische Gespräche, die vorher versagten. Ihr Selbstbild ist häufig völlig zerstört und muß erst wieder aufgebaut werden. Dabei ist psychologische Hilfe unumgänglich.

Allergische Symptome – Veränderungen nach der Pubertät

Wenn Umwelterkrankungen Heranwachsende betreffen, verändern sich ihre Symptome häufig nach der Pubertät. Bei Jungen verschwinden dann langsam die typischen Allergiesymptome, wie etwa Asthma, und auch die untypischen Allergieformen. Gegensätzliches gilt für Mädchen. Asthma und auch emotionale Probleme, die mit einer Allergie zusammenhängen, können bei ihnen schlimmer werden, wenn sie älter werden.

Allergische weibliche Teenager scheinen nach der Pubertät in einer ganz besonders prekären hormonellen Situation zu sein, so daß ihre Monatszyklen eine ganze Reihe von allergischen Symptomen verschlimmern oder intensivieren. Kurz vor der Monatsblutung haben viele junge Frauen meistens einen Heißhunger auf genau die Lebensmittel oder Getränke, auf die sie allergisch sind. Wenn sie diese Nahrungsmittel essen, kann dies zu einer Kombination aus dem sogenannten „Prämenstruellen Syndrom (PMS)" und allergischen Symptomen führen.

Ihre monatlichen Verschlimmerungen bringen immer wiederkehrende Probleme in jedem Bereich ihres jugendlichen Lebens, die vielleicht sogar ein Leben lang andauern. Müdigkeit, Reizbarkeit und vor allem Niedergeschlagenheit können dann besonders schlimm werden – manchmal sind sie sogar unerträglich. Zum Teil reagieren sie dann sehr gut auf eine Provokations-/Neutralisationsbehandlung mit Hormonen genauso wie auf eine Behandlung auf allergene Substanzen.

Viele junge Frauen haben kalte Hände und Füße, einen unregelmäßigen Zyklus und können einfach nicht abnehmen. Ihre Heißhungerattacken können dazu führen, daß sie vor einer Monatsblutung bis zu drei Kilo zunehmen. Obwohl das meiste dieses Gewichtes Wasser ist, das der Körper mit Einsetzen der Blutung wieder ausscheidet, nehmen einige doch konstant zu. Das führt natürlich zu anderen Problemen, die ihr Selbstbewußtsein betreffen, ihr Körpergefühl und auch zwischenmenschliche Beziehungen beeinträchtigen.

Neue Studien deuten an, daß Frauen mit umweltbedingten Erkrankungen vielschichtige Störungen haben können, die ihre Schilddrüse genauso betreffen wie ihre Nebennieren, ihre Eierstöcke, ihre Bauchspeicheldrüse und eventuell sogar die Hirnanhangsdrüse. Erst langsam werden die Ärzte auf dieses sehr komplexe Wechselspiel aufmerksam.

Außerdem scheinen viele allergische Frauen, auch eine Hefepilzinfektion des Darmes zu haben. Ursache sind meist Antibiotika, die sie gegen ihre Akne verschrieben bekommen haben, zu starker Zuckerkonsum und die Anti-Baby-Pille. Manchmal verschwinden ihre Allergien auch schon nach einer korrekten Behandlung dieser Pilzinfektion. Oft ist es viel einfacher, eine solche Frau zu testen und zu behandeln, wenn die Hefepilzinfektion zuerst behandelt wird. Ich weiß wirklich nicht, warum.

Erinnern wir uns aber: Nicht alle Jugendlichen mit einer Gehirnallergie sind müde, depressiv und unfähig, auch nur einen klaren Gedanken zu fassen. Jeder von uns kennt ein paar andere hyperaktive ältere Jugendliche oder Erwachsene, die auch an einer Gehirnallergie leiden. Das sind diejenigen, die später die „Workaholics“ werden.

Sie erreichen zehnmal mehr als jeder sonst in der gleichen Zeit. Wenn ihre überschüssige Energie in die richtige Richtung gelenkt wird, können sie auf ihren Interessengebieten höchst produktiv sein. Ihre ungebrochene Begeisterung und ihre Produktivität können sie höchst erfolgreich machen. Die meisten anderen Allergiker mit den typischeren Symptomen beneiden diese Menschen, weil sie selbst kaum aus dem Bett kommen – es sei denn, die beneideten Hyperaktiven werden mit den ganzen begonnenen Projekten nicht fertig, die sie aus lauter Übereifer begonnen hatten.

Zusammenfassend läßt sich sagen, daß viele allergische Jugendliche verzweifelt Hilfe und Verständnis suchen. Gewährt man ihnen in ihre Probleme Einsicht, werden die meisten zuhören und nach einiger Zeit ihr Leben ändern und damit ihre Eltern, ihre Freunde und sogar sich selbst überraschen. Wenn sie ein paar einfache Fakten lernen, können sie selbst herausfinden, welches Nahrungsmittel, welches Allergen oder welche Umweltfaktoren ihr Wohlbefinden und ihre Gesundheit beeinträchtigen. Sie wollen über ihre eigene Zukunft entscheiden, und die Erkenntnis ihrer versteckten Allergien liefert ihnen die Möglichkeit, die richtige und beste Lösung für sich zu finden.

Leichte Suche, schnelle Hilfe

Machen Sie sich eine Liste von denjenigen Lebensmittel und Getränken, die Ihr Kind am liebsten mag. Machen Sie eine ähnliche Liste für sich selbst. Nun vergleichen Sie beide kritisch. Sind viele der aufgelisteten Lebensmittel Milch oder Milchprodukte? Enthalten viele davon Weizen oder Mehl? Sie haben gerade eine Liste derjenigen Lebensmittel oder Getränke gemacht, die höchstwahrscheinlich genau der Grund für die Krankheit Ihres Kindes und auch Ihrer eigenen Probleme sind.

Erinnern Sie sich: Die meisten Menschen mit Nahrungsmittelallergien sind sich überhaupt nicht darüber im klaren, daß ihre Leibspeise oder ihr Lieblingsdrink medizinische Beschwerden, Persönlichkeits- und Lernprobleme verursachen kann.

Dieses Kapitel zeigt Ihnen, wie Sie herausfinden können, ob die aufgeschriebenen Nahrungsmittel bei Ihnen oder Ihrem Kind Symptome hervorrufen. Viele Wissenschaftler haben in Studien bewiesen, daß bestimmte Ernährungspläne wirklich hilfreich sind.

Die meisten Allergologen glauben, daß nur etwa 0,3 bis sieben Prozent der Normalbevölkerung eine Nahrungsmittelallergie haben, obwohl einige Veröffentlichungen besagen, daß es bis zu 25 Prozent sein können.

Wir klinischen Ökologen glauben, daß es 80 oder mehr Prozent sind. Viele von ihnen aber bleiben unerkannt – es sei denn, man versucht es einmal mit einem der folgenden Ernährungspläne. Dieses Kapitel wird Ihnen erklären, wie exakt durchgeführte Suchdiäten höchstwahrscheinlich Ihrem Kind und Ihrer Familie in drei bis sieben Tagen helfen werden.

Suchdiäten – wertvolle Spürhunde

Es gibt viele Ernährungsformen bei Allergien und mindestens ebenso viele Arten, sie durchzuführen. Vielleicht haben Sie schon einmal die für Sie oder Ihr Kind richtige Ernährungsform ausprobiert, aber sie nicht richtig durchgeführt.

Viele Jahre lang wurden beispielsweise Milchallergien verkannt, weil den Müttern nur gesagt wurde, Milch wegzulassen. Wenn sie aber nicht gleichzeitig auch den Käse vom Speiseplan strichen, haben dann viele Eltern fälschlicherweise angenommen, daß ihr Kind mit Milch offensichtlich kein Problem hätte, da sich ja nichts geändert hatte. Eine milchfreie Diät darf in keiner Form Milch enthalten, wenn man wirklich wahre Aussagen treffen will.

Einer enormen Anzahl von hyperaktiven Kindern half die Ernährung nach Feingold, die vor etwa zwanzig Jahren weltberühmt wurde. Ben Feingolds erstes Buch enthielt seine bekannte Kostform, die Lebensmittelfarben ebenso ausschloß wie künstliche Aromen. Auch Obst- und Gemüsesorten sind tabu, die natürlicherweise bestimmte Substanzen, die Salizylate, enthalten.

Die amerikanische Feingold-Organisation bietet sowohl ein Handbuch als auch eines mit Rezepten an. In diesem Kochbuch merkte Feingold unter anderem an, daß die Menge Zucker, die Hyperaktivität auslöst, von Kind zu Kind verschieden sein könne. Das Feingold-Handbuch zeigt den Eltern, wie sie langsam wieder alle unproblematischen Nahrungsmittel in die Ernährung ihres Kindes einführen können.

Das verhindert, daß ein Nahrungsmittel unnötig lange vom Speisezettel des Kindes verschwindet, obwohl es das Kind gerne ißt. Dr. Feingold glaubte, daß jede Substanz – egal ob künstlich oder natürlich – potentiell eine Reaktion bei jedem Menschen auslösen könnte. Er muß nur die richtige genetische Voraussetzung dazu haben. Feingold sagt auch an, daß es keine allgemeingültige Ernährung für jeden Allergiker geben könne, sondern sie vielmehr für jeden maßgeschneidert werden müsse, weil wir eben alle so verschieden seien.

Auch die Such-Diäten, die ich Ihnen weiter unten vorstelle, können Ihnen sehr schnell sehr genaue Antworten liefern. Ich glaube, daß sie wesentlich weniger einschränkend sind als die von Feingold.

Viele Eltern haben meist schon eigene, sehr korrekte Beobachtungen gemacht. Sie meinen, daß bestimmte Nahrungsmittel bei ihrem Kind Unwohlsein auslöst oder daß es sich nach ihrem Genuß krank fühlt. Aber ihre Interpretation ist nicht immer richtig. Beispielsweise könnten Eltern der Meinung sein, daß Weizen ein Problem ist, weil Brot ihr Kind krank macht.

Wenn man das aber nachprüft, stellt man fest, daß der schiere Weizen keine Probleme bereitet. Das würde nahelegen, daß irgendein anderer Inhaltsstoff als Weizen die Symptome hervorruft. Hefe, einige Lebensmittelzusätze oder Milch sind solche häufigen, schwer zu identifizierenden Übeltäter. Weizen oder Milcheiweiß in Suppen, Eier in Mayonnaise, Zimt im Kaugummi, eine Lebensmittelfarbe oder ein künstliches Aroma in der Limonade, bestimmte Stoffe in der Zahnpasta, im Mundspülwasser, oder ein flüssiges Antihistaminikum sind nur einige wenige häufige, aber immer wieder verkannte Faktoren, die einige Kinder krank machen.

Wenn Sie sich entschließen, die folgenden Such-Diäten auszuprobieren, versuchen Sie, sie nur einmal zu machen – aber machen Sie sie richtig. Sie werden Ihre Zeit gut investieren. Schon viele Eltern haben so die problematischsten Lebensmittel sehr schnell herausfinden können.

Essen nach Plan

Es gibt drei sehr bekannte Ernährungspläne, mit denen sich erfolgreich eine Allergie feststellen läßt. Jede hat ihre Vor- und Nachteile. Dies sind

- Die einfache Weglaßkost
- Die mehrfache Weglaßkost
- Die Rotationskost

Die einfache oder die mehrfache Weglaßkost hilft Ihnen festzustellen, ob ein bestimmtes Nahrungsmittel Verhaltens- oder Lernprobleme oder körperliche Beschwerden verursacht. Diese Ernährungpläne liefern schnelle, einfache Antworten.

Obwohl man mit der Rotationskost auch Nahrungsmittelallergien ausfindig machen kann, ist sie eher eine langfristige Ernährungsform. Sie hilft Ihnen, dauerhaft gesund zu bleiben und sich wohlzufühlen. Sie ist dafür gedacht, die Toleranz eines Kindes für verschiedene Nahrungsmittel zu erhöhen, die ihm vorher Probleme bereitet haben. Der Nutzen dieser Diät zeigt sich erst nach zirka einem Monat. Sie ist eher als Dauerernährung geeignet. Deshalb stelle ich sie Ihnen auch erst in Kapitel 14 vor.*

Gesucht und gefunden – Bobby

Die mehrfache Eliminationskost erwies sich als überraschend gut für einen hyperaktiven Jungen namens Bobby. Bobby reagierte auf bestimmte Nahrungsmittel allergisch. Die Reaktionen zeigten sich immer etwa eine Viertelstunde, nachdem er sie verzehrt hatte.

Seine Mutter probierte zunächst die einfache Weglaßkost, dann versuchte sie es mit der mehrfachen Weglaßkost. Mit der ersten bestätigte sie ihren Verdacht, daß Milch einen negativen Effekt auf ihren Sohn hatte, und mit der zweiten Diät fand sie noch verschiedene andere Nahrungsmittel, die der Junge nicht vertrug.

Hinweise auf Bobbys Nahrungsmittelallergie

Bobbys Hyperaktivität begann schon im Bauch seiner Mutter. Seine Mutter sagte, sie hatte geglaubt, sie bekäme Zwillinge, so heftig und hart trat er sie. Sie liebte Milch, deshalb trank sie während der Schwangerschaft auch noch mehr als normalerweise. Sie wollte ihrem Ungeborenen damit alles Gute tun.

Als er nur ein paar Tage alt war, bekam er eine verstopfte Nase. Er mochte es während seiner ganzen Säuglingszeit nicht, gehalten oder gestreichelt zu werden. Sobald er alt genug war, schob er immer seine Milchflasche weg, aß aber seine Nahrung gierig. Babys geben deutliche Zeichen, aber die Erwachsenen wissen manchmal nicht, ihre Beobachtungen zu deuten.

Er zappelte mit seinen Beinen in der Wiege und fing bemerkenswert früh an zu laufen. Er schwitzte viel mehr als normal, und seine Kleidung mußte mehrfach am Tag gewechselt werden. Er schlief nie durch und wachte immer fünf- bis sechsmal auf.

Mit elf Monaten begannen seine Wutausbrüche. Er schrie, trat, schlug und bog seinen Kopf zurück. Er hatte immer rote Ohren, wenn er seine Anfälle hatte. Nichts konnte ihn trösten. Im Alter von elf Monaten bis drei Jahre hatte er täglich fünf bis sechs solcher Anfälle.

Als Kleinkind riß er sich die Kleidung vom Leib und weigerte sich, sich wieder anzuziehen. Anders als andere Kinder hatte er kein Interesse daran, vorgelesen zu bekommen. Bauchschmerzen, Blähungen und Mundgeruch waren häufige Klagen. Er hatte eine Ohrinfektion

** Mehr zum Thema Suchdiäten bietet Ihnen der Ratgeber „Hilfe aus dem Kochtopf", der im Herbst 1996 im medi-Verlag (ISBN 3-9803957-8-2) erscheint. Die Ernährungsberaterin Elfriede Sommerfeld gibt darin praxisnahe Tips für den Alltag und liefert erprobte Rezepte, die auch Kindern schmecken.*

nach der nächsten. Er war überhaupt nicht in der Lage, mit irgendeiner Veränderung in seinem Leben fertig zu werden. Manchmal verursachten Alltäglichkeiten, wie etwa ins Auto einzusteigen, um einkaufen zu fahren, eine erschöpfende Familienkrise.

So half die einfache Weglaßkost

Als Bobby drei war, setzte ihn seine Mutter auf die einfache Weglaßkost. Milch und Milchprodukte strich sie komplett von seinem Speiseplan, weil er darauf Heißhunger hatte. Nach drei Tagen war das erste Mal in seinem Leben seine Nase trocken, und seine dunklen Augenringe waren verschwunden.

Er hatte keinen Mundgeruch mehr, er mußte viel weniger aufstoßen, und seine Blähungen waren weg. Er schien nicht mehr so negativ, unglücklich und niedergeschlagen zu sein. Er aß und schlief besser. Seine Wutanfälle reduzierten sich von fünf bis sieben täglich auf einmal täglich. Trotzdem schwitzte er noch immer stark.

So half die mehrfache Weglaßkost

Weil es ihm besser ging, er aber immer noch einmal täglich hyperaktiv war, versuchte seine Mutter dann die mehrfache Weglaßkost. Sie fand mehrere andere Nahrungsmittel, die zu seiner Überaktivität beitrugen und ihm gesundheitliche Probleme bereiteten. Nach der ersten Diätwoche fand sie heraus, daß Milch, Zucker und rote Lebensmittelfarbe ihn innerhalb einer Stunde hyperaktiv werden ließen.

Diese Kostform liefert manchmal unerwartete Ergebnisse. Während dieser Ernährung begann Bobby auf einmal, in die Hosen zu machen. Seine Mutter hatte während der ersten Woche Milch durch Apfel- und Traubensaft ersetzt und ihm viele Rosinen zu essen gegeben. Wenn während der mehrfachen Weglaßkost neue Probleme auftreten, ist häufig dasjenige Lebensmittel schuld, das die Milch ersetzen soll.

Später konnte seine Mutter bestätigen, daß der Apfel- und Traubensaft genauso wie die Milch an dem unkontrollierten Stuhlabgang schuld waren. Sie gab ihm diese Lebensmittel nunmehr nur noch alle vier Tage, um zu bestätigen, daß sie der Grund dieses Problems waren.

So können Sie Ihren Verdacht erhärten

Wenn Ihr Kind immer um die gleichen Nahrungsmittel bettelt, seien Sie mißtrauisch. Versuchen Sie die einfache Weglaßkost. Während eines solchen Ernährungs-Checks kann man aber auch leicht getäuscht werden. Versuchen Sie immer, ein Nahrungsmittel zweimal zu testen, indem Sie es Ihrem Kind nur alle vier Tage geben. Die immer gleiche Reaktion auf das gleiche Lebensmittel zu sehen, ist der Schlüssel der einfachen Weglaßkost.

Das hilft, die Verwirrung bei der Interpretation der Ergebnisse zu reduzieren. Machen Sie sich aber eines klar: Wenn Ihr Kind eine Stunde, bevor Sie ihm ein verdächtiges Nahrungsmittel geben, etwas anderes ißt und es eine Viertelstunde nach der Testmahlzeit Symptome bekommt, dann können Sie nicht sicher sein, welches der beiden Nahrungsmittel diese Symptome ausgelöst hat.

Wenn sich Ihr Kind nach der zweiten Mahlzeit schlecht fühl, könnte es eine verzögerte Antwort des Körpers auf das erste Nahrungsmittel sein oder eine schnelle Reaktion auf das zweite. Das verdächtige Lebensmittel sollte immer allein gegessen werden, wenn das Kind vier Stunden lang kein anderes Nahrungsmittel oder Getränk (inklusive Wasser) zu sich genommen hat.

So reagierte Bobby auf die Behandlung

Nach ein paar Monaten der Behandlung mit Allergenextrakten gegen Nahrungsmittel hatte Bobby seine Wutausbrüche nur noch alle zehn Tage. Später traten sie nur noch einmal in zwei Monaten auf, und der Grund dafür war meist sehr offensichtlich. Er wurde sehr angenehm, lächelte viel und war glücklich. Seine Wißbegierigkeit war stark, und seine Schulleistungen wurden exzellent. Er hatte nur noch selten Infektionen, ganz im Gegensatz zu seinen früheren Jahren. Seine Mutter versuchte, die Familie weiterhin nach der Vier-Tages-Rotationskost zu ernähren. Sie machte außerdem ihr Zuhause so allergenfrei wie möglich.

Nach einiger Zeit fand sie heraus, daß auch andere Familienmitglieder von dieser Ernährungsmethode profitierten. Nachdem sie alle die verschiedenen Nahrungsmittel nur noch alle vier Tage aßen, stellte sie Allergien fest, die sie vorher nicht erkannt hatte. Vor dieser Diät wußten sie alle, daß sie sich manchmal nicht ganz wohlgefühlt hatten, hatten aber nie über eine mögliche Allergie nachgedacht.

Was ist eine einfache Weglaßkost?

Bei der einfachen Weglaßkost gibt man einem Kind absichtlich im Vier-Tages-Rhythmus dasjenige Nahrungsmittel, von dem man annimmt, daß es Symptome verursacht. Ein Beispiel: Wenn das verdächtige Nahrungsmittel Milch ist, bekommt das Kind sie am Montag und dann am Dienstag, Mittwoch und Donnerstag überhaupt keine Milchprodukte mehr. Am Freitag dann, wenn das Kind mindestens drei Stunden lang nichts gegessen hat, bekommt das Kind nur Milch und Hüttenkäse. Ähnliche Tests kann man beispielsweise am Dienstag und Samstag auf Bananen, Mittwoch und Sonntag auf Hafer oder ein anderes Nahrungsmittel durchführen und so weiter.

Dies ist der erste Ernährungfahrplan, den eine Mutter versuchen sollte, wenn sie glaubt, daß ein bestimmtes Nahrungsmittel ihrem Kind Probleme macht. Die Nahrungsmittelprobleme einiger Kinder sind viel komplizierter, aber diese sehr einfache Ernährungsform bessert häufig schon medizinische Beschwerden schnell und einfach. Erst, wenn Sie einen scharfen Dorn im Fuß finden und ihn entfernen, werden Sie die kleineren Nägel und die Reißzwecken spüren. Diese Ernährungsform hilft Ihnen, einen scharfen, störenden Dorn nach dem anderen zu finden.

Solche Tests sollten Sie natürlich nie durchführen, wenn Sie schon wissen, daß Ihr Kind auf ein Nahrungsmittel mit schlimmen Symptomen, wie Asthma, einem Kreislaufkollaps oder Schwellungen, reagiert. Wenn ein Nahrungsmittel einen wirklich schlimmen Effekt auf Ihr Kind hat, wissen Sie wahrscheinlich schon, daß es davon nicht essen sollte. Die einfache Weglaßkost erlaubt ihnen, auf sichere Weise Nahrungsmittel zu überprüfen, die das Kind auch normalerweise ißt. Sie finden damit heraus, ob bestimmte Nahrungsmittel ihm Unwohlsein bereiten oder andere Symptome hervorrufen.

Die einfache Weglaßkost hilft Ihnen, versteckte Allergien zu finden. Wenn Sie sich bei einem Nahrungsmittel nicht sicher sind, testen Sie es erst, wenn Sie mit

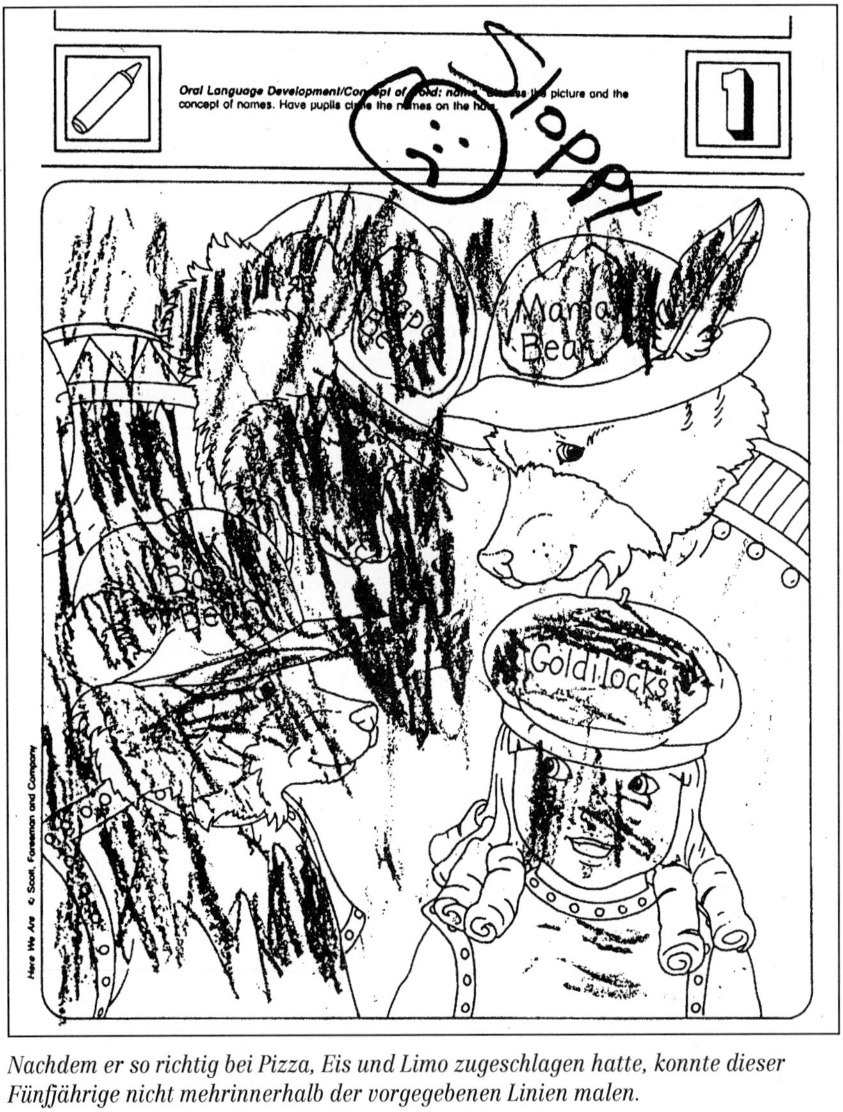

Nachdem er so richtig bei Pizza, Eis und Limo zugeschlagen hatte, konnte dieser Fünfjährige nicht mehrinnerhalb der vorgegebenen Linien malen.

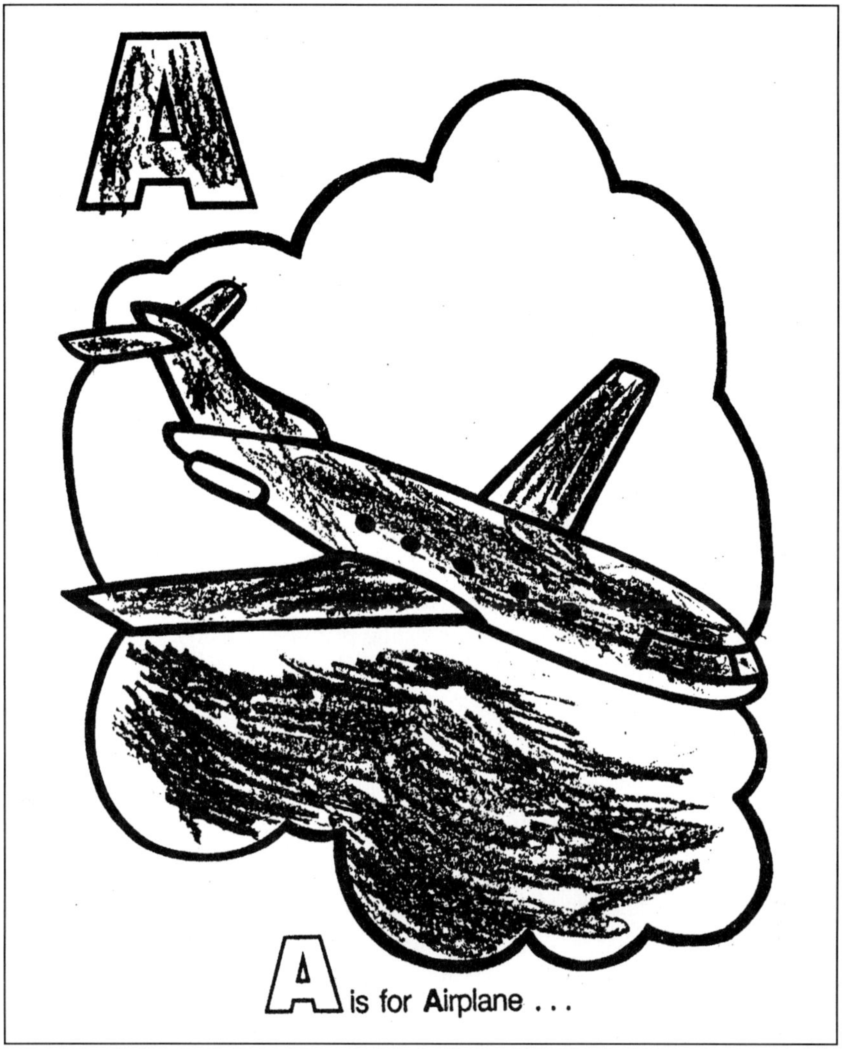

Eine Zeichnung des selben Jungen zwei Tage später, nachdem die problematischen Nahrungsmittel seinen Körper wieder verlassen hatten.

dem Arzt gesprochen haben. Die einfache Weglaßkost verursacht bei einem Kind 15 Minuten bis eine Stunde nach dem Genuß problematischer Lebensmittel typischerweise Unwohlsein oder Verhaltensprobleme. Diese Methode wird auch häufig schnell Aufschluß darüber geben, was der Grund für eine allergische Reaktion der Atemwege oder der Haut war. Zusätzlich kann sie sehr spezielle Antworten auf verstecktere medizinische Probleme liefern, wie etwa Kopf- oder Muskelschmerzen, Magenbeschwerden, Schlaflosigkeit und Verhaltens- und Lernprobleme.

Manchmal kann ein Lebensmittel auch eine sehr verzögerte Reaktion hervorrufen, die erst sechs bis 24 Stunden nach dem Genuß eines problematischen

Lebensmittels auftritt. Diese spät einsetzenden medizinischen Probleme schließen Beschwerden wie Bettnässen, Gelenksteife, Beinschmerzen, Ohrenentzündungen, Aphten, eine Kolitis oder Ekzeme mit ein. Ein Kind mit einem Ekzem kann sich aber manchmal gleich nach dem Essen anfangen zu kratzen, oder die Haut auf Armen und Beinen wird schon rot, wenn es noch ißt. Der Ausschlag selbst wird wahrscheinlich aber erst 24 Stunden nach der Mahlzeit sichtbar. Manchmal erscheint er auch erst nach zwei oder drei Tagen, was es noch kniffeliger macht, die Ursache-Wirkungs-Beziehung festzustellen.

Die meisten Reaktionen auf Nahrungsmittel dauern ein paar Minuten bis zu ein oder zwei Stunden. Manchmal kann ein Stück Brot oder ein anderes Nahrungsmittel jedoch auch Symptome hervorrufen, die einige Tage andauern. Das gleiche Kind kann eine Sofort-Reaktion auf ein Nahrungsmittel haben und eine verzögerte auf ein anderes, oder beide sind eine sowohl sofort einsetzende als auch eine verzögerte Reaktion.

Beispielsweise hatte die Mutter eines Sechsjährigen beobachtet, daß er immer nach ein paar Minuten völlig außer Rand und Band geriet, wenn er rote Süßigkeiten, roten Saft oder rote Lollies gegessen hatte. Später an diesem Tag bekam er dann immer Durchfall, Kopfschmerzen oder Fieber. Wenn er Weintrauben aß, konnte diese Art der Reaktion bis zu zwei Tagen andauern.

Ein Achtjähriger konnte nicht mehr richtig zeichnen, wenn er sich den Bauch richtig mit Pizza, Limonade, Saft oder Eis vollgeschlagen hatte. Er konnte bis zu zwei Tagen, nachdem er diese Dinge gegessen hatte, nicht innerhalb der Linien malen. Wieviele andere Kinder haben diese Probleme, und niemand erkennt sie als eine Allergie?

Verdächtige Nahrungsmittel

Versuchen Sie immer, Ihrem Kind ein verdächtiges Nahrungsmittel am Wochenende oder nach der Schule zu geben und nicht morgens.

So können Sie selbst seine Reaktion am besten sehen und beurteilen. Noch einmal: Seien Sie vorsichtig und wachsam. Testen Sie nie ein Nahrungsmittel, von dem Sie wissen, daß Ihr Kind sehr heftig darauf reagiert. Sprechen Sie dann erst mit Ihrem Kinderarzt.

Eine der größten Herausforderungen bei der einfachen Weglaßkost ist, daß das zu testende Nahrungsmittel in allen möglichen Zubereitungen und Formen eliminiert werden muß. Obwohl dies für viele Nahrungsmittel relativ einfach ist, sind doch einige wenige sehr schwer zu vermeiden, weil sie auch in anderen Lebensmitteln versteckt sind.

Das bedeutet beispielsweise, daß Ihr Kind auch keinen Käse, keinen Joghurt, kein Eis, kein Kasein oder keine Molke haben darf, wenn Sie Milch verdächtigen. Das schließt auch Backwaren, einige Wurstsorten, Suppen, abgepackte Lebensmittel oder sogar einige Medikamente mit ein, die als Hilfsstoff Milchzucker enthalten. Sie müssen jeden Aufdruck auf der Verpackung ganz genau lesen. Viele Begriffe sind häufig nur sehr schwer zu entschlüsseln. Genauso schwer sind manchmal Nahrungsmittel zu vermeiden, die Mais, Soja oder Lebensmittelzusatzstoffe enthalten.

Wenn ein bestimmtes Nahrungsmittel aber nicht in jeder Form völlig gemieden wird, ist es eher zweifelhaft, ob die einfache Weglaßdiät wirklich wertvolle und richtige Antworten liefert. Sie können dieses Problem sehr einfach umgehen, wenn Sie an vier Tagen vor einem Nahrungsmittel-Test nur frisches Obst, Gemüse und kein industriell verarbeitetes Fleisch essen.

Vor- und Nachteile der einfachen Weglaßkost

Der Hauptvorteil der einfachen Eliminationdiät ist, daß sie klare Antworten in wenigen Tagen liefert. Zusätzlich ist es meistens einfach, ein einziges Nahrungsmittel für vier Tage aus dem Speiseplan zu streichen. Wenn Sie bezweifeln, daß Sie oder Ihr Kind für diese Zeit ohne dieses spezielle Nahrungsmittel leben können, haben Sie wahrscheinlich schon die Antwort gefunden. Das ist dann genau das Nahrungsmittel, das mit Ihren ständigen Problemen zusammenhängt.

Der Hauptnachteil der einfachen Weglaßkost ist, daß sie meist nicht die ganze Wahrheit offenbart. Wenn Sie zehn Kieselsteine im Schuh haben und Sie entfernen einen, humpeln Sie immer noch. Diese Diät kann Ihnen helfen, aber wenn es noch viele andere problematische Nahrungsmittel gibt, könnte sich Ihr Kind trotzdem nicht besser fühlen, selbst wenn Sie schon das problematischste Nahrungsmittel gefunden und vom Speisezettel verbannt haben. Dann kann die mehrfache Eliminationdiät die Antwort sein.

Ein anderer Nachteil ist, daß manchmal die Symptome für drei bis vier Tage schlimmer werden, wenn ein bestimmtes Nahrungsmittel eben gerade nicht gegessen wird. Die häufigen Symptome sind dann Kopfschmerzen, Müdigkeit, Depression, Übelkeit, Reizbarkeit oder Schwindel. Wenn eine Nahrungsmittelallergie plötzlich durch eine Diät demaskiert wird, braucht es etwas Entschlossenheit für sich festzustellen, daß dieses Aufflackern der Symptome zu erwarten war und daß es nur zeitlich begrenzt ist. Reden Sie mit Ihrem Arzt, wenn Sie diese vorübergehenden Symptome ernstlich beunruhigen.

Manchmal muß man ein Nahrungsmittel auch an mehreren Tagen hintereinander essen, bevor es überhaupt Probleme bereitet. Diese Art der Diät allerdings benötigt dann die Aufsicht eines erfahrenen, auf Nahrungsmittel spezialisierten Allergologen. Zusammenfassend gilt: Es muß sehr klar sein, ob ein Kind auf ein Nahrungsmittel reagiert oder nicht. Sie müssen bei der einfachen Weglaßdiät viele Faktoren mit ins Kalkül ziehen, um eine zuverlässige Antwort zu erhalten.

Dazu gehört, daß die Reaktion des Kindes nicht nur davon abhängt, wieviel es von einem Nahrungsmittel gegessen hat, sondern auch, wie oft es davon gegessen hat und ob andere Nahrungsmittel gleichzeitig im Magen sind oder nicht. Kindern kann es schlechter gehen, bevor sie essen, weil sie unterzuckert sind.

Sie können sich schlechter fühlen, nachdem sie ein Nahrungsmittel gegessen haben, das für zwölf Tage aus ihrer Ernährung gestrichen war. Sie können sich auch ein bis drei Tage schlechter fühlen, wenn sie das Nahrungsmittel nicht mehr essen, auf das sie allergisch reagieren – sie brauchen wie ein Süchtiger einen neuen „Schuß“. Manchmal müssen sie ein Nahrungsmittel mehrere Tage hintereinander essen, bevor sich die Symptome wieder langsam bemerkbar machen. Das trifft ganz besonders dann zu, wenn ein problematisches Lebensmittel wochenlang nicht gegessen wurde. Wegen alldem brauchen nahrungsmittelallergische Kinder häufig einen Arzt, der es versteht, Nahrungsmittelallergien aufzudecken.

Krank während der Suchdiät – was dann?

Wenn Ihr Kind eine Infektion während der einfachen – oder auch mehrfachen – Weglaßkost bekommt, unterbrechen Sie sie. Es ist sonst sehr schwierig, die Ergebnisse zu interpretieren – besonders dann, wenn die Infektion auftritt, wenn man gerade ein verdächtiges Nahrungsmittel wieder mit in die Ernährung einführt.

Suchen per Buchführung

Sie können auch problematische Lebensmittel ausfindig machen, wenn Sie Listen davon vergleichen, was Ihr Kind an „guten" und „schlechten" Tagen gegessen hat. Solche Aufzeichnungen zeigen, was Ihr Kind an den Tagen gegessen hat, an denen es sich nicht wohlfühlt oder sich schlecht benimmt. Beispielsweise: Was hat es gegessen, als Ihr Kind ein beispielhafter Dr. Jekyll war? Was hat es gegessen, als es sich plötzlich in einen schrecklichen Mr. Hyde verwandelte?

Streichen Sie die Dinge, die auf beiden Listen stehen. Eines der Dinge, das auf der schlechten Liste stehenbleibt, könnte der Grund für das schreckliche Verhalten Ihres Kindes sein. Jedes dieser verdächtigen Nahrungsmittel können Sie dann mit der einfachen Eliminationdiät überprüfen.

Eine simple Allergiebremse – Natriumkarbonat

Es gibt eine Substanz, die kein Arzt verschreiben muß und die allergischen Reaktionen vorbeugen oder sie lindern kann – Natriumkarbonat, besser bekannt als Backpulver. Schon 1940 schrieb Dr. Theron Randolph, daß eine Alkali-Zubereitung von zwei Anteilen Natriumkarbonat und einem Teil Kaliumkarbonat hilft, allergische Reaktionen zu lindern.

Derartige Alkali-Zubereitungen können Sie sich in der Apotheke anmischen lassen (siehe Rezeptur). Auch einige Fertigarzneien enthalten diese Substanzen,

Beispiel für eine richtige Alkali-Mischung (in eine Tablette abfüllen lassen)	
Natrium-Bikarbonat	958 Milligramm
Kalium-Bikarbonat	312 Milligramm
Mischungsverhältnis	3:1

beispielsweise „Alkala N“. Die ist ein Pulver, das Sie mit einem beiligenden Meßlöffel abmessen können. Eine Dose kostet rund 15 DM.

Nach meiner Erfahrung lindert eine solche Alkali-Mischung innerhalb einer Viertelstunde etwa 60 Prozent aller Symptome von Kindern, die mit einer Allergie zusammenhängen. Leider stehen wissenschaftliche Beweise für diese Beobachtung noch aus.

Wenn ein Nahrungsmittel kurz, nachdem es gegessen wurde, eine offensichtliche Reaktion auslöst, können zwei Dinge helfen. Versuchen Sie, Ihr Kind zum Erbrechen zu bringen. Häufig ist ihm sowieso schon übel und wenn Sie Ihren Finger in seinen Hals stecken, läßt sich das störende Nahrungsmittel so schnell hinausbefördern. Wenn das Nahrungsmittel erst durch den ganzen Verdauungstrakt muß, könnte sich Ihr Kind sonst für einige Tage nicht wohl fühlen.

Selbst wenn aber Ihr Kind erbrochen hat, verbleibt doch ein wenig dieses problematischen Nahrungsmittels im Verdauungstrakt. Der nächste Schritt ist eine Alkali-Zubereitung aus der Apotheke.

Alkali-Zubereitungen werden normalerweise gegen unspezifische Magen-Darm-Probleme wie etwa Sodbrennen verkauft. Nehmen Sie sich die Zeit, und besorgen Sie ein solches Mittel, bevor Sie mit der Allergiediät beginnen, damit Sie etwas in der Hand haben, falls eine unerwünschte Reaktion auftritt.

Das Kind sollte die Tablette oder das Pulver auf jeden Fall mit genügend Flüssigkeit zu sich nehmen, sonst kann es Bauchbeschwerden bekommen. Wenn Sie dies hilfreich finden, haben Sie ruhig immer eine Dosis Natriumkarbonat dabei. Einige Eltern sagen, der Tip mit der Alkali-Tablette sei der beste, den wir ihnen je gegeben hätten.

Dosierung von Alkali-Zubereitungen

Für Alkali-Zubereitungen gelten folgende Dosierungen: Ein Dreijähriger bekommt eine halbe Tablette, ein Sechsjähriger eine Tablette, ein Zwölfjähriger und auch Erwachsene zwei Tabletten. Menschen mit Nieren- oder Herzproblemen sollten zunächst ihren Arzt befragen. Von der Pulverzubereitung reicht ein halber bis ein knapper Teelöffel.

Wenn man Natrium-Bikarbonat als Infusion gibt, bessert es innerhalb einer halben Stunde manchmal Asthma, Gallenblasenkoliken und sogar psychotische Anfälle, die auf eine Allergie zurückzuführen sind. In ein paar Minuten verändern sich diese Patienten völlig und benehmen sich normal.

Wenn Alkali-Zubereitungen helfen, legt dies eine Nahrungsmittelallergie nahe. Schreiben Sie dann sofort alles auf, was das Kind in den Stunden zuvor gegessen hat. Die beste Antwort könnten Papier und Bleistift sein und nicht ein weiterer Arztbesuch. In der Regel versichern Eltern hoch und heilig, daß ihr Kind nichts Besonderes gegessen hat – bis sie es aufschreiben.

Wenn Sie einmal keine Alkali-Zubereitung im Haus haben, wenn Sie eine brauchen, können Sie auch einfaches Backpulver verwenden. Das hilft nicht so gut wie eine Mischung aus der Apotheke, aber in Notfällen ist es manchmal eine gute Hilfe. Lösen Sie einen halben Teelöffel in einem halben Glas Wasser auf, danach soll das Kind noch ein ganzes Glas Wasser trinken.

Ein Wort zur Vorsicht

Alkalimischungen einzunehmen sollte nicht zur Regel werden. Sie sind für Notfälle gedacht, wenn Ihr Kind aus Versehen das Falsche ißt. Setzen Sie Alkali nicht jeden Tag ein, wenn Ihr Kind darauf besteht, das zu essen, worauf es Heißhunger hat und was ihm wahrscheinlich Probleme bereitet. Dieses Kind braucht eine Allergenextrakt-Therapie und eventuell auch psychotherapeutische Hilfe.

In dieser Beziehung sind Erwachsene die größte Herausforderung. Sie verstehen ihr Problem, aber der soziale Druck, ihr eigener unabhängiger Geist und ihre Wünsche machen sie weniger kooperativ. Selbst wenn sie Freunde verlieren, im Sport nicht gut sind oder in der Schule oder am Arbeitsplatz versagen, können sie noch immer darauf bestehen, genau das problematische Nahrungsmittel zu essen, das chaotische Brüche in ihrem Leben verursacht. Eine Alkali-Tablette ist dann nicht die Antwort.

Alkali – Gut zur Vorbeugung ...

Ihr Kind geht auf eine Geburtstagsparty, und Sie wissen, daß es sich auf dieser Party fürchterlich aufführen wird, wenn es Eis gegessen oder Limo getrunken hat. Versuchen Sie es mit der Alkali-Mischung vor der Party. Das könnte diese Reaktion verhindern. Wenn nötig, geben Sie Ihrem Kind noch einmal Alkalipulver, wenn es nach Hause kommt.

... und zur Behandlung

Ihr Kind kommt wie ein Wirbelsturm nach Hause. Seine Ohren sind feuerrot, seine Augenringe tiefschwarz, und schon allein aus der Art, wie es die Tür knallt und hereinrauscht, können Sie sehen, daß es nun Zeit zum Handeln ist. Es hat wohl auf der Schulfete alle fürchterlichen, guten Dinge gegessen. Eine Alkali-Zubereitung kann diese Symptome in ein paar Minuten bessern, wenn Sie sie sofort geben.

Ein gutes Beweismittel

Wenn Alkali-Zubereitungen regelmäßig eine Reaktion auf ein Nahrungsmittel verhindern, ist dies ein starker Beleg für eine Nahrungsmittelallergie. Merken Sie sich, daß Alkali gegen viel mehr hilft als nur gegen einfache Bauchschmerzen. Sie kann nahrungsmittelbedingte Beschwerden in vielen Körperteilen bessern, beispielsweise Asthma, allergische Symptome an der Nase, Kopfschmerzen genauso wie Hyperaktivität und Verhaltensprobleme.

Was können Sie noch tun?

Manchmal wissen Sie ja auch, daß ein Nahrungsmittel nur leichte Symptome hervorruft, aber aus bestimmten Gründen, wie etwa einer Einladung, wollen Sie es trotzdem essen. Dann hilft auch eine Substanz mit dem Namen „Cromoglicinsäure". In Deutschland ist ein Pulver oder Granulat mit diesem Wirkstoff frei in der Apotheke verkäuflich, der Produktname ist dann „Colimune". Allerdings ist das Präparat relativ teuer.

Cromoglicinsäure beugt Symptomen durch Nahrungsmittelallergien vor. Der Inhalt mehrerer Tabletten oder das Granulat läßt sich in Flüssigkeit auflösen, und man sollte sie etwa 30 Minuten vor einer kritischen Mahlzeit zu sich nehmen. Die Substanz lindert aber keine Symptome, die schon durch eine Nahrungsmittelallergie aufgetreten sind.

Cromoglicinsäure hat nur wenige Nebenwirkungen. Ihre größten Nachteile sind der Preis und die Tatsache, daß die Tabletten als Hilfsstoff Milchzucker enthalten, den einige Menschen nicht vertragen. Nahrungsmittelallergien verursachen im Körper häufig, daß bestimmte Immunzellen („Mastzellen") die Entzündungssubstanz Histamin ausschütten. Das Medikament stabilisiert die Mastzellen, und sie schütten kein Histamin aus. Das verhindert die allergische Reaktion.

Die mehrfache Weglaßkost

Die einfache Weglaßkost hilft, eine Allergie auf ein bestimmtes Nahrungsmittel zu bestätigen. Die mehrfache Weglaßkost liefert Antworten in bezug auf mehrere Nahrungsmittel, die häufig Allergien auslösen. Eltern können schnell gleich mehrere Nahrungsmittel ausfindig machen, die häufig medizinische Beschwerden, Hyperaktivität und Lernprobleme verursachen.

Wenn jemand auf mehrere Nahrungsmittel allergisch ist und nur eines von seinem Speiseplan streicht, kann es nur wenig Besserung für ihn geben.

Die mehrfache Weglaßkost schließt die Haupt-Nahrungsmittelallergene aus. Haben Sie keine Angst, daß Sie Ihrem Kind nichts mehr zu essen geben dürfen. Diese Diät erlaubt Ihrem Kind und Ihrer Familie Gemüse, Fleisch und einige Getreidesorten (z.B. Hafer und Reis).

Die mehrfache Weglaßkost, Teil 1

Im ersten Teil des Ernährungsplanes werden alle Formen der folgenden Nahrungsmittel weggelassen: Milch und Milchprodukte (Joghurt, Käse, Eis, Milchzucker, kaseinhaltige Nahrungsmittel), Weizen (Brot, Kuchen, Kekse, Gebäck), Eier, Mais, Zucker, Schokolade (auch Kakao und Cola), Erbsen, Nüsse (Erdnüsse und Erdnußbutter, Walnüsse, Haselnüsse), Sesam, Sonnenblumenkerne, Mohn, Zitrusfrüchte (Orangen, Limonen, Zitronen, Grapefruits), das einheimische Kernobst (Äpfel, Birnen, Pflaumen, Kirschen, Pfirsiche und Nektarinen), Lebensmittelfarbstoffe, Lebensmittelzusätze und Konservierungsstoffe. Wurst, Schinken, Speck oder Dosensuppen sind nicht erlaubt. Wenn Sie sich bei einem Lebensmittel unsicher sind, auch wenn es nicht in der folgenden Liste steht, essen Sie es nicht. Erwachsene müssen auch Kaffee, Tee, alle anderen Nahrungsmittel, auf die sie einen Heißhunger haben, und Tabak weglassen.

Für diesen Ernährungsplan benötigen Sie siebzehn Tage. In der ersten Woche dürfen Sie nur die „erlaubten" Lebensmittel zu sich nehmen. In den nächsten zehn Tagen nehmen Sie wieder jeweils eines der ausgelassenen Lebensmittel in Ihre Ernährung auf – immer nur eines auf einmal.

Aber erinnern Sie sich: Wenn Sie schon wissen, daß ein bestimmtes Nahrungsmittel wie etwa Eier Ihr Kind sehr krank macht, lassen Sie dieses aus, und probieren Sie die Eier gar nicht erst. Wenn Sie schon wissen, was passieren wird, gibt es keinen Grund, dieses Nahrungsmittel erneut zu testen. Der Zweck dieser Ernährung ist der, daß Sie herausfinden, was Sie noch nicht wissen und fragliche Lebensmittel überprüfen können.

Machen Sie sich über alles in einem Ernährungstagebuch exakte Aufzeichnungen. Halten Sie alles fest, was Sie oder Ihr Kind gegessen haben. Den meisten Patienten, denen diese Ernährung hilft, geht es etwa ab dem sechsten bis siebten Tag besser. Besserungen, die schon ab dem zweiten Tag spürbar sind, können sich ab dem siebten Tag noch verstärken.

Man sollte die größtmögliche Besserung während der ersten sieben Tage spüren. Wenn es Ihrem Kind innerhalb einer Woche oder einer kürzeren Zeit bessergeht, beginnen Sie den zweiten Teil des Ernährungsplanes am achten Tag. Der zweite Teil kann früher begonnen werden, wenn es Ihrem Kind nach weniger als einer Woche wesentlich besser geht.

Wenn Sie Ihrer ganzen Familie helfen wollen, drängen Sie auch die anderen Familienmitglieder, zur gleichen Zeit diesen Ernährungsplan einzuhalten. Typi-

Die mehrfache Weglaßkost, Teil 1:

Erlaubte und verbotene Lebensmittel

	erlaubt	verboten
Getreidesorten	Reis Hafer Gerste	Alle Nahrungsmittel, die Weizenmehl enthalten (also die meisten Kuchen, Kekse, Brot, Gebäck) Mais Getreidemischungen
Obst		Zitrusfrüchte (Orangen, Zitronen, Limonen, Grapefruits) Einheimisches Kernobst (Äpfel, Birnen, Pflaumen, Kirschen, Pfirsiche, Nektarinen) Erdbeeren
Gemüse	Die meisten frischen Gemüse, außer den verbotenen (siehe rechts) Selbstgemachte Pommes frites Kartoffeln	Bohnen Gemüsemischungen

Die mehrfache Weglaßkost, Teil 1 (Fortsetzung): Erlaubte und verbotene Lebensmittel		
	erlaubt	verboten
Fleisch	Schieres Hühner- oder Truthahnfleisch Kalb und Rind Schwein Lamm	Wurst, Würstchen Speck Hamburger Schinken Paniertes Fleisch Gefülltes Fleisch
Fisch	Jeder frische Fisch, außer den verbotenen Arten (siehe rechts)	Gefärbter Lachs oder Hummer
Getränke	Wasser Kräutertee oder andere reine Tees mit Honig Reiner Traubensaft Reiner Apfelsaft Reiner Ananassaft	Milch oder jede Art von Milchgetränken mit Kasein oder Molke Fruchtsäfte Limonaden
Zwischenmahlzeiten	Kartoffelchips ohne weitere Zusätze Ungeschwefelte Rosinen	Maischips Schokolade oder Lebensmittel, die Kakao enthalten Alle Naschwaren Eiscreme oder Sorbet
Sonstige Lebensmittel	Honig Selbstgemachte Essig- und Öl-Salatdressings Salz Pfeffer Reine Margarine ohne weitere Zusätze (Farbstoffe etc.)	Zucker, Fruchtzucker, Dextrose Aspartam Brot, Kuchen, Kekse (außer ggf. nach Spezialrezepten) Eier Marmelade oder Gelee Margarine mit Lebensmittelfarben oder sonstigen Zusätzen Sorbitol (Mais) Erdnußbutter, Erdnüsse Käse Lebensmittelfarben (z.B. in Vitaminpräparaten, Mundwasser, Zahnpasta, Hustensäften etc.) Gefärbte Tabletten oder flüssige Medikamente (Sprechen Sie zuerst mit Ihrem Arzt!)

scherweise werden dann auch andere Familienmitglieder feststellen, daß es ihnen bessergeht.

Das gleiche Lebensmittel – beispielsweise Milch – kann die gleichen oder aber auch ganz verschiedene Symptome bei verschiedenen Familienmitgliedern hervorrufen.

Beispielsweise kann Milch ein Kind hyperaktiv werden lassen, das andere wird darauf zum Bettnässer und bekommt Schmerzen in den Beinen, das dritte bekommt Ohrenentzündungen, die Mutter hat daraufhin Verdauungsbeschwerden und der Großvater Asthma.

Deshalb machen Sie sich auch das Kochen einfacher, und führen Sie mit der ganzen Familie diese Ernährungsumstellung durch. Ein angenehmer Nebeneffekt kann eben sein, daß Sie damit einigen emotionalen Problemen oder „Befindlichkeitsstörungen" abhelfen, die ein Nahrungsmittel bei einem Familienmitglied auslöst.

Wenn es Ihrem Kind nicht innerhalb einer Woche bessergeht, überprüfen Sie noch einmal kritisch die Ernährungstagebücher über diese erste Woche. Sind wirklich nur die erlaubten Nahrungsmittel gegessen worden? Wenn Ihr Kind sich häufig nicht an den Plan gehalten und die falschen Nahrungsmittel gegessen hat oder die falschen Getränke getrunken hat, könnten genau diese Dinge daran schuld sein.

Versuchen Sie es dann noch einmal mit dem ersten Teil des Ernährungsplanes, dieses Mal halten Sie sich aber strikt daran. Rufen Sie sich ins Gedächtnis: Diese schnelle, billige Methode der Suche nach einer Nahrungsmittelallergie kann manchmal überraschend viele chronische Beschwerden lindern, hinter denen eine unerkannte Nahrungsmittelallergie steckt.

Manchmal geht es Kindern während der ersten paar Tage des ersten Teiles der Suchdiät auch schlechter. Wenn dies geschieht, könnten dies „Entzugserscheinungen" sein, die auf eine Demaskierung der Allergie zurückgehen.

Einem Kind kann es auch auf einmal schlechter gehen, wenn es im Rahmen der Ernährungsumstellung außergewöhnlich viel von einem an sich unverdächtigen Nahrungsmittel bekommt, das aber gerade bei ihm eine Nahrungsmittelallergie auslöst.

Ein Kind, das anstelle von Milch nun Trauben- oder Apfelsaft trinkt, kann sich viel schlimmer benehmen, wenn gerade diese Säfte der Grund für seine Probleme sind.

Wenn ein Kind viel Reis oder Hafer ißt, um Weizen zu ersetzen, wird es dem Kind schlechter gehen, wenn es eine Allergie auf Reis oder Hafer hat. Versuchen Sie dann noch einmal den ersten Teil des Ernährungsplanes, aber geben Sie Ihrem Kind nicht mehr die Lebensmittel, die Sie nunmehr im Verdacht haben. Wenn dies dann die Symptome zum Verschwinden bringt, haben Sie auch schon eine Antwort gefunden.

Manchmal geht es einigen Kindern, denen eine einwöchige Ernährungsumstellung nicht geholfen hat, auf einmal dramatisch besser, wenn man sie trotzdem noch ein wenig weiterführt. Mit anderen Worten: Verlängern Sie den ersten Teil des Ernährungsplanes um eine Woche.

Wenn Sie den ersten Teil für vierzehn Tage ausprobiert haben, und diese Ernährungsform hat Ihrem Kind nicht geholfen, ist sie nicht die Antwort für Ihr Kind oder Ihre Familie. Die Beschwerden Ihres Kindes gehen nicht auf Nahrungsmittel zurück – oder nicht auf die Nahrungsmittel, die Sie in dieser Zeit ausgelassen haben.

Die mehrfache Weglaßkost, Teil 2

Während des zweiten Teils der Suchdiät beginnt man, pro Tag wieder eine große Menge eines speziellen Nahrungsmittels zu essen. Dieser Teil des Ernährungsplanes gibt manchmal aufschlußreiche Antworten, auch wenn es dem Kind während des ersten Teils nicht viel besser gegangen ist. Schreiben Sie sich an jedem Tag genau auf, wie es dem Kind ging, bevor es ein bestimmtes Nahrungsmittel das erste Mal wieder gegessen hat. Schreiben Sie sich auch den Effekt auf, den ein Nahrungsmittel hatte. Ihr Kind sollte das an diesem Tag zu testende Nahrungsmittel mehrfach essen, am besten nicht in Kombination mit anderen Lebensmitteln. Sie sollten sich aufschreiben, wie es sich danach gefühlt hat. Zu anderen Mahlzeiten kann das Kind alle Nahrungsmittel essen, die es während der ersten Woche gegessen hat.

Beginnen Sie mit etwa einem Eßlöffel voll desjenigen Nahrungsmittels, das Sie testen wollen, und verdoppeln Sie die Menge alle paar Stunden, so daß am Ende des Tages mindestens eine normale Portion zusammenkommt. Tauchen innerhalb einer Stunde nach der Mahlzeit irgendwelche Symptome plötzlich wieder auf? Kommen die Symptome mit fortschreitendem Tag wieder, wenn das Kind immer mehr des Nahrungsmittels gegessen hat? Wenn es keine unerwünschten Symptome während des Tages, der Nacht und am nächsten Morgen bekommt, ist das getestete Nahrungsmittel wahrscheinlich in Ordnung, und Ihr Kind kann es essen, wann immer es will.

Diese Reihenfolge ermöglicht es Ihnen, so schnell wie möglich zu den normalen Ernährungsgewohnheiten zurückzukehren. Wenn Ihr Kind in die Schule geht, testen Sie die Nahrungsmittel erst, wenn es wieder zu Hause ist, damit Sie Ihr Kind selbst beobachten können.

Zu jedem Zeitpunkt gilt: Wenn ein getestetes Nahrungsmittel schwere Symptome hervorruft, hören Sie sofort mit dem Test auf, und holen Sie den Rat Ihres Arztes ein. Normalerweise stellen die Eltern fest, daß Beschwerden durch Nahrungsmittel etwa eine Stunde andauern. Manchmal können sich solche Symptome auch mehrere Stunden oder sogar Tage zeigen. Wenn Sie sich Sorgen darüber machen, wie Ihr Kind auf diese Nahrungsmitteltestung reagiert, halten Sie erst mit Ihrem Arzt Rücksprache.

Wenn eines der getesteten Nahrungsmittel eine Reaktion hervorruft, die länger als 24 Stunden anhält und die sich nach einer Alkali-Tablette nicht bessert, testen Sie kein neues Lebensmittel, bis die Reaktion auf das erste völlig abgeklungen ist.

Wenn Sie sich nicht sicher sind, ob ein Nahrungsmittel wirklich Symptome hervorruft oder nicht, setzen Sie das Nahrungsmittel ab. Dann testen Sie zunächst alle anderen Lebensmittel und geben Ihrem Kind das verdächtige Nahrungsmittel

Nach diesem Schema können Sie Ihre Aufzeichnungen führen:

Mehrfache Eliminationskost, Teil 2

	8. Tag	9. Tag	10. Tag	11. Tag	12. Tag	13. Tag	14. Tag	15. Tag	16. Tag	17. Tag
	Milch und Milchprodukte	Brot und Weizenflocken	Zucker	Eier	Kakao	gefärbte Lebensmittel	Einheimisches Kern- und Steinobst (Äpfel, Birnen etc.)	Konservierungsmittel	Zitrusfrüchte	Erdnüsse und andere Nüsse wie Hasel- oder Walnüsse
Schreiben Sie auf, wie sich Ihr Kind jeden Morgen vor dem Frühstück fühlt:										
vor dem Frühstück										
Schreiben Sie auf, was Ihr Kind ißt, wann sich Ihr Kind unwohl fühlt und welche Symptome es hat:										
Frühstück										
Zwischenmahlzeit										
Mittagessen										
Zwischenmahlzeit										
Abendessen										
Zwischenmahlzeit										
Schlußfolgerung										

Nach diesem Schema können Sie Ihre Aufzeichnungen führen:

Mehrfache Eliminationskost – Teil 2

	8. Tag	10. Tag
	Milch und Milchprodukte	Zucker
	Schreiben Sie auf, wie sich Ihr Kind jeden morgen vor dem Frühstück fühlt	
vor dem Frühstück	Fühlt sich gut, hat aber eine verstopfte Nase.	Das Kind benimmt sich einfach traumhaft.
	Schreiben Sie auf, was Ihr Kind ißt und wann sich Ihr Kind unwohl fühlt und welche Symptome es hat	
Frühstück	7.30 Uhr – Trinkt eine halbe Tasse Milch. 7.30-8.30 Uhr – Fühlt sich genauso.	Ißt vier Würfelzucker. Innerhalb von 15 Minuten gerät es etwas außer Kontrolle. Dauer ca. 25 Minuten.
Zwischen-mahlzeit	8.45 Uhr – Ißt Hafer, Honig und trinkt Tee Mittag: Fühlt sich so wie am Morgen.	9.00 Uhr – Benimmt sich gut. Ißt Haferflocken, Honig und trinkt Wasser. 10.00 Uhr – Immer noch gut. Ißt eine Rosine.
Mittagessen	12.15 Uhr – Trinkt ein Glas Milch. 12.30 Uhr: Kopfschmerzen, Bauchbeschwerden, reizbar.	Mittag: Ißt sechs Würfelzucker. Innerhalb von 10 Minuten wild und völlig außer Rand und Band. Habe Alkali-Mischung gegeben, besser innerhalb von 10 Minuten.
Zwischen-mahlzeit	14.00 Uhr – Fühlt sich leicht besser, ißt Kartoffeln, Huhn und Tomaten.	13.00 Uhr – Fühlt sich normal. Kartoffeln, Rindfleisch, eine Karotte, Wasser. 15.00 Uhr – Immer noch normal. Ißt Paprika.
Abendessen	17.00 Uhr: Hat immer noch Kopfschmerzen und Bauchbeschwerden. Ißt nochmal Huhn, Möhren und trinkt Wasser.	17.30 Uhr – Immer noch in Ordnung. Kartoffeln, grüne Bohnen, Roastbeef, Wasser.
Zwischen-mahlzeit		
Schluß-folgerung	Eine halbe Tasse Milch scheint in Ordnung zu sein, ein ganzes Glas dagegen ruft Kopfschmerzen und Verdauungsbeschwerden hervor, macht es reizbar.	Zucker macht das Kind innerhalb von 15 Minuten hyperaktiv, Alkali-Mischung hilft.

danach in einem Fünf-Tages-Rhythmus, beispielsweise dienstags und samstags und sehen, ob die Symptome wieder auftreten.

Testen Sie niemals ein Nahrungsmittel, ohne vorher mit Ihrem Arzt zu sprechen, wenn Sie wissen, daß es früher schon ernste medizinische Probleme hervorgerufen hat. Wenn beispielsweise Eier oder Erdnüsse sofort die Kehle zuschwellen lassen oder Weizen schweres Asthma hervorruft, ist es gefährlich, auch nur eine Spur dieser Nahrungsmittel zu essen.

Die einzelnen Test-Tage: So müssen Sie vorgehen

Achter Tag: Der Milchtag.

Geben Sie Ihrem Kind viel Milch, Hüttenkäse, Quark, Sahne (mit Honig gesüßt) und Butter.

Vorsicht mit gelbem Käse! Geben Sie ihn Ihrem Kind nur, wenn Sie sich sicher sind, daß er keine Lebensmittelzusätze wie etwa gelbe Lebensmittelfarben enthält.

Neunter Tag: Der Weizentag.

Geben Sie Ihrem Kind zunächst nur unverarbeiteten Weizen, wie etwa in Form von Weizenflocken. Wenn Ihr Kind mit Milch Probleme hatte, geben Sie ihm heute keine. Auch Gebäck enthält manchmal Milcheiweiß, also doppelt Vorsicht damit.

Wenn Milch keine Probleme machte, können Sie sie Ihrem Kind wieder geben. Sie können auch selbst backen, aber denken Sie daran: Sie dürfen keine Eier und keinen Zucker verwenden.

Zehnter Tag: Der Zuckertag.

Geben Sie Ihrem Kind Zuckerwürfel zu essen, und tun Sie noch zusätzlichen Zucker an die erlaubten Nahrungsmittel. Wenn Milch oder Weizen Probleme machte, müssen Sie diese Lebensmittel nun meiden. Sonst können Sie unmöglich bestimmen, ob Ihr Kind Zucker verträgt.

Das Verhalten viele Kinder ändert sich plötzlich etwa eine Stunde, nachdem sie Zucker gegessen haben.

Elfter Tag: Der Eiertag.

Geben Sie Ihrem Kind Eier in der üblichen gut durchgekochten oder gebratenen Form. Noch einmal: keinen Weizen, keine Milch, keinen Zucker, wenn diese Dinge Probleme gemacht haben. Wenn nicht, kann Ihr Kind nach diesem Tag auch wieder süße Eierspeisen essen.

Zwölfter Tag: Der Schokoladentag.

Wenn Ihr Kind keine Probleme mit Zucker hatte, geben Sie Ihrem Kind dunkle Schokolade. Wenn Zucker ein Problem war, verwenden Sie reines Kakaopulver. Keine Fertigmischungen, sie enthalten Zucker! Wenn Ihr Kind keine Probleme mit Milch und Zucker hatte, können Sie ihm eine Schokomilch machen (Heiße Milch, Kakaopulver und Zucker). Wenn doch, können Sie auch einen heißen Kakao mit Wasser und Honig zubereiten. Es sind keine anderen Süßigkeiten erlaubt, weil sie noch eine Vielzahl anderer Inhaltsstoffe haben, wie etwa Stärke. Wiederum darf Ihr Kind keines der an den Vortagen getesteten Nahrungsmittel essen, wenn es sie nicht vertragen hat.

Dreizehnter Tag: Der Tag der Lebensmittelfarben.

Geben Sie Ihrem Kind gefärbte Gummibärchen oder andere Gelatinesüßigkeiten, Gelee oder gefärbte Fruchtsaftgetränke (Limo). Versuchen Sie, alle Farben zu testen, weil Ihr Kind vielleicht nur auf Rot, Grün oder Gelb reagiert. Wenn Zucker ein Problem war, kaufen Sie zuckerfreie oder honiggesüßte Produkte.

Vierzehnter Tag: Der Obsttag.

Geben Sie Ihrem Kind eine große Bandbreite von Obst und Obstsäften aus einheimischen Obstsorten. Dazu zählen auch Pfirsiche und Nektarinen.

Fünfzehnter Tag: Der Tag der Konservierungsstoffe.

Geben Sie Ihrem Kind Lebensmittel, die Konservierungsstoffe enthalten. Suchen Sie sich im Supermarkt die Lebensmittel aus, auf deren Verpackung die längste Liste dieser Substanzen steht. Vor allem versuchen Sie abgepackte Wurstwaren und Tütensuppen.

Sechzehnter Tag: Der Zitrus-Tag.

Geben Sie Ihrem Kind große Mengen Zitronen, Orangen und Grapefruits sowie weitere exotische Früchte als frisches Obst und als Saft. Vermeiden Sie aber hier Getränke mit weiteren Lebensmittelzusätzen, wie etwa Farbstoffen. Nehmen Sie lieber Mineralwasser, und geben Sie den puren Saft dazu. Nehmen Sie auch keine Fruchtsäfte, die mit Aspartam gesüßt sind. Auch sie können Reaktionen hervorrufen. Prüfen Sie diesen und andere Süßstoffe zu einem anderen Zeitpunkt im Vier-Tages-Rhythmus.

Siebzehnter Tag: Der Nuß-Tag.

Geben Sie Ihrem Kind große Mengen Erdnußbutter ohne weitere Zusätze oder schiere Erdnüsse. Testen Sie diese nur, wenn sie Ihr Kind besonders gerne ißt. Das gleiche gilt für andere Nüsse, wie beispielsweise Walnüsse. Ein besonderes Problem können Haselnüsse sein. Sie sollten sie auf jeden Fall testen.

Wenn sich Ihr Kind weigert, dem Ernährungsfahrplan zu folgen, versuchen Sie es mit einer Belohnung. Versprechen Sie ihm eine Party, wenn es keine Ausrutscher gibt und es offensichtlich ist, daß Ihr Kind gut mitarbeitet.

Die Party sollten Sie aber erst geben, wenn beide Teile der Suchdiät vorüber sind. Wenn Ihr Kind auf typisches Party-Naschzeug reagiert, geben Sie ihm nur die Dinge, die leichte Symptome hervorrufen, nicht aber schwere. Damit können Sie Ihre Beobachtungen noch einmal bestätigen. Geben Sie ihm vor der Party eine Alkali-Tablette, wenn Sie diesen Problemen vorbeugen wollen.

Noch einige Tips

Die „erlaubten“ Nahrungsmittel im ersten Teil dieses Ernährungsplanes können Sie auswählen und kombinieren, wie Sie wollen und auch während Teil 1 und Teil 2 des Ernährungsplanes in jeder beliebigen Menge essen – es sei denn, irgend etwas verursacht offensichtlich Probleme. Als Getränk können Sie die erlaubten

Früchte kleinpürieren und mit Mineralwasser mischen und mit Honig oder Ahornsirup süßen, wenn es nötig ist.

Ihr Kind darf seine üblichen Medikamente während der Suchdiät weiterhin nehmen, wenn es aber scheint, daß es sie nicht mehr so nötig braucht, sprechen Sie mit Ihrem Arzt, ob Sie sie absetzen können. Wenn es Ihrem Kind bessergeht, könnte es am Ende der ersten Woche weniger Medikamente brauchen.

Wenn möglich, versuchen Sie, ihm als Medikamente nur weiße Tabletten oder farblose Flüssigkeiten zu geben. Die meisten Flüssigkeiten wie etwa Hustensaft enthalten Maisstärke, Zucker und Farbstoffe, die bei einigen Kindern Symptome hervorrufen können. Sprechen Sie mit Ihrem Arzt über Ihre Fragen. Hören Sie nicht mit Medikamenten wie „Ritalin" oder Kortisonpräparaten auf, ohne sich mit Ihrem Arzt zu besprechen. Das kann gefährlich sein.

Wenn Sie ein problematisches Nahrungsmittel ausfindig gemacht haben, müssen Sie Ihre Beobachtungen mit Ihrem Arzt diskutieren. Einige Nahrungsmittel können Sie nicht unbegrenzt aus dem Speiseplan Ihres Kindes streichen, sonst ist eine ausgewogene Ernährung gefährdet. Dann brauchen Sie auch den Rat eines Ernährungswissenschaftlers.

Wenn Ihr Kind Asthma hat, testen Sie jedes Nahrungsmittel mit extremer Vorsicht. Sonst könnte eines völlig überraschend einen heftigen Asthmaanfall hervorrufen, wenn diese Diät den versteckten Grund für eine Allergie entlarvt. Sie müssen darüber mit Ihrem Arzt reden und Asthmamedikamente zur Hand haben, bevor Sie mit Teil 2 der Diät beginnen. In Kapitel 8 („Auch das hilft bei der Suche") können Sie nachlesen, wie Sie mit einem sogenannten „Peak-Flow-Meter" feststellen können, ob ein Lebensmittel Asthma hervorruft.

Dieses Instrument liefert Ihnen frühe Warnungen, wenn sich die Bronchien verkrampfen, so daß Sie auch rechtzeitige Maßnahmen dagegen ergreifen können, um einen Anfall abzukürzen. Nachdem sie alle Nahrungsmittel getestet haben, wissen die meisten Eltern schon, welche Nahrungsmittel die hauptsächlichen Probleme bereiten.

Weniger war mehr – Dave

Dave war sechs Jahre alt, als er in die Sprechstunde kam. Er war völlig unkontrollierbar, ständig in Bewegung, und schwatzte dauernd. Nachdem seine Mutter eines meiner Bücher gelesen hatte, versuchte sie es mit dem ersten Teil der mehrfachen Weglaßdiät, und innerhalb einer Woche ging es Dave zu 90 Prozent besser.

Er war „überhaupt nicht mehr hyperaktiv, einfach nur noch gut drauf, gehorchte, war liebevoll, ruhig und sehr kooperativ." Sie fand im zweiten Teil der Diät heraus, daß Mais ihn einfach irre und wild machte, Milch weinerlich, Konservierungsmittel machten ihn rebellisch und gemein. Später fand sie noch heraus, daß Soja ihn rotzig, hyperaktiv und angriffslustig werden ließ.

Seine Mutter hatte klugerweise Soja im Verdacht, weil er dies als Säugling als Milchersatz bekommen hatte. Mit der Zeit fand sie heraus, daß immer mehr Lebensmittel ihn zu beeinflussen schienen. Er war einfach wunderbar – solang er nichts aß. Sie kam zu uns, weil er an Gewicht verlor und seine Diät ihn langweilte. Er brauchte eine Nahrungmittelextrakt-Behandlung, damit er die Grundnahrungsmittel wieder essen konnte, die ihm Probleme bereiteten.

Nicht alle Kinder reagieren so dramatisch gut auf eine Ernährungsumstellung wie Dave, aber vielen kann sie in verschiedenem Maße helfen. Wenn sich ein Kind mit der Ernährungsumstellung zu 90 bis 100 Prozent besser fühlt, stecken hinter seinen Problemen wohl Nahrungsmittelallergien.

Wenn die Diät nur zu 25 Prozent hilft, muß man andere allergene Substanzen oder andere medizinische Probleme in Betracht ziehen. Man darf auch nicht außer acht lassen, daß Nahrungsmittelallergien sowohl mit der einfachen als auch mit der mehrfachen Weglaßkost trotzdem verborgen bleiben können. Wenn das Kind Probleme mit anderen gern gegessenen Nahrungsmitteln hat, die innerhalb der Diät nicht weggelassen werden, wie etwa Pilze, würde diese Diät eben nicht helfen, auch wenn das Kind eine Nahrungsmittelallergie hat.

Beide Diäten wären dann solange nicht hilfreich, bis das problematische Nahrungsmittel aus der Diät verbannt und dann wieder nach der richtigen Zeitspanne getestet wird.

Wenn Sie mit wenig Aufwand und für wenig Geld viele Antworten in einer kurzen Zeitspanne haben wollen, sprechen Sie zunächst mit Ihrem Arzt, und versuchen Sie dann die mehrfache Weglaßkost. Der Lohn für Ihre Mühe kommt häufig schnell, und das Ergebnis ist unglaublich befriedigend.

Die Persönlichkeitsprobleme und die körperlichen Beschwerden vieler Kinder enden dann schon nach drei bis sieben Tagen. Wenn jedes möglicherweise verdächtige Lebensmittel nacheinander getestet wird, sind die Antworten offensichtlich.

Keine Diät hat nach meiner Erfahrung so vielen Patienten geholfen. Die meisten von ihnen, die zu uns kommen, haben diese Diät schon vor dem ersten Besuch allein für sich probiert und wissen schon, welche Nahrungsmittel die hauptsächlichen Probleme machen. Einige haben auch festgestellt, daß nur ein einziges Nahrungsmittel ein Problem ist. Nachdem sie Rücksprache mit ihrem Arzt gehalten haben, können sie es meistens einfach weglassen und brauchen gar nicht die Hilfe eines Allergologen.

Nahrungsmittelallergien – so lassen sie sich langfristig behandeln

Es gibt eine ganze Reihe verschiedener Wege, eine Nahrungsmittelallergie zu behandeln, wenn Sie einmal herausgefunden haben, auf welches Lebensmittel Ihr Kind reagiert. Die folgenden sind die gebräuchlichsten Wege:

- Versuchen Sie zunächst, das Nahrungsmittel völlig zu meiden. Das ist einfach, wenn das Problem ein Lebensmittel wie etwa Melone ist. Normalerweise weiß man, wann man Melone ißt. Melone ist nicht als Lebensmittelbestandteil in anderen Nahrungsmitteln versteckt.

Viele problematische Lebensmittel aber, wie etwa Mais, Milch, Soja, Weizen, Farb- und Konservierungsstoffe und so weiter, können auf verschiedene Weise in irreführend etikettierten Lebensmitteln versteckt sein und sind deshalb nur sehr schwer zu vermeiden.

- Behandeln Sie die Allergie mit einem spezifischen und individuell hergestellten Nahrungsmittelallergie-Extrakt, das man entweder als Tablette unter die Zunge geben oder spritzen kann.
- Suchen Sie sich einen Arzt, der Nahrungsmittelallergien mit der Provokations/Neutralisationsmethode behandelt. Nach so einer Therapie kann man in der Regel die übliche Menge der meisten der problematischen Lebensmittel im Vier-Tages-Rhythmus essen. Das gilt aber nicht immer.

Die Provokations-/Neutralisationstests könnten jedoch auch versagen, wenn Sie dasjenige Nahrungsmittel, auf das Sie reagieren, das letzte Mal bereits vor Wochen oder sogar Monaten gegessen haben. Manchmal muß man eine winzige Menge davon am Tag vor dem Test essen, um einen zuverlässigen Hauttest zu erreichen. Sprechen Sie vorher mit dem Arzt, ob und wie Sie dies tun sollten.

Als ich in den Jahren 1955 bis 1958 zur Allergologin ausgebildet wurde, wurde mir beigebracht, daß sich eine Nahrungsmittelallergie nur durch völliges Vermeiden heilen läßt. Ich brauchte 18 Jahre, um das Gegenteil herauszufinden. Sogar heute, wo es über 20 wissenschaftliche Studien gibt, die beweisen, daß die Provokations-/Neutralisationsmethode hilft, besagen manche schlecht angelegte Untersuchungen, daß diese Methoden nicht hilfreich wären. Dies ist vor allem deshalb höchst bedauerlich, weil sich diese Behandlungsmethode als so unglaublich hilfreich für unzählige Kinder erwiesen hat.

Praktisch gesprochen ist es aber doch so, daß eine Mutter nicht nach dem Beweis durch wissenschaftliche Studien fragt, wenn ihr Kind auf einmal ein Nahrungsmittel essen kann, das es vorher nicht vertrug. Sie weiß eben einfach, daß es ihrem Kind bessergeht. Konservative Mediziner würden gerechtfertigterweise solche Vorkommnisse als „anekdotisch" kritisieren. Das heißt aber nicht, daß die Beobachtung nicht richtig ist, nur ist sie nicht bewiesen.

- Versuchen Sie langsam, eine Toleranz für das problematische Lebensmittel aufzubauen. Noch einmal: Reden Sie erst mit Ihrem Arzt, bevor Sie Ihrem Kind das erste Mal wieder ein problematisches Nahrungsmittel geben und dann auch jedesmal, wenn Sie es wieder probieren. Einige Kinder können nicht einmal den Geruch oder einen Tropfen von bestimmten Nahrungsmitteln tolerieren.

Folgendes grundsätzliche Prinzip hat einigen Kindern geholfen, mehr von bestimmten Nahrungsmitteln essen zu können, auf die sie allergisch reagierten: Wenn Ihr Arzt zustimmt, geben Sie Ihrem Kind nur eine kleine Menge oder viel weniger als die übliche Menge des problematischen Lebensmittels in einem Vier-Tages-Rhythmus.

Beispielsweise können täglich drei Gläser Milch in einem Vier-Tages-Rhythmus fürchterliche Symptome hervorrufen, aber wenn jemand nur einen halben Teelöffel im Vier-Tages-Rhythmus zu sich nimmt, könnte dies völlig unproblematisch sein. Dann erhöhen Sie immer in diesem Vier-Tages-Rhythmus die Menge von einem halben auf einen ganzen Teelöffel und arbeiten sich danach auf ein ganzes Glas hoch.

Es ist möglich, einige Nahrungsmittelallergien allein durch völliges Meiden des Nahrungsmittels zu behandeln, ohne daß man dazu einen Allergologen benötigen würde. Einige Nahrungsmittel toleriert man nach einiger Zeit der völligen Abstinenz wieder. Diese Toleranz kann man aber auch erneut verlieren, wenn man ein Nahrungsmittel dann in zu großen Mengen ißt. Häufig ist erlangt man einer derartige Toleranz auch wieder, wenn man die Vier-Tages-Rotationsdiät einhält und/oder eine Allergenextrakt-Therapie bekommt.

Nahrungsmittel: Diese Beschwerden können sie auslösen

Die Nahrungsmittel in der folgenden Tabelle lassen sich nach Beobachtungen vieler klinischer Ökologen mit den darunter genannten körperlichen Beschwerden in Verbindung bringen. Jeder ist anders, so sind dies natürlich nur mögliche Faktoren. Bei jedem könnte es jedes beliebige Nahrungsmittel sein, das jede Art von Beschwerden auslöst.

Es könnte aber sein, daß Sie es beispielsweise hilfreich finden zu wissen, daß Milch eben ein häufiger Grund für immer wiederkehrende Ohrenprobleme, Beinschmerzen, Glucksgeräusche in der Kehle, Bettnässen, Hyperaktivität und eine verstopfte Nase ist.

Die Übersicht auf den Seiten 130 und 131 könnte Ihnen zumindest einen kleinen Einblick dahingehend liefern, daß Sie den Grund für das Unwohlsein Ihres Kindes schneller eingrenzen können.

Nicht alles ist gleich eine Allergie

Denken Sie besonders an eine Allergie, wenn Ihr Kind allergische Verwandte hat, allergisch aussieht und/oder mehrfach Schwierigkeiten mit seiner Flaschenmilch als Säugling hatte. Die folgenden Symptome lassen sich allerdings auch bei nicht-allergischen Menschen beobachten:

- Backpflaumen und Bohnen verursachen Durchfall und Blähungen
- Käse stopft
- Mais kann unverdaut wieder ausgeschieden werden
- Fettige Nahrungsmittel können Magen- oder Gallenprobleme hervorrufen
- Falsch gelagerte oder unzureichend gekühlte Nahrungsmittel können bakteriell verunreinigt sein und Krankheiten hervorrufen
- Koffein kann Nervosität und Schlaflosigkeit hervorrufen
- Große Mengen Vitamin C können Durchfall verursachen

Beschwerden durch Nahrungsmittelallergien

Nasenprobleme	Keuchen und Asthma	Hyperaktivität	Ekzeme	Ausschläge	Kopfschmerzen	Ohrenprobleme	Chronische Infektionen	Bettnässen
Milch* Schokolade Eier Weizen Künstliche Farbstoffe Hefe	Milch* Eier Weizen oder jedes andere Getreide Fisch Schalentiere Erdnüsse Erdnußbutter Kakao Mais Nüsse Zwiebel Knoblauch Hefe	Künstliche Farbstoffe Konservierungsmittel Zucker (Rohr- oder Rübenzucker) Milch* Mais Kakao Weizen Getreide Eier Äpfel/Apfelsaft Weintrauben/Traubensaft Erdnüsse Erdnußbutter Tomaten Nahrungsmittelzusätze Künstliche Aromen Bananen Orangen Hefe	Eier Milch* Schokolade Nüsse Erdnüsse Erdnußbutter Hefe Getreide Kartoffeln	Schokolade Milch* Eier Erdnüsse Erdnußbutter Zimt Konservierungsmittel Künstliche Farbstoffe oder Aromen Je nach Saison: Erdbeeren, Melonen, Tomaten	Milch* Eier Schokolade Huhn Mais Erdnüsse Erdnußbutter Erbsen Bohnen Zimt Schwein Knoblauch Lebensmittelfarbstoffe Shrimps	Milch* Eier Schokolade Erdnüsse Erdnußbutter Mais Huhn Weizen	Milch* Eier Mais Weizen Zimt oder andere Gewürze Zitrusfrüchte Schokolade Cola	Milch* Saft (Apfel, Trauben, Grapefruit, Ananas) Eier Weizen Schwein Tomaten Huhn Cola Kakao Zwiebeln Fisch Zimt Äpfel Erdnüsse Erdnußbutter Konservierungsstoffe Künstliche Farbstoffe
Hausstaub Pollen Schimmelpilze Haustiere	Aspirin Tartrazin oder andere gelbe Lebensmittelfarben Schwefel Katzen Hunde Hausstaub Pollen Schimmelpilze Parfüm Chemische Gerüche Autoabgase	Hausstaub Schimmelpilze Pollen Chemische Gerüche	Hausstaub Pollen Schimmelpilze	Aspirin Penicillin und jedes andere Antibiotikum	Pollen Schimmelpilze Hausstaub Haustiere Luftverschmutzung Autoabgase Tabakrauch Farbgerüche Parfüm Chemische Gerüche Natürliches Gas	Hausstaub Milben Haustiere Schimmelpilze	Schimmelpilze Hausstaub	Schimmelpilze

Blasenent-zündungen	Muskel-schmerzen und -schwäche	Gelenksteife	Kolitis	Zwölf-fingerdarm-geschwüre	Gallen-blasenbe-schwerden	Aphten	Muskel-krämpfe oder -zuckungen	Nierenpro-bleme	Hoher Blutdruck
Tee Milch* Orangen- oder andere Säfte Zucker Konser-vierungsmittel Trauben Kaffee Cola Mais Nüsse Hausstaub Pollen Schimmelpilze Natürliches Gas Abgase	Weizen oder andere Getreide-sorten Mais Milch* Schokolade Zitrusfrüchte (Orangen) Chemikalien Synthetische Teppiche	Weizen oder andere Getreide-sorten Kartoffeln Tomaten Milch* Rindfleisch Schwein Schinken Speck Schweine-schmalz Huhn Eier Kaffee Tee Lebensmittel-farben Schimmelpilze Chemikalien Natürliches Gas Benzin	Milch* Weizen Eier Mais Kakao Nüsse Orangen Schwein Rind Huhn Erdnüsse Erdnußbutter Zucker Schimmelpilze Hefe	Milch* Huhn Weizen Mais Eier Rindfleisch Tomaten Kaffee Tee Orangen Avocado Pfirsiche Kartoffeln Gerste Schokolade Trauben Erdnüsse Erdnußbutter Gewürze	Schokolade Eier Schwein-fleisch Zwiebeln Huhn Milch* Kaffee Orangen Mais Bohnen Nüsse	Zitrusfrüchte Vitamin C eingelegtes, saures Gemüse Äpfel Kaffee Schokolade Kartoffeln Nüsse Zimt Minze Essig Mundwasser Zahnpasta	Milch* Eier Huhn Hefe Schimmelpilze	Milch* Weizen Zitrusfrüchte Gras	Kaffee Schokolade Mais Nüsse Erdnüsse Erdnußbutter Milch* Weizen Reis Rindfleisch Meerestiere Huhn Schweine-fleisch Chemikalien Phenole

* Milch meint immer alle Milchprodukte, also auch Käse, Joghurt, Eis, Molke, Kasein usw.

Einige Menschen haben andere Verdauungsbeschwerden. Sie können keine Milch verdauen, weil ihnen ein bestimmtes Enzym – die „Laktase" – fehlt, um den Milchzucker aufzuspalten. Diese Menschen leiden häufig unter heftigen Blähungen und Durchfall, wenn sie irgendein Milchprodukt zu sich nehmen.

Einige Nahrungsmittel enthalten natürlicherweise die Entzündungssubstanz Histamin, so daß sie Symptome wie Durchfall, Kopfschmerzen, Hautausschläge oder sogar Asthma hervorrufen können, ohne daß dies aber mit einer Allergie zusammenhängt. Zu diesen Nahrungsmitteln gehören Käse, Hummer, Shrimps, Makrelen, Lachs, Eiklar, Tomaten, Schweinefleisch, Schokolade, Thunfisch, Wurst, Bananen und Erdbeeren. Auch Ananas und Papayas können für einen Histaminausstoß sorgen, sobald man sie verzehrt hat.

Menschen, die zuwenig Salzsäure im Magen haben oder denen Verdauungsenzyme fehlen, können eine Vielzahl von Verdauungsproblemen und auch Nährstoffmängel haben. Ein hypoallergenes Präparat, das Verdauungsenzyme enthält, kann dann eine Lösung sein. Noch einmal: Sprechen Sie zuerst mit Ihrem Arzt, einem Gastroenterologen oder einem Ernährungswissenschaftler.

Wenn Ihr Kind schaumigen, übelriechenden Stuhl, einen aufgeblähten Bauch und dünne Pobacken hat, sein Schweiß salzig schmeckt und es Probleme mit dem Atmen hat, könnte es auch Mukoviszidose haben. Sprechen Sie mit Ihrem Arzt.

Auch eine sogenannte „Zöliakie", eine Unverträglichkeit auf das Klebereiweiß „Gluten", kann manchmal mit einer Allergie verwechselt werden. Kinder mit einer Zöliakie sind blaß und haben einen aufgetriebenen Bauch, Durchfall, faulig riechenden Stuhl, Blähungen und wachsen schlecht. Diese Symptome tauchen schnell dann auf, wenn sie das erste Mal in ihrem Leben Getreide essen. Gluten steckt in Weizen und allen verwandten Getreidesorten, wie Roggen, Gerste und Hafer. Die Krankheit kann ererbt sein.

Obwohl das Immunsystem auch an der Entstehnung der Krankheit beteiligt ist, wissen wir wirklich nicht, warum und wie. Die einzige Behandlung besteht darin, alles Gluten zu meiden. Einige wenige Menschen vertragen kleine Mengen Gluten oder Hafer, weil dieser weniger Gluten als die anderen Getreidesorten enthält. Trotzdem kann auch der kleinste Versuch, Gluten zu essen, einen verheerenden Effekt auf den Verdauungstrakt haben.

Der Darm eines Zöliakiekranken kann mit der Zeit so porös werden, daß mit der Zeit immer größere Nahrungspartikel durch die Darmwand passen und in den Blutstrom gelangen können mit dem Effekt, daß sich zu der Zöliakie noch richtige Nahrungsmittelallergien entwickeln können. Es scheint so, daß viele Kinder und auch Erwachsene an Magen-Darm-Problemen leiden, weil sie unentdeckte Parasiten haben, die es zu behandeln gilt. Speziallabors können diese Parasiten aus dem Stuhl bestimmen.

Eine große Anzahl von Kindern hat offensichtlich auch eine Darminfektion mit Hefepilzen wegen immer wiederkehrender Behandlungen mit Antibiotika. Einige Kinder haben emotionale Probleme, die Eßstörungen oder Verdauungsprobleme hervorrufen. Eßsucht, Magersucht oder Eß-Brech-Sucht haben sicherlich psychische Komponenten, aber eine Behandlung mit Nährstoffen wie etwa Zink scheint manchmal für solche Menschen hilfreich zu sein.

Wenn Sie die Lösung gefunden haben

Wenn Sie ein Nahrungsmittel ausfindig gemacht haben, das an den gesundheitlichen Problemen Ihres Kindes schuld hat oder das für sein schlechtes Verhalten verantwortlich ist, kann dies eine enorme Erleichterung sein. Das erste Mal merken Sie, daß Sie keine schlechten Eltern waren. Mindestens ebenso wichtig: Sie und auch Ihr Kind werden feststellen, daß es eben nicht schlecht oder langsam ist. Sie müssen sich nicht mehr zurücklehnen und sich ständig fragen „Warum" oder „Was kann ich dagegen tun?" Der Frust, die Wut und die Verzweiflung werden alle in dem Maße verschwinden, wie Sie die Zusammenhänge verstehen. Das erste Mal weinen Mütter dann aus Erleichterung und nicht mehr aus Frust.

Ein letztes Wort zur Vorsicht

Nach einer Allergenextrakt-Therapie können die meisten – nicht alle – Lebensmittel wieder gegessen werden, auch wenn sie Symptome hervorrufen. Wenn jedoch ein Nahrungsmittel in der Vergangenheit einmal alarmierende Symptome hervorgerufen hat, nennt man dies eine fixierte Allergie. Versuchen Sie niemals, auch nur ein Häppchen eines solchen Nahrungsmittels zu essen, ohne vorher Ihren Arzt zu fragen. Sie müssen es wahrscheinlich für immer aus Ihrer Ernährung streichen.

Beispiele für eine solche Allergie sind Reaktionen auf Eier, Nüsse, Buchweizen und Fisch, weil diese rasche und alarmierende Krisen bei einigen hochsensiblen Patienten heraufbeschwören. Diese Nahrungsmittel können so heftige Reaktionen auslösen, daß Sie sie im Falle einer fixierten Allergie nicht einmal riechen, geschweige denn essen sollten. Mit einigen wenigen Ausnahmen lassen sich diese Allergien auch nicht mit einer Extrakt-Therapie behandeln.

Diese extremen Nahrungsmittelallergien lassen sich am leichtesten mit einem stark erhöhten RAST-Test nachweisen. Wenn Ihr Kind häufig von den obengenannten Nahrungsmitteln gegessen hat und keine alarmierenden Symptome bekommen hat, hat es wahrscheinlich auch keine fixierte Allergie. Wenn es aber auch nur den leisesten Zweifel gibt, sprechen Sie bitte mit Ihrem Arzt.

Ihre Aufzeichnungen – das A und O

Wenn Sie den Grund für Ihre Krankheit oder die Ihres Kindes herausfinden wollen, sind genaue Aufzeichnungen der effektivste und billigste Weg.

Das müssen Sie dafür vorbereiten:

- Kaufen Sie sich ein Loseblatt-Ringbuch, und schreiben Sie auf den Deckel: „Was hat ____ gegessen, gerochen oder angefaßt?". Setzen Sie den Namen Ihres Kindes ein.
- Kaufen Sie Registerblätter, damit Sie das Ringbuch in verschiedene Abteilungen unterteilen können.
- Machen Sie sich eine Liste über alle vorrangigen Beschwerden Ihres Kindes. Schreiben Sie auch alle ungewöhnlichen Beobachtungen auf, wie etwa „Unfähigkeit, klar zu sprechen" oder „benimmt sich tollpatschig". Notieren Sie aber jedes „psychische" Problem extra, denn verschiedene Dinge können auch verschiedene Verhaltensweisen und Probleme auslösen.
- Schreiben Sie jedes Symptom Ihres Kindes auf eines der Trennblätter im Ringbuch. Machen Sie dies gegebenenfalls auch für andere Familienmitglieder, Allergien sind typischerweise ein Familienproblem, nicht nur das eines einzelnen Kindes.
- Wenn das Symptom auftritt, schreiben Sie an die entsprechende Stelle, was Ihr Kind gegessen, gerochen oder angefaßt hat. Wenn Ihr Kind alt genug ist, holen Sie sich die Informationen direkt von Ihrem Kind. Schreiben Sie wirklich alles unter dem Hauptsymptom auf, an was Sie oder Ihr Kind sich erinnern können. Machen Sie sich auch an der jeweiligen Stelle einen Querverweis auf andere weniger heftige medizinische Probleme.

Ein Beispiel: Nehmen wir an, Ihr Kind wäre extrem hyperaktiv, hätte leichte Kopfschmerzen und leichte Blähungen. Auf die letzteren zwei Symptome müßten Sie sich dann einen Querver-

Mögliche Hauptprobleme Ihres Kindes:

- *Hyperaktivität*
- *Ruhelosigkeit*
- *Angriffslustigkeit, Aggression*
- *Wutausbrüche*
- *Niedergeschlagenheit/ Depression*
- *Müdigkeit*
- *Zieht sich häufig zurück oder läßt sich nicht anfassen*
- *Kopfschmerzen*
- *Asthma*
- *Husten*
- *Allergische Symptome der Nase*
- *Allergische Symptome der Augen*
- *Ekzeme, Ausschläge oder juckende Haut*
- *Verdauungsbeschwerden (Blähungen, Aufstoßen, Übelkeit...)*
- *Durchfall oder Verstopfung*
- *Mundgeruch*
- *Bein- oder Muskelschmerzen*
- *Macht während des Tages in die Hosen*
- *Nächtliches Bettnässen*
- *Verschwollene Tränensäcke*
- *Dunkle Augenringe*
- *Rote Ohren, Wangen, rote Nasenspitze*
- *Zappelige, wackelige Beine*
- *Kann manchmal nicht schreiben oder malen*
- *Plappert ununterbrochen*

weis machen. Die Details sollten Sie sich immer unter dem Hauptsymptom, in diesem Falle der Hyperaktivität, notieren.

Dort schreiben Sie auf, was das Kind gegessen, gerochen oder angefaßt hat. Wenn Ihr Kind „immer" hyperaktiv ist, notieren Sie sich die besonders schlimmen Tage. Unter „Kopfschmerzen" tragen Sie das Datum, die Zeit und den Verweis „siehe Hyperaktivität" ein.

Tun Sie dies immer, wenn Sie ein Hauptsymptom eintragen. So werden Sie nach einiger Zeit unter jeder Überschrift vier oder fünf Einträge haben. Wenn Sie die häufigsten Faktoren überprüfen, bekommen Sie so auch schnell Antworten.

Beispielsweise könnte Ihr Kind immer dann, wenn es hyperaktiv geworden ist, etwas Rotgefärbtes gegessen haben, beispielsweise rote Limo, rote Gelatine oder sonstiges rotes Naschzeug. Dies würde nahelegen, daß rote Lebensmittelfarbe ein Problem ist. Machen Sie sich ganz detaillierte Aufzeichnungen. „Limo, Gelatine, Naschzeug" aufzuschreiben, ist nicht genug. Sie brauchen auch die Farbe und wenn möglich, den Produktnamen.

- Die meisten Symptome machen sich nach fünfzehn Minuten bis zu einer Stunde bemerkbar, wenn das Kind einer Substanz ausgesetzt war, auf das es reagiert. Bettnässen, Ohrenentzündungen, Ekzeme, Aphten, Gelenkentzündungen oder Bauchprobleme wie eine Kolitis treten wahrscheinlich erst einige Stunden später auf. Deshalb müssen die Aufzeichnungen immer auch die letzten zwei Vortage enthalten.
- Machen Sie sich im Ringbuch auch eine Unterteilung für die „guten Tage". Diese gibt Ihnen Hinweise darauf, was keine Symptome hervorruft. Wenn es Ihrem Kind den ganzen Tag über und auch am nächsten Morgen gutgeht, bedeutet dies, daß die Nahrungsmittel, die Gerüche und alle sonstigen Kontakte des Vortages höchstwahrscheinlich in Ordnung waren.

Sie werden diese Liste wahrscheinlich enorm hilfreich finden. Sie hilft Ihnen herauszufinden, welche Nahrungsmittel Ihr Kind verträgt, wenn es wichtige Prüfungen vor sich hat, sportliche Leistungen bringen muß und so weiter.

Solch eine Liste gibt Ihnen aber keine hundertprozentige Sicherheit, denn die Symptome werden wiederkehren, wenn Ihr Kind mehr Allergenen ausgesetzt ist, als es ertragen kann.

- Machen Sie sich in Ihrem Ringbuch eine Zusammenfassung ähnlich dieser:

Beschwerden	**Wahrscheinliche Auslöser**
Reizbarkeit	Rote Lebensmittelfarbe, Zucker, Milch, Parfüm (Geben Sie die Marke an)
Aggressivität	Popcorn
Beinschmerzen	Kaugummi, Aspartam
Kopfschmerzen	Milchprodukte
Schreibt rückwärts	Schimmelpilze, Baumpollen, Eier

Das folgende Raster wird Ihnen schnelle Antworten über eventuelle Nahrungsmittel oder andere Allergene liefern, die Probleme bereitet haben. Notieren Sie sich hier auch gegebenenfalls Hinweise, die Provokations-/Neutralisationstests ergeben haben. Beispielsweise: Wenn ein Test auf Hausstaub Kopfschmerzen hervorrufen und auch wieder beseitigen konnte, notieren Sie Hausstaub bei den Verursachern für Kopfschmerzen. Wenn sich während des Allergietests auf Schimmelpilze die Handschrift Ihres Kindes oder seine Fähigkeit zu malen verändert hat, notieren Sie sich Schimmelpilze als Grund für schlechte Schulleistungen.

Bestimmte Probleme zu bestimmten Tageszeiten

Im folgenden finden Sie Beispiele dafür, wie Ihnen Aufzeichnungen dabei helfen können, spezielle Probleme Ihres Kindes ausfindig zu machen.

Probleme zwischen dem Aufwachen und dem Schulbeginn

Nehmen wir an, Ihr Kind wacht morgens auf und fühlt sich wohl. Bis es aber das Haus verläßt, um zur Schule zu gehen, machen sich Kopf- und Bauchschmerzen bemerkbar oder eine Wesensveränderung. Fragen Sie sich: „Was hat mein Kind gegessen, gerochen oder angefaßt?“ Schreiben Sie das Datum, die Zeit und alles hinein, an das Sie sich erinnern können. Schließen Sie alles mit ein, auch Zahnpasta, Mundwasser, Vitamine, Medikamente, sogar Wasser. Notieren Sie alles, was Ihr Kind im Mund hatte, jeden Geruch, den es verspürt haben könnte, beispielsweise von parfümiertem Puder, auch Spielzeuge wie Malstifte oder Kreide.

Hat Ihr Kind mit der Katze gespielt oder ist es an einem staubigen Ort herumgekrabbelt? Wenn der Atem und der Puls des Kindes normal waren, als es aufwachte und sich dann deutlich verändert haben, ist der Grund für die Schwierigkeiten wahrscheinlich ein Kontakt, der zwischen dem morgendlichen Aufwachen und dem Außer-Haus-Gehen stattgefunden hat. Denken Sie wirklich an alle Gerüche und Kontakte.

Schreiben Sie alles kurz auf. Wenn das Problem plötzlich in einer bestimmten Zeitspanne von einer bis vier Wochen jeden Tag auftritt, denken Sie auch an Pollen und Schimmelpilze außerhalb des Hauses. Wenn die Symptome deutlich werden, wenn es draußen kalt wird, denken Sie an Hausstaub, Schimmelpilze im Haus oder eventuell eine beginnende Infektion. Wenn die Beschwerden nur an regnerischen Tagen auftreten oder während der Schneeschmelze oder nachdem das Kind im muffigen Keller war, denken Sie an Schimmelpilze. Denken Sie auch an alles, was in Ihrem Haus neu oder seit einiger Zeit anders ist.

Probleme zwischen dem Verlassen des Hauses und Schulbeginn

Nehmen wir an, Ihr Kind hat das Haus verlassen, um zur Schule zu gehen und hatte sich auch wohl gefühlt. Aber seine Lehrer beklagen sich, daß es sich in der

Verdächtige Substanzen: Ein Beispiel für Ihre Aufzeichnungen												
medizinische Beschwerden	Nase	Brust	Kopfschmerzen	Schmerzen in den Beinen	Verdauungs-beschwerden	aggressiv	zu müde	reizbar	niedergeschlagen	hyperaktiv	schreibt rückwärts	kann nicht innerhalb von Linien malen
Hausstaub			X									
Milben												
Baumpollen												X
Gräserpollen												
Unkrautpollen												
Schimmelpilze			X									
Hefen												
Milch				X						X		
Weizen												
Eier												X
Schokolade												
Mais								X				
Zucker										X		
Äpfel												
Bananen												
Konservierungsstoffe												
Zitrusfrüchte												
Erdnüsse												
Histamin												
Lebensmittelfarben										X		
Kaugummi						X						
Aspartam						X						

Klasse danebenbenimmt. Denken Sie zurück: Es könnte eine verzögerte Reaktion vom Frühstück sein. Schreiben Sie alles Gegessene auf. Oder es könnte ein Geruch im Schulbus gewesen sein, beispielsweise Tabak, Abgase, Parfüm, Geruch von Weichspüler und so weiter. Es könnten auch Nahrungsmittel oder Süßigkeiten gewesen sein, die Ihr Kind mit einem anderen geteilt hat. Versuchen Sie einmal, Ihr Kind selbst zur Schule zu bringen, wenn Sie die Gerüche im Schulbus in Verdacht haben.

Probleme zwischen der ersten Schulstunde und dem Mittagessen

Vielleicht fühlt sich Ihr Kind bis zum Beginn der ersten Stunde wohl, aber vor dem Mittagessen tauchen auf einmal körperliche Beschwerden oder Lern- und Verhaltensprobleme auf. Fragen Sie sich, welche Stunden Ihr Kind morgens hatte. Könnte es der Farbgeruch in der Kunststunde gewesen sein, Schimmelpilze in der Turnhalle, ein staubiges Klassenzimmer oder Chemikalien im Chemieunterricht?

In welchen Räumen war Ihr Kind? Gab es irgendwelche ungewöhnlichen Gerüche von Farben, Lacken oder Reinigungsmitteln in den Gängen oder in den Klassenzimmern? Hat der Lehrer oder sonst irgend jemand nach Parfüm, Tabak, Haarspray, Mottenpulver oder Weichspüler gerochen?

Ist das Kind auf die Toilette gegangen? Lag dort der Geruch eines Raumsprays in der Luft oder aber Tabakrauch? Hat Ihr Kind kurz danach Symptome bekommen? Hat Ihr Kind eine Kleinigkeit gegessen oder Kaugummi gekaut? Schreiben Sie alles, an was sich Ihr Kind oder vielleicht auch der Lehrer erinnern kann, in Ihrem Ringbuch auf.

Vorsicht: Wenn die körperlichen Beschwerden oder die Verhaltensprobleme zwischen halb elf und halb zwölf Uhr auftreten, ziehen Sie auch die Möglichkeit einer Unterzuckerung in Betracht. Solche Kinder verlangen nachdrücklich nach einer Mahlzeit. Wenn Ihr Kind das letzte Mal um sechs oder sieben Uhr gegessen hat, könnte es auch ein zu niedriger Blutzuckerspiegel sein, der das Problem verursacht. Wenn dies zutrifft, könnte Ihr Kind auch täglich während der Zeit zwischen halb drei und vier Uhr nachmittags müde, reizbar und ungeduldig sein. Dies gilt auch für jeden anderen Zeitpunkt, wenn Ihr Kind für drei oder vier Stunden nichts gegessen hat. Wenn Sie diesen Verdacht haben, kann Ihr Arzt einen Glukose-Toleranz-Test durchführen (siehe Kapitel 4 „Versteckte Allergien“).

Probleme nach dem Mittagessen

Schreiben Sie wieder alles in Ihrem Buch auf, was Ihr Kind gegessen, gerochen oder getan hat. Wenn der plötzliche Stimmungsumschwung oder die Beschwerden unmittelbar nach einer Mahlzeit auftreten, denken Sie vor allem an Nahrungsmittel als Auslöser – ganz besonders, wenn Ihr Kind gleichzeitig über Bauchschmerzen klagt. Wenn Ihr Kind außer Haus ißt, vergessen Sie aber auch nicht die anderen möglichen Faktoren, wie etwa einen Gasofen, auf dem die Speisen zubereitet werden und so weiter. Der Geruch von den Mahlzeiten anderer Kinder könnte Ihrem Kind Probleme machen. Das betrifft insbesondere Asthmatiker.

Noch einmal: Ziehen Sie auch jedes einzelne Klassenzimmer in Betracht. Was ist anders bei einem bestimmten Lehrer oder einem bestimmten Raum? Sie müssen vielleicht sogar eines Tages Ihrem Kind ganz diskret folgen, um den Auslöser der Probleme herauszufinden.

Probleme nach dem Abendessen

Denken Sie auch hier wiederum an Nahrungsmittel. Oder aber: Ging es Ihrem Kind nach dem Baden schlechter? Könnten irgendwelche Gerüche im Bad die Ursache sein? Hat Ihr Kind auf einem synthetischen, staubigen oder sogar muffig riechenden Teppich gespielt? In welchen Räumen war Ihr Kind – im schlecht gelüfteten Keller oder auf dem staubigen Dachboden? Hat Ihr Kind sonst noch irgend etwas gegessen? Hat Ihr Kind mit etwas Ungewöhnlichem gespielt, eine neue Zahnpasta benutzt?

Probleme in der Nacht oder am nächsten Morgen

Denken Sie vor allem an verzögerte Reaktionen auf das Abendessen oder eine spätere kleine Mahlzeit. Denken Sie an mögliche sportliche Aktivitäten oder Hobbys, die Ihr Kind am Abend betrieben hat. Hat es dort Kontakt mit potentiellen Allergenen, wie etwa Schimmelpilzen oder Staub, gehabt?

Ziehen Sie in Betracht:

- Möbelpolituren, die das Kind während des Schlafens riecht
- Frischgewaschene Wäsche oder Mottenkugeln im Schrank
- Neue Bettwäsche oder neue Kleidung
- Einen neuen Weichspüler oder ein neues Waschmittel, nach dem die Bettwäsche riecht
- Den Geruch von Körperpflegemitteln nach dem Baden
- Zahnpasta oder Mundwasser

Beispiele für die Suche nach der genauen Ursache

Sie können nicht immer den Grund für die Beschwerden finden, aber viele Kinder zeigen in ihrem Verhalten ganz bestimmte Regelmäßigkeiten – auch darin, wann es Ihnen schlechter geht. Mit ein wenig Zeit und Mühe werden Sie häufig die Antworten finden. Niemand kennt Ihr Kind besser als Sie selbst! Sie können alleine Antworten finden, die selbst den aufmerksamsten Arzt oder den genau beobachtenden Lehrer erstaunen werden. Kernstück bei Ihrer Suche sind Ihre Aufzeichnungen. Im folgenden finden Sie ein paar Beispiele.

Asthma – die Suche nach der Ursache

Hierfür brauchen Sie den normalen „Peak-Flow-Meter“-Wert Ihres Kindes. Er zeigt an, wie stark die Lungenkraft zu einem bestimmten Zeitpunkt ist (zum Gebrauch eines solchen Gerätes siehe nächstes Kapitel).

Um den Normalwert festzustellen, müssen Sie an drei oder vier normalen Tagen das sogenannte „Atemzugvolumen“ Ihres Kindes mehrfach messen und sich die Werte aufschreiben. Nehmen wir an, der Peak-Flow-Meter-Wert (PFM) des Kindes liegt normalerweise zwischen 275 und 300.

Wenn dann beispielsweise der PFM von 280 auf 200 fällt, versuchen Sie den Grund für den Abfall oder sogar den darauffolgenden Asthmaanfall zu finden. Häufige Auslöser von Asthma sind Schimmelpilze, Hausstaub, Haustiere und vor allem Nahrungsmittel. Mehr zur Messung des Peak-Flows erfahren Sie in Kapitel 8.

Ein Beispiel:

gegessen	gerochen	getan/angefaßt
Abendessen um 16.30 Spaghetti (Marke X) *Apfel* Milch	Möbelpolitur mit Zitronengeruch	Spielte im *muffigen* Hobbykeller
23. 1. 96: Schweres Asthma um 17.00 Uhr nach dem Abendessen		

gegessen	gerochen	getan/angefaßt
Zwischenmahlzeit um 16.00 *Apfelsaft* (Marke X) Erdnußbutter (Marke X) Kirschmarmelade (Marke X) Vollkornbrot PFM fiel von 250 auf 210 innerhalb von 20 Minuten		Rechte nasses, *schimmeliges* Laub zusammen Es nieselte leicht PFM fiel von 276 auf 220 nach einer halben Stunde
27. 1. 96: Schweres Asthma um Mitternacht		

So können Sie Ihren Verdacht bestätigen:

- Geben Sie Ihrem Kind Äpfel und Apfelsaft in einem Vier-Tages-Rhythmus zu essen und überprüfen Sie, ob das Atemzugvolumen abnimmt.
- Überprüfen Sie das Atemzugvolumen bevor und nachdem Ihr Kind im schimmeligen, muffigen Keller war. Das wird Ihnen zeigen, ob der Schimmel ein Problem verursachte. Rufen Sie sich ins Gedächtnis: Mehr als nur eine Substanz kann Asthma hervorrufen!

Kopfschmerzen – die Suche nach der Ursache

Häufige Auslöser von Kopfschmerzen sind Nahrungsmittel, Pollen, Schimmelpilze und Hausstaub. Nehmen wir an, Ihr Kind fühlte sich am 8.1.96 bis kurz nach dem Frühstück wohl. Dann bekam es zehn Minuten später Kopfschmerzen über dem linken Auge.

Ein Beispiel:

gegessen	gerochen	getan/angefaßt
Milch *Haferflocken* Zucker frischer *Orangensaft* Vitamintabletten (Marke X) Zahnpasta Wasser Aspirin	Papas Tabak	Jagte seine Schwester ums Haus
9. 1. 96: 21.00 Uhr leichte Kopfschmerzen. Siehe auch „Hyperaktivität“.		

14.1.96: fühlt sich bis nach der Schule gut. Zehn Minuten nach der Zwischenmahlzeit Kopfschmerzen über dem linken Auge

gegessen	gerochen	getan/angefaßt
Zwischenmahlzeit nach der Schule: *Orange* Müsliriegel mit Hafer		In der Schule, schrieb rückwärts.
20. 1. 96: Okay bis nach dem Mittagessen. Zehn Minuten danach Kopfschmerzen über dem linken Auge.		

So können Sie Ihren Verdacht bestätigen: Geben Sie jedes Nahrungsmittel Ihrem Kind in einem Vier-Tages-Rhythmus, um zu sehen, welches die Kopfschmerzen über dem linken Auge auslöst.

Die beiden Beispiele, wie sie den Grund für Asthma oder Kopfschmerzen herausfinden können, lassen sich natürlich auch auf andere Symptome, wie Hyperaktivität oder Schmerzen in den Beinen, übertragen. Machen Sie sich entsprechende Aufzeichnungen.

Auch das hilft bei Ihrer Suche

Asthma-Kinder: Messen Sie die Lungenkraft

Mit einem einfachen Gerät können Sie den Grund für allergisches Asthma herausfinden. Dieser sogenannte „Peak-Flow-Meter“ ist eine Plastikröhre mit einer Skala darauf. Damit können Sie testen, wieviel Kraft Ihr Kind in den Lungen hat, wenn es so kräftig wie nur irgend möglich ausatmet. Kinder über fünf Jahren können dieses Gerät sehr einfach benutzen. Nachdem das Kind tief eingeatmet hat, muß es mit seinen Lippen das Mundstück fest umschließen und dann so kräftig und so lange wie möglich ausatmen. Dabei ist es wichtiger, schnell und kräftig auszuatmen als möglichst lange und dafür langsamer.

Dieses Meßinstrument liefert eine exzellente Hilfe, wenn man herausfinden will, was den Krampf in den Atemwegen oder das Asthma hervorruft. Wenn Ihr Kind beispielsweise vor einer Mahlzeit einen Wert von 200 erreicht und zwanzig Minuten später nur noch 150, sollten Sie jedes Nahrungsmittel einzeln darauf untersuchen, ob es diese Verkrampfung der Atemwege hervorgerufen hat.

Wenn ein Kind einen Wert von 300 erreicht, bevor und nachdem es im Auto seines Vaters mitgefahren ist, sein Wert aber um 50 Punkte nach unten rutscht, nachdem es mit dem Auto der Mutter mitgefahren ist, sollten Sie sich fragen, warum. Was ist im Auto der Mutter, das Probleme machen könnte? Ist es der Geruch von Parfüm, Autoabgasen, von Plastikpolstern oder Schimmelgeruch aus der Lüftung?

Wenn ein Kind einen Wert von 200 vor dem Schlafengehen erreicht, aber am Morgen nur 125 schafft, fragen Sie sich, warum. Könnte es das parfümierte Waschmittel sein oder der Weichspüler in der Bettwäsche oder im Schlafanzug? Könnte es der Staub aus der Matratze sein oder aus den Bettfedern? War es der kleine Imbiß kurz vor dem Schlafengehen? Mit ein wenig Nachdenken können Sie die Antwort finden. Wenn Sie sie gefunden haben, beseitigen Sie die Ursache, und wenn Sie dies nicht können oder sich Sorgen machen, fragen Sie Ihren Arzt um Rat.

Viele Eltern lernen, eine Infektion oder einen aufkommenden Asthmaanfall sehr frühzeitig zu erkennen, weil die routinemäßige Peak-Flow-Messung ihres Kindes auf einmal deutlich abfällt. Die normalen Schwankungen solcher Werte liegen bei etwa zehn bis maximal 20 Prozent. Ein deutlicher Abfall macht es einem erfahrenen Elternteil möglich, mit geeigneten Maßnahmen einen Asthmaanfall frühzeitig abzubrechen oder aber ihn zumindest abzumildern. Eine rasche Behandlung lindert dann die Schwere des Asthmas, und das frühe Erkennen eines Problems heißt, daß man auch dessen Ursache-Wirkungs-Beziehung leichter herausfinden kann. Wenn der Grund für einen plötzlichen Wertabfall nicht so offensichtlich ist, kann Ihnen ein klinischer Ökologe sicherlich weitere Hilfestellungen geben.

Andere häufige Gründe für einen solchen abrupten Abfall des Peak-Flow-Wertes, der vielleicht sogar für einige Tage oder Wochen andauert, sind der Beginn der Pollenflugsaison oder trübe Tage, an denen besonders Schimmelpilzallergiker Probleme haben.

Ein Werte-Abfall kann auch auf eine Ernährungsumstellung hinweisen oder aber darauf, daß ein Kind während der Rotationskost zuviel von einem problematischen Lebensmittel gegessen hat. Wenn der Peak-Flow-Wert immer nach einer Allergen-Extrakt-Behandlung abfällt, könnte es sein, daß das Extrakt neu angepaßt werden muß.

Mit dem Peak-Flow-Meter einer Allergie auf der Spur – Theresa

Als Theresa das erste Mal zu uns in die Praxis kam, keuchte sie jeden Morgen so schlimm, daß sie die ganze Palette ihrer Asthmamedikamente brauchte, sobald sie die Augen öffnete. Sie lebte in einem sehr alten, schimmeligen und staubigen Haus, aber die Familie konnte es sich nicht leisten umzuziehen.

Ich bat darum, daß sie den Peak-Flow-Meter einsetzen sollte, um festzustellen, wie gut sie in den einzelnen Räumen des Hauses atmen könnte. Ich schlug vor, sie sollte der Reihe um in den verschiedenen Zimmern schlafen und dann vergleichen, wie gut sie vor dem Schlafengehen und nach dem Aufwachen atmen konnte.

So hoffte ich herauszufinden, welcher Raum ein geeignetes Zimmer für sie wäre. Wir waren sehr überrascht, als Theresa wirklich feststellte, daß sie deutlich besser atmen konnte, wenn sie in einem bestimmten Raum schlief. Wir fragten ihre Mutter, und sie lieferte uns die Antwort: Dieser Raum war ein Anbau, weil sie zusätzlichen Platz gebraucht hatten. Weil er eine eigene Heizung hatte und die Tür immer gut verschlossen gehalten wurde, war er weniger schimmelig und staubig als die anderen Zimmer im Haus.

So benutzen Sie einen Peak-Flow-Meter (PFM)

Mit Aufzeichnungen über den PFM können Sie den Grund für die Atemprobleme oder für einen plötzlichen Pulsanstieg Ihres Kindes leicht herausfinden.

Wenn ein PFM-Wert eines ruhigen Kindes immer wieder plötzlich um 50 Punkte beziehungsweise um rund 20 Prozent fällt, der Puls gleichzeitig um 20 oder mehr Schläge nach oben schnellt, kann dies einen wichtigen Hinweis darauf liefern, daß etwas mit Ihrem Kind nicht stimmt. Wenn Ihr Kind kein Asthma hat, brauchen Sie auch keine Peak-Flow-Messung durchzuführen.

Ein Gerät für die Peak-Flow-Messung können Sie in der Apotheke kaufen. Ihr Arzt kann dafür auch ein Rezept ausstellen, dann bezahlt es die Krankenkasse. Der Arzt muß dann bescheinigen, daß das Gerät zur Verhinderung und Linderung des Asthmas nötig ist.

Ein schnellerer Pulsschlag: Hinweis auf eine Allergie

Ein einfacher Weg, eine mögliche allergische Reaktion zu entdecken, ist es, den Puls Ihres Kindes regelmäßig zu messen. Jeder Mediziner im Freundeskreis oder die Sprechstundenhilfe Ihres Arztes kann Ihnen zeigen, wie das geht.

Es ist sehr einfach, den Puls zu messen. Legen Sie einfach Ihre rechte Hand um Ihr linkes Handgelenk, so daß die Finger auf dem Puls zum Liegen kommen. Drücken Sie dann leicht zu. Sie sollten den Pulsschlag dann sehr einfach mit ihren ersten drei Fingern spüren. Mit diesem Griff fühlen Sie ihn auch bei Ihrem Kind. Messen Sie den Puls Ihres Kindes aber nur, wenn es gerade ruhig ist und nicht weint.

Wenn Ihr Kind noch sehr klein ist, können Sie auch im Fachhandel ein Stethoskop kaufen. Achten Sie darauf, daß das Kopfteil Ihnen gut paßt und die Ohrenstücke nicht drücken. Für die Messung legen Sie einfach das Instrument direkt auf den nackten Brustkorb. Für die richtige Meßstelle gehen Sie von der

Ist Ihre Wohnung das Problem?

Vorher	PFM	Puls	Nachher	PFM	Puls
8.00 Uhr			20.00 Uhr		
Bett			Aufwachen		
Küche			1 Stunde später		
Bad			1/2 Stunde später		
Wohnzimmer			1 Stunde später		
Keller			1 Stunde später		
Schlafzimmer 1			1 Stunde später		
Schlafzimmer 2			1 Stunde später		
Staub saugen			1 Stunde später		
Staub wischen			1/2 Stunde später		
Möbel polieren			1/2 Stunde später		
Wäsche waschen			15 Minuten später		
Weichspüler			15 Minuten später		
Bohnern			15 Minuten später		
Badezimmerspray			15 Minuten später		

Sind Ihre Körperpflegemittel das Problem?					
Vorher	PFM	Puls	Nachher	PFM	Puls
Zahnpasta			15 Minuten später		
Mundwasseer			15 Minuten später		
Deo			15 Minuten später		
Haarpflegemittel			15 Minuten später		
Puder			15 Minuten später		
Kosmetik			15 Minuten später		

Liegt das Problem außerhalb des Hauses?					
Vorher	PFM	Puls	Nachher	PFM	Puls
Außenluft			15 Minuten später		
Hinter dem Haus			15 Minuten später		
Garage			15 Minuten später		
Lange Autofahrten			15 Minuten später		
Lebensmittelladen			15 Minuten später		
Kleidungsgeschäft			15 Minuten später		

Sind Chemikalien das Problem?					
Vorher	PFM	Puls	Nachher	PFM	Puls
Tanken			15 Minuten später		
Gras düngen			15 Minuten später		
Insektenspray			15 Minuten später		
Parfüm			15 Minuten später		
Tabakrauch			15 Minuten später		
Gerüche von Heimwerkerprodukten			15 Minuten später		

Ist die Luft in der Schule das Problem?					
Vorher	PFM	Puls	Nachher	PFM	Puls
Vor der Schule			Nach der Schule		
Bus			30 Minuten später		
Turnhalle			30 Minuten später		
Klassenzimmer			30 Minuten später		
Toilette			15 Minuten später		
Bücherei			30 Minuten später		
Schwimmbad			30 Minuten später		
Kunstunterricht			30 Minuten später		
Chemiesaal			30 Minuten später		

Sind Nahrungsmittel das Problem?					
Vorher*	PFM	Puls	Nachher*	PFM	Puls
Frühstück 1. Tag			20 Minuten später		
Mittag 1. Tag			20 Minuten später		
Abendessen 1. Tag			20 Minuten später		
Frühstück 2. Tag			20 Minuten später		
Mittag 2. Tag			20 Minuten später		
Abendessen 2. Tag			20 Minuten später		
Frühstück 3. Tag			20 Minuten später		
Mittag 3. Tag			20 Minuten später		
Abendessen 3. Tag			20 Minuten später		
Frühstück 4. Tag			20 Minuten später		
Mittag 4. Tag			20 Minuten später		
Abendessen 4. Tag			20 Minuten später		

* Schreiben Sie sich auf, was gegessen wurde. Wenn der Peak-Flow-Wert um 25-50 Punkte fällt oder der Puls um 20 oder mehr Punkte steigt, dann essen Sie jedes Nahrungsmittel dieser Mahlzeit einzeln, um festzustellen, was die Veränderung ausgelöst hat.

Ist Ihr Arbeitsplatz das Problem?					
Vorher	PFM	Puls	Nachher	PFM	Puls
Vormittag – an Arbeitstagen			8 Stunden später		
Vormittag – an freien Tagen			8 Stunden später		
Nachmittag – an Arbeitstagen			8 Stunden später		
Nachmittag – an freien Tagen			8 Stunden später		
Toilette			15 Minuten später		

Sind Medikamente das Problem?					
Vorher	PFM	Puls	Nachher	PFM	Puls
Asthma-Medikament 1			20 Minuten später		
Asthma-Medikament 2			20 Minuten später		
Antihistaminikum			20 Minuten später		
Andere Medikamente (Tragen Sie sie ein)			20 Minuten später		
			20 Minuten später		

linken Brustwarze (vom Kind aus gesehen) einen guten Zentimeter Richtung Brustmitte und dann noch einen guten Zentimeter nach unten. Hier sollten Sie ganz einfach den Herzschlag hören können. Zählen Sie einfach die Herzschläge in einer Minute.

Um den Puls zu messen, müssen Sie in der anderen Hand eine Uhr halten. Zählen Sie eine ganze Minute lang und nicht nur fünfzehn Sekunden, und nehmen Sie dies nicht mal vier, wie es oft getan wird. Diese Methode spart zwar Zeit, aber eine exakte Messung ist viel wünschenswerter, bis Sie mehr Erfahrung gesammelt haben.

Die Pulsfrequenz eines nicht-allergischen Kindes ist ähnlich der eines Erwachsenen. Sie liegt etwa bei 80 Schlägen pro Minute, die Bandbreite liegt bei etwa 65 bis 85. Einige Menschen, besonders Sportler, haben eine niedrigere Pulsfrequenz. Der Puls eines Säuglings liegt bei etwa 110, bis er ein halbes Jahr alt ist. Zwischen sechs und zwölf Monaten liegt er bei etwa 100.

Nach einiger Zeit werden Sie die normale Pulsfrequenz Ihres Kindes herausgefunden haben. Wenn Sie vor einer Mahlzeit und zwanzig Minuten danach messen, genauso wie nach Autofahrten, Besuchen bei Freunden, der Schule und der Kirche etc., können Sie feststellen, daß der Puls Ihres Kindes auf irgend etwas reagiert. Ein deutlicher Anstieg um mehr als 20 Schläge während der Nacht kann eine Überempfindlichkeit auf irgend etwas anzeigen, das im Schlafzimmer des Kindes ist oder das es vor dem Schlafengehen gegessen hat. Der Puls einiger Kinder geht um bis zu 40 Schläge nach oben, wenn sie auf etwas allergisch reagieren.

Manchmal zeigt sich so auch, daß das Allergenextrakt, ein Medikament oder etwa das Asthmamittel Ihres Kindes das Problem ist, weil der Puls dadurch deutlich ansteigt. Um dies zu testen, legen Sie eine Tablette des verdächtigen Medikamentes für drei bis vier Minuten unter die Zunge Ihres Kindes. Lassen Sie sie Ihr Kind nicht hinunterschlucken. Warten Sie, ob dann der Puls wie eine Alarmglocke losschlägt. Der Puls von allergischen Kindern kann plötzlich um über 20 Schläge ansteigen oder kann auch auf einmal unregelmäßig werden, wenn das Kind mit problematischen Substanzen in Kontakt gekommen ist. Wenn es Probleme gibt, lassen Sie deshalb Ihr Kind die Tablette nicht hinunterschlucken, und sprechen Sie mit Ihrem Arzt.

Während des Provokations-/Neutralisationstests überprüfen wir den Puls der Kinder zwischen den Hauttests alle sieben Minuten. Der Puls steigt häufig um 20 bis 30 Schläge an (also beispielsweise von 85 auf über 100), nachdem wir mit der Testung auf bestimmte Substanzen begonnen haben. Wenn wir die neutralisierende Dosis gefunden haben, fällt der Puls häufig in den Bereich von 65 bis 75. Er muß nicht immer bei einer allergischen Reaktion ansteigen, aber wenn er es tut, ist dies noch ein Hinweis mehr darauf, daß die getestete Substanz ein Problem darstellt.

Ein schneller Pulsschlag als Warnsignal – Mark

Mark kam das erste Mal zu uns, als er vier Jahre alt war. Er war gewalttätig und schlichtweg extrem. Bis er zu uns kam, hatte er zwei bis drei sehr gewalttätige Anfälle am Tag, die dann etwa zwei Stunden dauerten. Dann blieb er für die nächsten 48 Stunden rotzfrech und unausstehlich. Seine Mutter versuchte es auf eigene Faust mit der mehrfachen Weglaßkost und fand die Hauptverursacher seiner Probleme: Milch, Weizen und Mais machten ihn gemein, aggressiv und einfach unberechenbar.

Während der nächsten Monate versuchte seine Mutter, diese Nahrungsmittel zu vermeiden, aber wann immer ihr ein Fehler unterlief, explodierte er schier. Sie wußte, daß der Geruch von Leuchtmarkern, Waschmitteln, Dieselabgasen und Parfüm ähnliche Anfälle von unvorhersehbarem Verhalten auslösen konnte, aber sobald er von diesen Gerüchen wegkam, wurde er schnell wieder normal. Sie kam, um ihn behandeln zu lassen. Es war einfach unmöglich, diese Dinge immer zu meiden.

Seine Mutter schluchzte, als sie erzählte, wie oft er sie und seine Geschwister treten würde. Mark hörte einfach nicht zu. Niemand fand sich als Babysitter. Sie konnten ihn nirgendwo mit hinnehmen, ohne in eine peinliche Situation zu geraten. Seine Großeltern drängten seine Eltern dazu, ihn zu schlagen und zu disziplinieren. Dieser süße Junge sah aus wie ein Engel und benahm sich auch wie einer, und dann plötzlich wurde er wieder völlig unmöglich. Seine Mutter lernte, auf der Hut zu sein, wenn sie sah, daß seine Ohren und seine Wangen sich röteten. Dann folgten die typischen glasigen und glänzenden Augen, und er geriet außer Kontrolle.

Sein Verhalten war aber nicht das einzige, was seiner Mutter Kopfzerbrechen machte. Sie machte sich auch um seine Schulleistungen Sorgen. Als sie mehr über Allergien lernte, bemerkte sie, daß er keine Kreise und Dreiecke auseinanderhalten konnte, wenn er Mais gegessen hatte. Hatte er keinen Mais gegessen, konnte er diese Figuren problemlos unterscheiden.

Drei Monate, bevor er zu uns kam, war er bei einem gut ausgebildeten Facharzt für Allergologie in Behandlung gewesen. Dieser sagte seinen Eltern, daß es widersprüchliche Meinungen darüber gäbe, ob Nahrungsmittelallergien und das Verhalten zusammenhängen.

Dies sei jedenfalls nicht das Problem ihres Kindes, meinte der Arzt. Er ordnete an, daß sie seinen Ernährungsplan wieder lockern sollten, weil der Prick- oder Scratch-Allergietest keine Allergie auf Nahrungsmittel oder sonst eine Substanz zeigte. Der Allergologe schlug ihnen vor, den Jungen von einem Kinderarzt behandeln zu lassen, der auf Verhaltensstörungen spezialisiert war.

Test auf eine Milchallergie

vor dem Test	während des Tests	nach der Behandlung
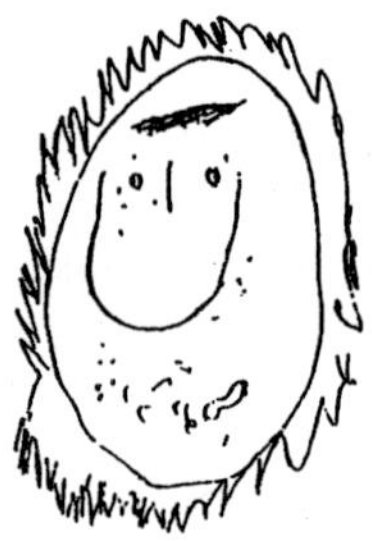	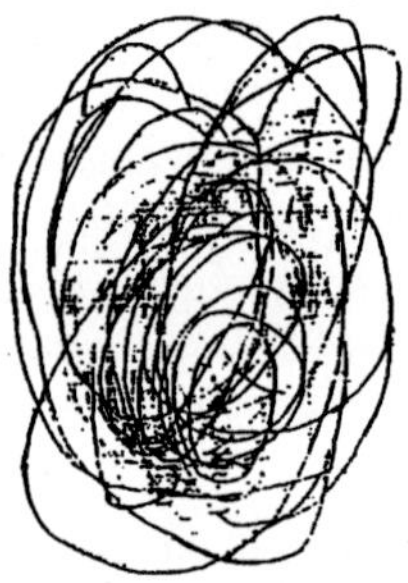	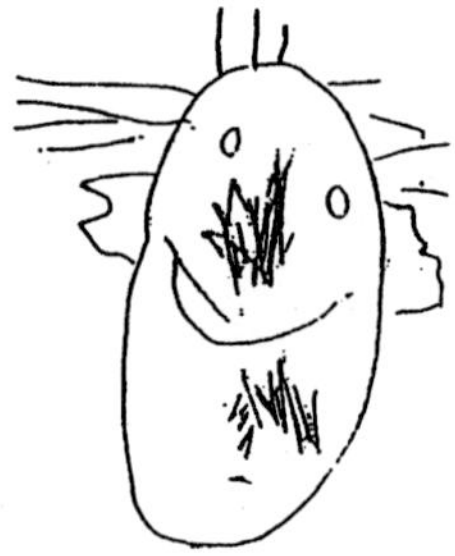
angenehm und zugänglich	weinerlich und verschlossen	ruhig und friedlich

So veränderte sich bei einem Vierjährigen die Art zu malen, während wir ihn mit einem Milch-Allergenextrakt testeten.

Zur etwa gleichen Zeit gingen Marks Eltern auch zu einem klinischen Ökologen. Mark wurde während der Allergietests wild und gewalttätig. Er trat, kratzte, schrie und weinte während des Provokationstests auf Milch und Mais. Seine Behandlung mit der neutralisierenden Dosis schien ihm zunächst zu helfen, dann aber ging es ihm nach jeder Behandlung schlechter. Deshalb überwies der Arzt ihn auch an mich.

Als wir ihn auf Milch testeten, sabberte er, jammerte, schrie und weinte. Während des Provokationstests schnellte sein Puls von 64 auf 84 nach oben. Er fiel dann wieder auf 64, als wir die richtige neutralisierende Dosis gefunden hatten. Während des Tests auf Mais bekam er einen düsteren Gesichtsausdruck und wollte die Praxis verlassen. Sein Puls stieg von 68 auf 88, um dann wieder nach der richtigen Dosierung auf 64 zu fallen. Zu diesem Zeitpunkt fühlte er sich auch wieder normal.

Einer seiner gewalttätigsten Anfälle geschah, als wir ihn auf Hefe testeten. Er sabberte, zog sich sein T-Shirt und seine Schuhe aus, schrie, jammerte, brüllte, daß seine Füße und Hände jucken würden, und er bekam Kopfschmerzen. Er benahm sich einfach fürchterlich. Als wir die Dosierung für das Hefeallergen-Extrakt fanden, änderte sich sein Verhalten völlig, und er küßte seine Mutter. Sein Puls war vor dem Test 64, während des Tests 96 und fiel dann wieder auf 64. Immer wenn wir die richtige Neutralisationsdosis für ein problematisches Nahrungsmittel gefunden hatten, benahm er sich ruhig und friedlich.

Test auf eine Reaktion auf Zucker

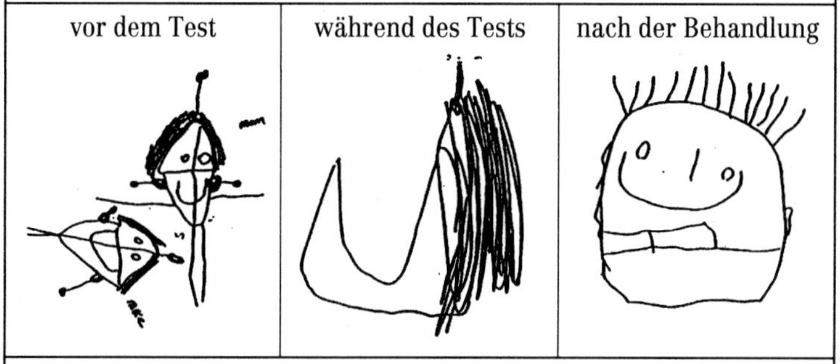

So veränderte sich bei einem Vierjährigen die Art zu malen, als wir ihn auf Zucker testeten.

Eines Tages, kurz nachdem wir Mark zu testen begonnen hatten, konnte seine Mutter die Veränderungen kaum glauben. An diesem Abend waren sie essen gegangen. Er war unglaublich angenehm und freundlich. Sie genossen es richtig, zusammenzusein. Dies war nie zuvor der Fall gewesen. Sie sagte, er hätte sich um 80 Prozent gebessert. Nach der ersten Woche der mehrfachen Eliminationsdiät fiel sein Hyperaktivitäts-Wert auf der Conner'schen Skala von einem abnormal hohen Wert von 24 auf 15.

Schon nach dem ersten Test-Tag in meiner Praxis fiel dieser Wert auf einen völlig normalen Wert von 1. Dieses Verhaltensmuster ist in gewisser Weise typisch. Vielen Kindern geht es anfangs nach der Provokations-/Neutralisationstestung rasch besser. Langfristig gesehen profitieren sie aber mehr von einer veränderten Ernährungsweise und Veränderungen im Lebensumfeld.

Leider ging es Mark nur kurzfristig besser. Mit unserem Extrakt war zunächst alles in Ordnung, aber auch nur für etwa zwei Wochen, wie es auch bei dem anderen klinischen Ökologen der Fall gewesen war.

Wenn sein Puls wieder nach oben schnellte, nachdem er sein Allergenextrakt bekommen hatte, zeigte dies an, daß er es nicht länger vertrug, auch wenn es ihm früher geholfen hatte.

Seine Mutter fand heraus, daß es ihm relativ gutging, wenn sie seine Ernährung strikt kontrollierte. Er schien sogar relativ hypoallergene Vitamine und andere Nährstoffpräparate nicht zu vertragen, die er brauchte. Ihn häufig zu testen, war unmöglich, weil die Familie so weit weg wohnte.

Die erste Nacht, nachdem die Familie in ein baubiologisch einwandfreies Haus gezogen war, schlief er durch, und dies blieb auch so. Vor dem Umzug war es höchst ungewöhnlich, wenn er drei Nächte in der Woche durchschlief. Seine allergischen Symptome der Nase hörten auf, und seine gewalttätigen Anfälle waren weniger häufig. Wenn er aber bestimmten Chemikalien ausgesetzt ist, flackern seine Symptome wieder auf.

Ein beschleunigter Puls durch Allergien – viele Mediziner glauben nicht daran

Die Mediziner sind sich bei weitem nicht darüber einig, ob ein beschleunigter Puls ein Allergiesymptom ist. Dr. Arthur Coca, ein ausgewiesener Allergologe, schrieb schon 1956 über die Bedeutung eines schnellen Pulses bei der Suche nach einer Allergie. Er konnte immer wieder zeigen, daß die Exposition auf bestimmte Substanzen oder bestimmte Kontakte einen beschleunigten Pulsschlag hervorruft.

Diese Veränderungen lieferten ihm häufig wertvolle Hinweise, die ihm halfen, eine ganze Bandbreite von Krankheiten zu heilen. Er sagte, daß die maximale Schwankung für den Pulsschlag eines Erwachsenen in Ruhe nur 16 Schläge betrage. Er glaubte, daß eine stärkere Abweichung auf eine mögliche Allergie hinweise. Es ist sehr schade, daß die größere Anzahl der Ärzte immer noch nicht glaubt, daß der Puls einen wertvollen Hinweis liefern kann.

Als ich in den späten sechziger Jahren Allergologie studierte, lernte auch ich, daß der Puls bei der Diagnose einer Allergie nicht wichtig sei. Ich war deshalb umso erstaunter, als ich das erste Mal die Provokations-/Neutralisationsmethode erlernte. Es war bei weitem nicht ungewöhnlich, daß der Puls einiger – nicht aller – Kinder während des Allergie-Tests anstieg.

Viele Mütter von allergischen Kindern haben gelernt, den Puls ihrer Kinder zu überprüfen, und ich bin immer wieder von ihrer Fähigkeit beeindruckt, so den Grund für die Beschwerden ihrer Kinder genau zu bestimmen. Unser Körper gibt uns so viele wortlose Hinweise, aber wir müssen genauer darauf achten.

Ein hoher Blutdruck und andere Herz-Kreislauf-Probleme

Die amerikanischen Ärzte Joseph Harkavy und William Rea haben viele Patienten untersucht, die an Herz-Kreislauf-Erkrankungen litten. Sie haben wissenschaftlich genau dokumentiert, daß das Herz und die Blutgefäße von einigen Menschen auf ganz verschiedene Weise allergisch reagieren können, wenn sie Allergenen ausgesetzt sind – das schließt auch Chemikalien mit ein. Diese können den Blutdruck dieser Patienten nach oben treiben. Andere bekommen einen sehr schnellen oder sehr langsamen Herzschlag, unregelmäßiges Herzklopfen, Engegefühl in der Brust und Blutgerinnsel in den Gefäßen.

Auch hier können schon ein paar fundierte Gedanken die Lösung des Problems bringen. Der Schlüssel kann wiederum darin liegen zu notieren, was der Betroffene gegessen, gerochen oder angefaßt hat, bevor das Herz aus dem Tritt kam. Wenn man den eigentlichen Grund für die Fehlfunktion findet und ihn eliminiert, macht dies häufig eine Operation oder die Einnahme von Medikamenten überflüssig. Wenn man einfach nur den Puls mißt, ist es einfach, solche Unregelmäßigkeiten festzustellen.

Der Grund für einen hohen Blutdruck bei Kindern und Erwachsenen kann manchmal eine Allergie auf Nahrungsmittel oder eine Überempfindlichkeit auf Chemikalien sein. Die Studien von Dr. Rea haben gezeigt, daß bei 53 Patienten, die zu Beginn einen krankhaft hohen Blutdruck von rund 173 zu 104 hatten, nach einer umweltmedizinischen Therapie der Blutdruck auf rund 121 zu 77 fiel. Vor der Behandlung mußten alle Patienten Medikamente gegen ihren Bluthochdruck einnehmen, danach nur noch acht Prozent von ihnen. Die Studien von Dr. Rea weisen darauf hin, daß manchmal die Einnahme von Herzmedikamenten deutlich reduziert werden oder man sie sogar ganz absetzen kann, wenn der Grund für die Krankheit eigentlich eine Allergie ist und man die Ursache beseitigt. In einigen Fällen läßt sich so sogar eine Bypass-Operation vermeiden. Noch einmal: Bevor Sie etwas an Ihrer Medikamenteneinnahme ändern, sprechen Sie dringend mit Ihrem Arzt.

Natürlich hängt nicht jeder Bluthochdruck mit einer Nahrungsmittelallergie zusammen. Übergewicht und Rauchen beispielsweise sind wichtige Risikofaktoren. Einige Nahrungsmittel aber, wie beispielsweise Schokolade, Kaffee, Bananen und Zitrusfrüchte, enthalten natürlicherweise Substanzen, die den Blutdruck erhöhen. Manchmal können dies auch natürlich vorkommende Gifte und auch Chemikalien tun. Sehr häufig ist der Grund für Bluthochdruck auch ein Mangel an essentiellen Fettsäuren, Magnesium oder anderen Nährstoffen. Erwachsene mit Bluthochdruck haben deutlich mehr giftige Chemikalien im Blut als gesunde.

Allergene in Innenräumen

Wir verbringen etwa 90 Prozent des Tages in geschlossenen Räumen. Deshalb können darin verborgene Substanzen auch so sehr für unsere Gesundheit kritisch werden. Die Luft in Innenräumen ist etwa zehnmal stärker verschmutzt als die Außenluft.

Über 350 Schadstoffe in Innenräumen sind derzeit identifiziert. Das gestiegene Interesse der Öffentlichkeit an der Luftqualität rührt nicht zuletzt von der Energiekrise her. Sie hat zwar dafür gesorgt, daß wir nun bessere, wärmegedämmte Häuser haben, deren Innenraumklima uns aber ständig umso kränker macht.

Seitdem ist auch das Problem des „Sick-Building-Syndrom" immer bekannter geworden, und das Wissen über die langfristige Schädlichkeit von Substanzen wie Formaldehyd, Asbest und Radon hat viele Leute wachgerüttelt.

Auch andere Substanzen in der Innenraumluft sollten wir nicht außer acht lassen, wie etwa Reizstoffe, Allergene, Toxine und potentiell krebserregende Stoffe.

Dicke Luft in Innenräumen – diese Substanzen machen krank:

- Allergene Substanzen, wie etwa Hausstaub, Schimmelpilze und Haustiere
- Jede Form der Heizung (Gas, Öl, Holz etc.)
- Moderne Reinigungsmittel und Baumaterialien
- Chemikalien wie Formaldehyd, Toluol, Phenol etc.
- Insektenvertilgungsmittel oder Gifte gegen Pilze
- Quellen für Bakterien und Viren in alten Betten, Matratzen, Teppichen etc.
- Versteckte Belastungsquellen, wie Blei aus Wasserrohren, Radon, Asbest, und elektromagnetische Felder aus Fernsehern, Computern, Mikrowellengeräten und so weiter
- Schlechte Belüftung, die zu einer erhöhten Luftfeuchtigkeit und zu einer Temperatur führt, die die Belastung mit Schimmelpilzen, Staub, Milben und Chemikalien noch steigert
- Chemikalien oder sonstige stark riechende Substanzen oder Tabakrauch, speziell in ungelüfteten Zimmern

Krank durchs eigene Heim?

Viele Kinder und Erwachsene fühlen sich wohl, wenn sie nicht zu Hause sind. Das legt schon ein mögliches Problem nahe, das mit der Innenraumluft zusammenhängt. Dies kann besonders auffallen, wenn jemand für längere Zeit außer Haus ist, wie etwa beim Camping, in den Ferien oder während eines Krankenhausaufenthaltes.

Dann verschwinden bestimmte körperliche Beschwerden oder Wesensveränderungen innerhalb weniger Stunden oder Tage. Solche üblichen Symptome wie Heuschnupfen, Asthma, Ekzeme, Kopfschmerzen, Muskelschmerzen, Müdigkeit, Hyperaktivität, Gelenkschmerzen, Niedergeschlagenheit und Reizbarkeit können dann wie weggeblasen sein.

Wenn eine Substanz innerhalb geschlossener Räume dafür verantwortlich ist, können die gleichen Symptome innerhalb von Minuten oder Stunden, nachdem man nach Hause gekommen ist, wieder auftreten. Machen wir uns noch einmal klar: Es spielt keine Rolle, welchen Substanzmengen jemand ausgesetzt ist, sondern wie empfindlich er oder sie darauf reagiert. Besonders Empfindliche werden schon durch geringste Mengen schwer krank.

Leider wird es nicht immer etwas bringen, die eigenen vier Wände zu verlassen, auch wenn Ihr Kind auf Substanzen darin reagiert. Wenn beispielsweise der Familienhund am Asthma Ihres Kindes schuld ist, und Sie nehmen den Hund immer im Auto und in die Ferien mit, wird es Ihrem Kind auch nicht besser gehen, wenn Sie unterwegs sind.

Oder wenn der Ort, den Sie besuchen, genauso schimmelig und staubig ist, wie Ihr eigenes Haus, werden Sie kaum eine Besserung feststellen, wenn Ihr Kind allergisch auf Schimmelpilze und Hausstaub ist.

Einen weiteren wichtigen Hinweis darauf, ob Sie oder Ihr Kind durch Innenraumschadstoffe krank geworden sind, gibt Ihnen nichts anderes als die Jahreszeit, in der die Beschwerden schlimmer werden. Geht es Ihrem Kind vor allem im Winter schlechter, wenn es mehr Zeit im Haus verbringt und die Fenster geschlossen bleiben? Geht es Ihrem Kind dafür immer besser, wenn es im Sommer viel draußen spielt und das Haus gut gelüftet ist? Dies alles legt ein Problem mit der Innenraumluft sehr nahe.

Doch Vorsicht: Einige Nahrungsmittelallergien können auch während der Wintermonate schlimmer werden, und wir wissen noch nicht, warum. Beispielsweise können einige Kinder im Winter nicht ein einziges Glas Milch tolerieren, aber im Hochsommer verschlingen sie Eis und trinken Milch, ohne Probleme zu bekommen. Dies hat zuerst der Mediziner Albert Rowe schon vor über fünfzig Jahren beobachtet, und viele Ärzte konnten dies seitdem bestätigen.

Das Schlafzimmer – häufig die Wurzel allen Übels

Das Schlafzimmer ist der Raum, in dem wir uns innerhalb von 24 Stunden die meiste Zeit aufhalten. Es sollte deshalb geradezu eine allergenfreie Oase sein. Häufige Allergenquellen sind hier:

- staubige, schimmelige Teppiche
- Spanplattenmöbel, die Formaldehyd ausgasen
- Alte Baumwollmatratzen, die Staub, Schimmelpilze, Bakterien und Formaldehyd als Flammschutzmittel enthalten. Matratzen, die aus Schaumstoff oder Polyurethan gemacht sind

- Synthetische Matratzenüberzüge aus Plastik oder Polyester
- Synthetische Bettwäsche und/oder mit Weichspüler und stark riechenden Waschmitteln gewaschene Bettwäsche
- Kopfkissen, die mit Federn, Schaumstoff oder Urethan gefüllt sind
- Synthetische Bettwäsche
- Heizdecken. (Die Plastikisolierungen dünsten Gerüche aus, wenn die Kabel heiß werden)
- Bohnerwachs oder Möbelpolitur
- Staubige Schränke, Lampen, Bücherborde, Tische, Bodenbeläge, Paravents und Vorhänge
- Plastikrollos
- Tierhaare, -schuppen und -speichel
- Spielzeug, das mit Synthetikmaterial gefüllt ist
- Spielzeug, das nach Plastik riecht
- Kleidung, die nach Chemikalien riecht
- Synthetische Kleidung mit starkem Eigengeruch, wie etwa Regenmäntel oder Sweatshirts mit Kunststoffaufdrucken
- Kleidung, die in der Reinigung war
- Schimmelige, staubige Tapete
- Heizlüfter, die Staub und Schimmelpilze ausstoßen
- Schimmelige Klimaanlagen
- Kosmetika wie Nagellack oder Nagellackentferner
- Parfümierte Kerzen

So sieht ein allergenarmes Schlafzimmer aus

- Massive Holzmöbel, kein Plastik
- Eine Matratze aus reiner Baumwolle ohne chemische Behandlung
- Ein Kopfkissen aus reiner Baumwolle
- Eine Decke aus reiner Baumwolle oder Wolle
- Vorhänge aus reiner Baumwolle
- Bücher und Spielzeuge sind abgeschlossen in Kisten verstaut
- Keine Haustiere, Mottenkugeln, Dufthölzer oder Möbelpolituren
- Keine riechenden Spielzeuge
- Nur Plüschtiere mit 100 Prozent Baumwollfüllung
- Feucht gewischte Böden und Wände
- Keine Federn
- Keine riechenden Körperpflegemittel oder andere Kosmetika

Normalerweise verändert sich das Befinden von allergischen Kindern nach einem Umzug. Manche fühlen sich besser, manche schlechter. Das hängt davon ab, was sich in dem neuen Haus befindet und wie das alte war. Wenn Sie ein krankes Kind haben, erinnern Sie sich zurück: Haben die Probleme Ihres Kindes angefangen, nachdem Sie in Ihr neues Zuhause eingezogen sind?

Auch der Umzug selbst kann vielen Allergikern zeitweise zu schaffen machen, weil dann viel Hausstaub aufgewirbelt wird und auch viele Reinigungsmittel zum Einsatz kommen. Manchmal hilft es einem allergischen Kind schon sehr, wenn es während der Umzugstage bei Verwandten wohnen kann.

Allergisch auf das neue Zuhause – Dave

Daves Allergien begannen schon als Säugling: Mit nur neun Monaten hatte er so viele Ohreninfektionen, daß er operiert werden mußte. Dies legt eine Nahrungsmittelallergie nahe, ganz besonders auf Milch. Eine rot gefärbte Medizin gegen die Entzündungen ließen ihn plötzlich während der Autofahrt durch das Auto springen, gleichzeitig lachend und schreiend. Seine Mutter vermied daraufhin rot gefärbte Nahrungsmittel, Getränke und Medikamente.

Als Dave drei Jahre alt war, zogen sie von einem neuen in ein altes, staubiges, schimmeliges Haus mit einer Gasheizung. Die Vorbesitzer hatten auch Hunde. Schon am allerersten Morgen nach dem Umzug, sobald er aus dem Bett war, begann Dave herzumzustolzieren wie eine Dame und machte komische Geräusche. Er hob sogar eine Tür aus den Angeln.

Dieses Verhalten wurde zur Regel. Vom frühesten Morgen an bis spät in die Nacht war er hyperaktiv und nicht zu kontrollieren. Er tat seltsame Dinge, wie etwa die Wände zu bemalen und Dinge kaputtzumachen.

Die genaue Beobachtung durch seine Eltern und ihr Wissen um eine solche Art der Allergien machte es ihnen möglich herauszufinden, daß er immer dann hyperaktiv wurde, wenn sie sich in Häusern aufhielten, in denen mit Gas gekocht oder geheizt wurde. Die Kohlenwasserstoffe in diesem Gas verursachen häufig derartige Probleme. Nach ein paar Jahren stellten seine Eltern fest, daß es ihm auch an regnerischen Tagen und während der Pollenflugsaison schlechtging.

Dies weist auf eine Allergie auf Schimmelpilze im oder außer Haus und auf eine Pollenallergie hin. Der Staub und die Gasheizung in ihrem Haus waren andere verdächtige Substanzen. Dieses Kind illustriert sehr deutlich eine häufige Beobachtung bei allergischen Kindern: Die Allergien machen sich zunächst sehr früh im Leben als Nahrungsmittelallergien bemerkbar, und dann treten Innenraumbelastungen und Substanzen in der Außenluft als Auslöser in den Vordergrund. Dies schafft eine ständig anwachsende Zahl von körperlichen Beschwerden und Verhaltensproblemen.

Manchmal wird auf einen Schlag nicht nur ein Familienmitglied, sondern die ganze Familie krank. Wenn dann alle an verstopften Nasennebenhöhlen, Müdigkeit, Reizbarkeit, Schmerzen und Niedergeschlagenheit leiden, könnte der Grund eine Viruserkrankung sein. Bleiben die Beschwerden hartnäckig, sollten Sie den Grund in Ihrer

Wohnung suchen. Wiederum ist die Schlüsselfrage: Was ist neu oder anders im Haus?

Es könnte ein neuer Teppich sein, eine neue oder aber auch schadhafte Heizungsanlage, ein neues Putzmittel, Möbelpolitur, Bohnerwachs, frische Farbe, neue Bauteile, ein Insektenvertilgungsmittel, ein überfluteter Keller, ein kaputtes Dach, ein neues oder haarendes Haustier, ein Blumentopf mit schimmeliger Erde, neue synthetische Vorhänge, eine neue Isolierung, ein Raumspray oder das verschüttete Benzin in der Garage nebenan.

Fragen Sie sich: Wann haben die Beschwerden der Familienmitglieder angefangen? Was haben wir uns gekauft? Sie könnten die Antwort schon gefunden haben.

Schimmelpilze – ein schleichendes Problem im Haus

Die Beschwerden durch Schimmelpilze können sehr langsam immer schlimmer werden – beispielsweise, wenn zunächst einmal der Keller unter Wasser stand und der Schimmel sich von dort aus durch die Feuchtigkeit langsam ausbreitete. Anfangs hat das Kind dann nur im Keller Probleme, später dann im ganzen Haus.

Versecktere Schimmelpilzquellen können sogar durchgeschwitzte Schuhe, Turnschuhe oder Socken sein. Jedesmal, wenn das Kind diese Dinge berührt, kann dies auch zu einer Reaktion auf die Pilze führen.

Und noch etwas: Manchmal lassen eilige Mütter die nasse Wäsche für einige Tage in der Waschmaschine liegen, bevor sie sie aufhängen. Dann bekommt die Wäsche einen muffigen Geruch, der auch bestehenbleiben kann, wenn die Wäsche trocken ist. Dieser kann ein versteckter Auslöser für Ausschläge, Heuschnupfen, Asthma oder Verhaltensprobleme sein.

Probleme im Auto

Einige Kinder bekommen während der Autofahrt massive gesundheitliche Probleme oder werden hyperaktiv. Daran können schimmelige Gerüche aus der Lüftungsanlage schuld sein. Manchmal sind diese Lüftungsanlagen auch wahre Sammelstellen für Pollen. Werden sie dann angestellt, pusten sie die ganze geballte Ladung ins Wageninnere. Auch darauf können viele Kinder reagieren. Beobachten Sie Ihr Kind genau. Benimmt es sich während der Autofahrt anders? Werden seine Probleme schlimmer?

Einige Kinder reagieren auch ganz besonders in neuen Wagen auf die Ausdünstungen der Armaturen und Polster.

Mit den folgenden Tips können Sie Ihr Auto allergenärmer machen:

- Verstreuen Sie Backpulver auf den Sitzen und dem Boden des Autos. Lassen Sie es über Nacht so, und saugen Sie es am nächsten Tag weg. Dies hilft, den Schimmelgehalt zu reduzieren.

- Stellen Sie Kohle unter die Vordersitze. Das beseitigt Gerüche. Wechseln Sie diese Kohle monatlich.
- Bedecken Sie die Polster mit fester Aluminiumfolie, und kleben Sie sie fest. Das schließt die Gerüche ein, die die Sitze abgeben. Dann breiten Sie eine Decke aus 100 Prozent Baumwolle darüber aus.
- Kaufen Sie sich einen Auto-Luftfilter, den man an den Zigarettenanzünder anschließen kann. Dieser beseitigt Gerüche, Schimmelpilze und Pollen.

Allergene in der Außenluft

Ich habe auch schon viele Kinder als Patienten gehabt, denen es draußen schlechter ging als drinnen. Die meisten hatten Beschwerden während der Pollenflugsaison oder wenn Schimmelpilzsporen in der Luft waren. Beispielsweise haben die Kinder, denen es ein paar Tage, bevor eine bestimmte Baumsorte Blätter bekommt, schlechtergeht, eine Allergie auf die Pollen dieses Baumes. Bäume mit großen Blüten verursachen meist keine Allergien, weil ihre Pollen groß und schwer sind und Insekten sie übertragen, nicht der Wind.

Probleme machen meist die Bäume, deren Blüten so winzig sind, daß man sie meist nicht einmal sieht. Jeder Baum blüht zu einer etwas anderen Zeit. Deshalb ist es auch manchmal leicht herauszubekommen, daß beispielsweise Birkenpollen die Probleme machen und nicht irgendein anderer Baum. Obwohl Baumpollen häufig über viele Kilometer weit streuen können, sind es doch meist die Bäume in der Nähe Ihres Hauses oder sogar am Fenster des Kinderzimmers, die die Probleme machen. Welche und wieviele Pollen unterwegs sind, kann man mit speziellen Pollenfallen feststellen.

Kinder, denen es schlechter geht, wenn das Gras gemäht wird, sind dagegen meist auf Gräserpollen allergisch. Wenn der Geruch frischen Grases oder der Kontakt damit Symptome auslöst, dann sind sogenannte Terpene aus den Gräsern oder Schimmelpilze auf den Grashalmen sehr wahrscheinliche Auslöser.

Auch Unkrautvernichter lösen häufig medizinische Probleme aus, besonders wenn das Kind kurz nach dem Versprühen mit dem Gras Kontakt hatte. Kinder, denen es im Spätsommer oder im Herbst schlechter geht, reagieren aller Wahrscheinlichkeit nach auf Unkrautpollen genauso wie auf Schimmelpilze, die in dieser Zeit in der Luft herumschwirren. Ich haben nur selten Kinder gesehen, die nicht gleichzeitig auf beides reagiert hätten.

Kinder mit einer Schimmelpilzallergie haben auch mehr Beschwerden an trüben, regnerischen Tagen, besonders im Frühjahr oder wenn sie sich in pilzbefallenen Kellern oder Bädern aufhalten. Muffige Bereiche in Häusern, wie etwa in Schulen, Duschen oder in der Umkleidekabine, lösen ebenfalls häufig Allergien aus.

Einige Kinder sind während oder nach der Schneeschmelze krank, bevor die Bäume angefangen haben, Pollen zu streuen. Diesen Kindern geht es häufig besser, wenn man sie gegen eine Schimmelpilzallergie behandelt hat. Meistens reagieren sie auf die Pilze auf verrottetem Laub oder Gras.

Vielen Eltern fällt auf, daß ihre Kinder anfangs mehr allergische Symptome während des Winters haben, wenn sie mehr in Innenräumen sind. Diese Winterbeschwerden können jedes Jahr wieder auftreten. Dann sind diese Kinder häufig krank und haben viele Ohrenentzündungen, weil sie auf Hausstaub, Tiere und Schimmelpilze in Innenräumen reagieren. Wenn diese Kleinkinder größer werden, werden ihre Beschwerden typischerweise im Frühjahr, im Sommer und im Herbst schlimmer. Das zeigt, daß sie zusätzlich zu ihren ganzjährigen Allergien typische saisonbedingte Verschlimmerungen haben, beispielsweise weil sie nun auf Wildgräser genauso reagieren wie auf Schimmelpilze. Ihre Symptome beschränken sich dann sicherlich nicht nur auf Asthma oder Heuschnupfen. Jedes Symptom, über das Sie bislang gelesen haben, kann potentiell auftreten.

Manchmal nehmen Eltern an, daß ihre Kinder auf Pollen allergisch sind, weil sie immer zur gleichen Zeit im Sommer Probleme bekommen. Sie können dann Ihren Allergologen oder den Pollenflugdienst anrufen und fragen, welche Pollen denn um diese bestimmte Jahreszeit unterwegs sind. Manchmal aber passen die Symptome eines Kindes und die Jahreszeit, in der bestimmte Pollen oder Schimmelpilze unterwegs sind, nicht zusammen.

Einigen Kindern geht es vielleicht zu dieser Jahreszeit deshalb schlechter, weil sie einfach wegen der Wärme mehr gefärbte Limonade oder einen bestimmten Saft trinken, als sie es normalerweise tun. Sie könnten auf irgend etwas in ihrem Lieblingsgetränk allergisch reagieren, beispielsweise auf Aspartam, Dextrose, Lebensmittelfarben oder künstliche Aromen.

Anderen Kindern wiederum geht es zu bestimmten Jahreszeiten schlechter, weil sie dann große Mengen von einem bestimmten Nahrungsmittel verzehren, das es dann gerade gibt. Dazu können beispielsweise Mais, Tomaten, Pfirsiche, Melonen, Kirschen oder Beeren zählen. Wenn es einem Kind offensichtlich an den Tagen schlechter geht, wenn die Ernte eingefahren wird, könnten die Auslöser Schimmelpilze oder andere Pilze sein, die zu dieser Zeit in der Luft herumwirbeln.

Sie können viel lernen, wenn Sie genau hinsehen. Eine meiner Patientinnen, ein asthmatisches Mädchen, hatte beispielsweise in Puerto Rico überhaupt keine Probleme, aber sobald sie in ihrer Heimatstadt aus dem Flugzeug stieg, begann sie zu keuchen. Das Problem liegt also nicht in ihrer Wohnung, sondern in der Außenluftverschmutzung in der Stadt, in der sie lebt.

In einem anderen Fall ging es einem kleinen sechsjährigen Jungen immer dann schlecht, wenn ein Feuerwerk abgebrannt wurde. Er schrie dann scheinbar grundlos und weinte dann für drei Stunden, bis er endlich in den Schlaf fiel.

Kopfschmerzen durch Käsegestank – Valerie

Der folgende Fall zeigt, wie man auch komplizierte und verwickelte Probleme lösen kann. Valerie bekam im Alter von zwölf Jahren Kopfschmerzen. Sie kam in meine Praxis, als sie fünfzehn war, weil die Schmerzen so schlimm geworden waren, daß sie zuvor ein halbes Jahr nicht die Schule besuchen konnte.

Sie hatte viele allergische Verwandte, und ihre eigene Allergiker-Geschichte reichte bis in die frühe Kindheit zurück. Als Säugling konnte sie keine Flaschenmilch vertragen. Ihr exzessives Erbrechen hörte erst auf, als sie eine hypoallergene Milch erhielt. Zwischen ein und fünf Jahren hatte sie immer wieder Ohrenentzündungen. Diese verschwanden erst, als ihr die Polypen und die Mandeln entfernt wurden.

Diese Ohrenentzündungen und die Tatsache, daß sie Milch und Eis liebte, Käse allerdings haßte, legte eine mögliche verborgene Milchallergie nahe.

Immer wenn sie lachte oder sich anstrengte, begann sie zu keuchen. Dies deutete darauf hin , daß sie begann, auch an den Atemwegen allergische Symptome zu bekommen. Seit dem zwölften Lebensjahr litt sie unter einer verstopften Nase, die sie ständig rieb, und sie mußte sich dauernd räuspern. Sie hatte frühmorgens häufig einen rauhen Hals, und sie sagte, ihre Ohren fühlten sich oft verstopft an. Ihre Augen tränten mehr als normal. Ihr war häufig nach dem Essen übel. Sie weinte leicht und schien manchmal einfach müder, reizbarer und niedergeschlagener zu sein als normal.

Ihre Eltern gingen mit ihr von einem Spezialisten zum anderen. Die meisten sagten, sie hätte ein psychologisches Problem. Sie glaubten, daß sie Schulängste hätte, obwohl Valerie immer wieder versicherte, daß sie es liebte, dorthin zu gehen.

Ihre Eltern fragten immer wieder, ob eine Allergie der Grund für ihre Kopfschmerzen sein könnte, aber es wurde ihnen versichert, daß dies eine sehr unwahrscheinliche Ursache sei. Unter anderem untersuchte sie auch ein Allergologe, der sechzig Scratch-Tests durchführte. Als diese keine Überempfindlichkeiten anzeigten, schloß er, daß ihre Kopfschmerzen nichts mit einer Allergie zu tun hätten.

Die Schmerzen waren so stark, daß Valerie unmöglich dem Unterricht folgen konnte, obwohl sie dringend dorthin wollte, um ihre Abschlußarbeiten zu schreiben. Sie beschrieb den Schmerz als „täglich, dauerhaft, hinter beiden Augen und so stark, daß er sie völlig außer Gefecht setzte" und sie nicht einmal lesen konnte. Wenn sie Sport machte, wurde er noch schlimmer. Ihre Lehrer dachten – wie auch die Ärzte – daß sie nur nicht in die Schule wollte und daß ihre Probleme rein psychisch wären.

Sie kam aus einer kleinen Stadt, die einige Stunden von Buffalo – wo meine Praxis war – entfernt lag. Sie bemerkte, daß ihre Beschwerden besser wurden, wenn sie außerhalb ihrer Heimatstadt war. Wenn sie länger als 24 Stunden weg war, verschwanden die schlimmsten Schmerzen völlig. Wir baten sie deshalb, nach Hause zurückzufahren, aber nicht gleich ins Haus zu gehen sondern für einige Stunden im Freien zu bleiben. Als sie dies tat, bekam sie innerhalb von nur 30 Minuten ihre fürchterlichen Kopfschmerzen. Das sagte uns, daß es etwas in der Außenluft sein mußte, das diese Kopfschmerzen verursachte. Unsere nächste Herausforderung war, herauszufinden was.

In ihrer Heimatstadt gab es eine Käsefabrik, die damals die Luft so schlimm verschmutzte, daß sie nach Käse stank. Das dortige Büro der Umweltbehörde des Staates New York half uns freundlicherweise dabei, spezielle Luftfiltergeräte aufzustellen, in deren Papierfiltern alles hängenblieb, was so in der Luft herumschwirrte. Wir konnten dann aus diesen Filtern zunächst ein Allergenextrakt herstellen. Dann testeten wir sie damit und konnten mit der am stärksten konzentrierten Lösung ganz genau ihre Kopfschmerzen provozieren. Zusätzlich bemerkte ihre Mutter, daß sich während der Tests ihr an sich sehr freundliches, sprudelndes Wesen veränderte und sie sehr ruhig wurde und sich zurückzog. Sie wurde sogar aggressiv. Ihre alte Persönlichkeit kehrte zurück, als wir ihr die richtige neutralisierende Dosis gaben.

Wir konnten aus dem Filterpapier einige Schimmelpilze herauszüchten. Als wir sie auf diese Schimmelpilze testeten, konnten wir auch wieder ihre Kopfschmerzen provozieren. Das bedeutet, daß die Schimmelpilze in der Luft ihrer Heimatstadt – die sehr wahrscheinlich aus der Käsefabrik stammten – ein Grund für ihre Kopfschmerzen waren.

Die Behandlung mit ihrem Allergenextrakt brachte ihre Kopfschmerzen immer innerhalb einer halben Stunde zum Verschwinden, und ihr ging es für 23 Stunden gut. Wenn sie ihr Extrakt nur eine Stunde zu spät einnahm, waren die Kopfschmerzen wieder da.

Sie erlaubte uns, mit ihr zu Studienzwecken die Effektivität des Allergenextraktes zu überprüfen. Wir gaben ihren Eltern drei völlig identische Fläschchen mit nach Hause, von denen nur eine das Allergenextrakt enthielt. Sie konnte immer wieder sehr schnell und fehlerlos bestimmen, welche die richtige Flüssigkeit war, denn nur sie brachte die Kopfschmerzen zum Verschwinden.

Auf die gleiche Art testeten wir sie auch auf einen weiteren Grund für ihre Kopfschmerzen. Denn immer kurz vor ihrer Monatsregel hatte Valerie eine andere Art von Kopfschmerzen. Diese waren nicht dauerhaft und saßen hinter ihrem rechten Auge. Normalerweise waren sie derart hefit, daß sie bis zum Magen hin Schmerzen verspürte. Der Kopfschmerz kam am Morgen und ging am Abend, egal wo sie war, die Schmerzen begleiteten sie. Das legte eine Nahrungsmittelallergie und keine Überempfindlichkeit auf Innenraum- oder Außenluft nahe.

Immer vor ihrer Regel hatte Valerie einen Heißhunger auf Schokolade. Das legte eine Allergie auf Kakao, Milch oder Glukosesirup nahe, weil Frauen kurz vor der Regel häufig diesen Heißhunger verspüren. Die andere Möglichkeit war, daß Valerie hormonell bedingte Kopfschmerzen hatte. Diese lassen sich häufig sehr gut mit einer Provokations-/Neutralisationsbehandlung bessern, die die richtige Konzentration von Progesteronen enthält.

Bei Valerie war es aber die Schokolade: Als wir sie aufforderten, eine große Portion davon zu essen – was sie begeistert tat – bekam sie prompt diese typischen Kopfschmerzen wie kurz vor der Regel. Wir konnten dann mit wiederholten Tests beweisen, daß die Schokolade das Problem war. Ein entsprechendes Allergenextrakt brachte die Schmerzen zum Verschwinden.

Bis wir ihre Probleme mit der Luft ihrer Heimatstadt gelöst hatten, lebte sie bei Verwandten in einer nahen Stadt. Doch auch dort hatte sie Probleme, und wir fanden heraus, daß die Abgase von der Gasheizung der Grund dafür waren. Ihr ging es besser, als ihr Schlafzimmer einen elektrischen Heizlüfter bekam.

Nach und nach bemerkte sie, daß sie immer dann Kopfschmerzen bekam, wenn sie in Häusern zu Gast war, in denen mit Gas geheizt wurde. Das gleiche galt auch für längere Autofahrten. Die Kohlenwasserstoffe, die sich in Gas und Benzin befinden, waren ein weiterer Grund für ihre Kopfschmerzen.

Wie viele Kinder litt Valerie an einer Kombination aus Allergien gegen ein paar Nahrungsmittel, gegen Substanzen in der Luft, die sie einatmete und gegen Chemikalien. Dreizehn Jahre später haben wir sie noch einmal untersuchen können, als sie 28 Jahre alt war. Sie hatte damals noch etwa viermal im Jahr Kopfschmerzen, meistens dann, wenn sie zuviel Schokolade gegessen hatte.

Einen Heißhunger darauf verspürte sie aber nicht mehr. Ihre Familie lebt nun auf dem Land, und sie ist nicht länger den Abgasen der Käsefabrik ausgesetzt. Sie beendete das College ohne Probleme und fühlt sich wohl.

Chemische Substanzen in der Außenluft

Andere häufig problematische Substanzen in der Außenluft sind Chemikalien. Vielen Kindern geht es schlechter, wenn sie derartigen Außenluftschadstoffen ausgesetzt sind. Sogar frische Farbe oder der laufende Motor eines Rasenmähers kann einen Geruch absondern, der bei besonders empfindlichen Kindern Symptome hervorruft.

Ist Ihr Kind urplötzlich nicht mehr in der Lage, zu lernen oder sich zu benehmen, wenn das Fenster offen ist, während der Rasen vor der Schule gemäht oder mit Unkrautvernichtungsmitteln besprüht wird? Vielleicht sind dann Pollen oder Chemikalien ein Faktor, den Sie in Betracht ziehen sollten. Einige Studien legen nahe, daß die Anzahl sowohl von psychiatrischen Problemen als auch von Lungen- und Herzproblemen ansteigt, wenn die Außenluftverschmutzung mit Chemikalien zunimmt.

Einige Mütter stellen fest, daß ihre Kinder krank werden, wenn sie auf dem Weg in unsere Praxis an bestimmten, besonders verschmutzten Industriegebieten vorbeikommen. Andere Eltern wiederum stellen fest, daß sie sich wohl fühlen, wenn sie zwanzig Kilometer außerhalb ihres Wohnortes sind, sie aber umso kränker werden, je näher sie der Verschmutzung dieser Stadt kommen.

Unglücklicherweise repräsentieren diese Patienten einen immer größer werdenden Anteil an unserer Gesellschaft.

Allergene in der Außenluft – die vier Jahreszeiten	
Frühjahr	**Sommer**
Frühe Baumpollen Graspollen Schimmelpilzsporen	Späte Baumpollen Graspollen Schimmelpilzsporen
Herbst	**Winter**
Unkrautpollen Schimmelpilzsporen Geruch von brennendem Laub	Gerüche oder Abgase von brennendem Holz oder von andereren Heizungsformen Schimmelpilze auf Pflanzen, Brennholz oder anderen Heizungsmaterialien Schimmelpilze auf Pflanzen nach der Schneeschmelze

So vergiften wir unsere Kinder

Dies ist ohne Frage eines der wichtigsten Kapitel dieses Buches. Die Sorglosigkeit, mit der weltweit mit unserer Umwelt umgegangen wird, betrifft uns alle. Die Öffentlichkeit, die Ärzte, die Lehrer und die Politiker können und dürfen die Probleme der globalen chemischen Verschmutzung nicht länger ignorieren.

Wir müssen auf Maßnahmen bestehen, die die Gesundheit und das Wohlbefinden dieser und der zukünftigen Generationen schützen, auch wenn der Preis vorübergehende ökonomische Einbußen bedeuten würde. Wir können einfach nicht länger vor der steigenden Verschmutzung unseres Wassers, unserer Luft, unserer Erde, unserer Nahrung, Kleidung und Häuser die Augen verschließen.

Sehen Sie in irgendeine Zeitung oder Illustrierte, oder hören Sie irgendwelche Radio- oder Fernsehnachrichten – fast immer werden Sie Berichte darüber hören, daß Chemikalien wieder einmal irgendwo Krankheit und Verwüstung hinterlassen haben. Dies wird umso deutlicher werden, je mehr der einzelne darüber weiß, welche verheerenden Folgen unsere immer effektivere High-Tech-Gesellschaft hat.

Alles hält heute länger – aber es gibt einen Preis dafür, daß die Lebensmittel in den Regalen nicht so schnell verderben, daß Plastikflaschen sehr leicht sind und nicht kaputtgehen, daß Plastiktüten reißfest sind – und dafür nicht verrottbar – und dafür, daß synthetische Teppiche und Kleidungsstücke unverwüstlich sind.

So manche Kinder und Erwachsene sind schon krank, aber viele sind sich überhaupt nicht darüber im klaren, daß eine Chemikalie der Grund dafür ist. Ob jemand durch Chemikalien krank wird oder nicht, liegt allein daran, welchen Chemikalienmengen er ausgesetzt ist, wie empfindlich er reagiert, welche Erbanlagen er hat und ob er sich gesund ernährt.

In diesem Kapitel erfahren Sie mehr darüber, welche medizinischen Symptome Chemikalien hervorrufen können. Sie werden darin finden, welche einfachen Vorbeugungsmaßnahmen Ihre Familie treffen kann, die möglicherweise die Entstehung von Krankheiten verhindern können, die mit Chemikalien in Verbindung stehen. Wenn jemand aus Ihrer Familie bereits an einer solchen Krankheit leidet, ohne es zu wissen, hoffe ich, daß Ihnen die Informationen in diesem Kapitel einige praktische Tips dafür liefern werden, um ihr oder sein Wohlbefinden wiederherzustellen.

Als ich mich auf Kinderheilkunde und später auf Allergologie spezialisiert und in der Klinik gearbeitet habe, schien es mir offensichtlich zu sein, daß asthmatische Kinder immer in Wellen in die Notfallambulanz kamen.

Manchmal war es die Spitze der Pollenflugsaison oder wenn es draußen sehr trübe war. Dann waren Pollen oder Schimmelpilze wohl der Grund. Ich kann mich aber auch an einen Tag erinnern, an dem in Buffalo ein großes Feuer ausbrach. Viele Asthmatiker aus dieser Gegend rasten damals in die Notfallambulanz, um sich behandeln zu lassen. Dies waren keine Allergien, sondern Reizungen durch Gifte oder Chemikalien, die während dieses Brandes frei geworden waren. Sie verursachten die typische Verkrampfung der Atemwege bei den Asthmatikern.

Später, als ich meine eigene Praxis hatte, fragte ich mich oft, warum wohl die jüngsten und krankesten Asthma- und Ekzempatienten aus nahegelegenen Wohngebieten kamen, in denen es auch viel Industrie und damit eine hohe Belastung mit giftigen Chemikalien gab. Einige Mütter aus einem bestimmten Wohngebiet sagten mir, daß sie sich beeilen würden, ihre Kinder von der Straße zu holen, wenn die benachbarten Fabriken ihre charakteristischen Abgase ausstießen. Sie wußten, welcher Geruch einen Besuch in der nächsten Notfallambulanz bedeutete.

Chemikalien – Auslöser vieler Beschwerden

Chemikalien können nicht nur direkt giftig auf den Körper wirken und den Menschen krank machen. Viele reagieren auch auf den Geruch von chemischen Substanzen überempfindlich und bekommen daraufhin allergische Symptome. Um diese Überempfindlichkeit auf chemische Substanzen besser zu verstehen, müssen Sie folgendes wissen.

Bei einigen Gerüchen fühlen Sie sich scheinbar besser

Ähnlich wie bei Patienten mit einer Nahrungsmittel- oder Rauschgiftsucht sind auch einige Menschen mit einer Überempfindlichkeit auf Chemikalien süchtig nach bestimmten Gerüchen. Wir nennen dies „Maskierung“, wenn sich ein Mensch besser fühlt, nachdem er wiederholt einem bestimmten Geruch ausgesetzt war. Das könnte man an einem Maler verdeutlichen, der im Urlaub ist. Weil er anfängt, sich unwohl oder einfach irgendwie schlecht zu fühlen, sucht er sich ein frisch gestrichenes Plätzchen.

Der Geruch von frischer Farbe läßt ihn sich kurzfristig besser fühlen. Er „braucht“ den Geruch dieser Farbe, um seinen „Schuß“ zu bekommen wie der Heroinabhängige, der seine Dosis braucht, um sich besser zu fühlen. Die Erleichterung aber ist nur von kurzer Dauer. Andere derartige Formen einer Sucht nach Gerüchen sind beispielsweise die nach Benzin, Parfüm oder sogar nach dem Geruch von Leichenhallen.

Viele Betroffene wissen noch nicht einmal, daß sie an einer Überempfindlichkeit auf Gerüche leiden. Sie wissen nur, daß sie einen bestimmten Geruch besonders mögen. Manchmal bemerken sie nicht einmal, daß sie sich bei einem bestimmten Geruch besser fühlen und daß es ihnen ohne ihn nicht gutgeht. Wenn ein Familienmitglied eine starke Sucht nach einem Geruch hat, könnte dies auf eine Überempfindlichkeit auf diesen Geruch hinweisen.

Die Entzugssymptome oder der Wunsch nach einem „Chemikalien-Schuß“ sind ähnlich. Viele klagen dann über Kopf- oder Muskelschmerzen, Magenkrämpfe, Übelkeit, Verwirrtheit, Niedergeschlagenheit, Schwerfälligkeit, Müdigkeit oder Reizbarkeit.

Diese Symptome können für ein bis vier Tage andauern und setzen normalerweise ein bis zwei Tage ein, nachdem der Betroffene den entsprechenden Geruch das letzte Mal in der Nase hatte. Diese vorübergehenden Symptome sollten Sie erwarten, aber nicht fürchten. Wenn sie einmal vorbei sind, ist es auch möglich, die Sucht zu durchbrechen. Trotzdem werden viele Betroffene schwach und erleichtern ihre Beschwerden dadurch, daß sie sich dem Geruch ein weiteres Mal aussetzen.

So beginnt der Teufelskreis von neuem, und dies führt langsam, aber sicher zu einer noch stärkeren Krankheit. Um eine Überempfindlichkeit auf eine Chemikalie oder ein Nahrungsmittel zu belegen, ist es häufig nötig, mit der verdächtigen Substanz für vier Tage keinen Kontakt zu haben. Dies demaskiert die Überempfindlichkeit, so daß die nächste Exposition offensichtliche Symptome hervorruft.

Bei einigen Gerüchen geht es Ihnen schlechter

Zu einem anderen Zeitpunkt der gleichen Überempfindlichkeit auf Chemikalien fühlen sich einige Betroffene schlecht, kurz nachdem sie bestimmte Gerüche eingeatmet haben. Diese Betroffenen sind genauso empfindlich wie die anderen, die die maskierte Form dieser Allergie haben. Wenn diese Menschen einen bestimmten Geruch wahrgenommen haben, klagen sie über Beschwerden, während andere steif und fest behaupten, der Geruch sei noch nicht einmal da. Diese Sucht ist ironischerweise manchmal so mächtig, daß sogar Erwachsene, die von ihrer Sucht wissen, der Versuchung nicht widerstehen können, bestimmte Gerüche einzuatmen. Sie haben beispielsweise ein Verlangen nach Benzingeruch, obwohl sie doch wissen, daß er ihnen Beschwerden bereitet und ihr Wesen verändert. Dies ist wieder einmal wie mit dem Süchtigen auf

Krank durch Chemikalien: dies sind die Symptome

- *Kopfschmerzen*
- *Abgeschlagenheit*
- *Schwindel*
- *Allgemeines Unwohlsein*
- *Schwäche*
- *Übelkeit*
- *Hitzewallungen*
- *Augenreizungen*
- *Trockene Augen*
- *Sehstörungen*
- *Verstopfte oder laufende Nase*
- *Trockene Kehle*
- *Gelenkschmerzen*
- *Hautprobleme*
- *Husten und Asthma*
- *Taubheitsgefühl und Kribbeln*
- *Muskelschwäche und -krämpfe*
- *Gewichtsverlust*
- *Verwirrtheit*
- *Schlaflosigkeit*
- *Gedächtnisverlust*
- *Schlechte Konzentrationsfähigkeit*
- *Wassereinlagerungen*
- *Launenhaftigkeit*
- *Depression*
- *Müdigkeit*
- *Verstärktes Schwitzen*
- *Hyperaktivität*
- *Stimmverlust oder Stimmbandentzündung*
- *Hörverlust*
- *Herzrhythmusstörungen*

Schokolade, der die Süßigkeiten in sich hineinschlingt, obwohl er weiß, daß sie Kopfschmerzen oder Ausschläge verursachen. Wir müssen uns fragen, ob nicht auch die derzeit grassierende „Schnüffelsucht" unter Jugendlichen teilweise die gleichen Ursachen hat.

Wenn jemand einen bestimmten Geruch weder besonders mag noch besonders ablehnt, ist es zweifelhaft, daß er oder sie darauf besonders empfindlich reagiert. Dies gilt besonders, wenn diese Person keine der genannten typischen körperlichen Beschwerden hat.

Sind Sie überempfindlich auf Chemikalien?

Finden Sie heraus, ob es Ihnen oder Ihrem Kind gutgeht, bis Sie einen bestimmten Geruch eingeatmet haben. Fragen Sie sich, ob das Problem etwas mit einem Geruch im oder außer Haus zu tun haben könnte oder mit einem Körperpflegemittel, das Sie benutzen. Finden Sie heraus, wie sich Ihre Familie fühlt, wenn der Wind die Abgase aus der nächsten Fabrik in die Nähe Ihrer Wohnung trägt. Stört vielleicht der Unkrautvernichter in Nachbars Garten?

Als ich mich der klinischen Ökologie zuwandte, glaubte ich sicher, daß einer ihrer Vorreiter – Dr. Theron Randolph – mit seinen Empfehlungen lächerlich weit gegangen war, daß einige Patienten alle Gasanschlüsse aus ihren Wohnungen entfernen sollten. Ich glaubte ihm, was er über Nahrungsmittel sagte, aber als ein gut indoktrinierter, traditioneller Allergologe fand ich es einfach lächerlich und unangemessen zu glauben, daß der leichteste Geruch von Kohlenwasserstoffen, der aus einem Gasherd leckte, krankmachen sollte.

Aber Gott bekehrt uns manchmal auf seltsame Weise. Einmal strömte bei uns zu Hause Gas aus einer Leitung, und ein Familienmitglied bekam über Nacht schwere Herzrhythmusstörungen. Mit meinen Kenntnissen und mit der Hilfe von Dr. William Rea aus Dallas konnten wir glücklicherweise diese Symptome schnell beseitigen. Das Leck wurde verschlossen, und wir ersetzten den Gasofen und die Gasheizung durch Elektrizität. Hätte ich nicht davon gewußt, hätten die Herzprobleme leicht chronisch werden können. Dann hätte man sie nicht so schnell und völlig beseitigen können.

Krakelschrift durch Chlor – Linda

Eines von Lindas schlimmsten Chemikalienproblemen war ihre Überempfindlichkeit auf Chlor. Das erste Mal fiel dieses Problem auf, als sie vier war. Ihre Mutter beobachtete, daß Linda anfing zu schreien und Kopfschmerzen und Beinkrämpfe bekam, nachdem sie in einem chlorierten Schwimmbad untergetaucht war.

Obwohl sie eine Musterschülerin war, konnte sie im Schwimmunterricht nicht den einfachsten Anweisungen folgen und daraufhin an diesem Unterricht auch nicht mehr teilnehmen. Dies war der erste Hinweis darauf, daß Chlor ihre Persönlichkeit und ihre Denkfähigkeit beeinflußte.

Sie hatte keine Probleme mit chlorhaltigem Leitungswasser, weil sie es nicht trank. Die Familie kaufte nur reines Mineralwasser aus der Flasche, und außer Haus nahm sie selten Wasser zu sich, weil sie den Geschmack nicht mochte.

Als sie 13 war, kamen ihre Chlorprobleme wieder, nachdem sie durch eine defekte Gasheizung einer großen Menge ausströmenden Gases ausgesetzt war. Dieses Mal machte ihr schon der leichte Chlorgeruch aus einem Waschmittel Probleme. Sie saß im Zimmer ihres Bruders, machte ihre Hausaufgaben und schrieb einen Aufsatz. Plötzlich wurden sowohl der Inhalt völlig chaotisch und ihre Schrift einfach greulich. Sie selbst wurde reizbar und hatte Tränen in den Augen.

Als ihre Mutter nach dem Grund suchte, fand sie heraus, daß es eine kleine Verbindung zwischen dem Waschkeller und dem Ort gab, an dem Linda gesessen hatte. Zu dem Zeitpunkt, als Linda auf einmal nicht mehr richtig schreiben konnte, hatte ihre Mutter das chlorhaltige Waschmittel im Keller benutzt. Dieser leise Chlorgeruch hatte Lindas Gehirn beeinträchtigt. Ihr Wesen und ihre Fähigkeit zu denken und zu schreiben veränderten sich.

Als ihre Lehrerin ihren Aufsatz sah, schickte sie einen Brief an die Eltern. Die Achtsamkeit der Eltern und ihr Wissen um die Bedeutung von Chemikalien halfen Linda, in der Schule gut zu bleiben. Ihr Aufsatz von damals las sich wie folgt:

„Das Leben eines Stiefels“

Das Leben eines Stiefels, eigentlich gibt es gar kein Leben eines Stiefels, ist trübe, trist, traurig, scheußlich und häufig sehr deprimierend. Stiefel benutzt man vor allem im Winter. Wenn sie benutzt werden, werden sie wie Schmutz behandelt.

Die Menschen machen sich dies nicht klar, aber sie tun den Stiefeln wirklich weh. Ich würde es hassen, ein Stiefel zu sein, weil sie im Schnee herumtreten, im Matsch gehen und sehr schmutzig werden. Sie haben eigentlich keine Gefühle, weil sie nicht leben. Ich kann sagen, daß sie nicht leben, weil sie nicht essen, atmen, wachsen und sich nicht vermehren.

Ich glaube, dieser Aufsatz ist doof, weil dies ein lächerliches Thema ist, aber ich werde es trotzdem tun. Ich bin so doof, weil ich meinen Stiefeln Namen gebe. Ich habe viele Stiefel, deshalb gebe ich ihnen allen einen Namen. Meine blauen Stiefel nenne ich „Blueys“ und meine grünen „Greenys“.

Ich weiß, Du bist jetzt froh, den Namen meiner Stiefel zu kennen. Ich weiß, daß es ziemlich kindisch ist, meinen Stiefeln Namen zu geben, aber wenigstens habe ich Phantasie. Die meisten Stiefel haben einen Freund, um mit ihm zu reden, sich mit ihm auszutauschen, Weisheiten weiterzugeben und Gefühle mitzuteilen...

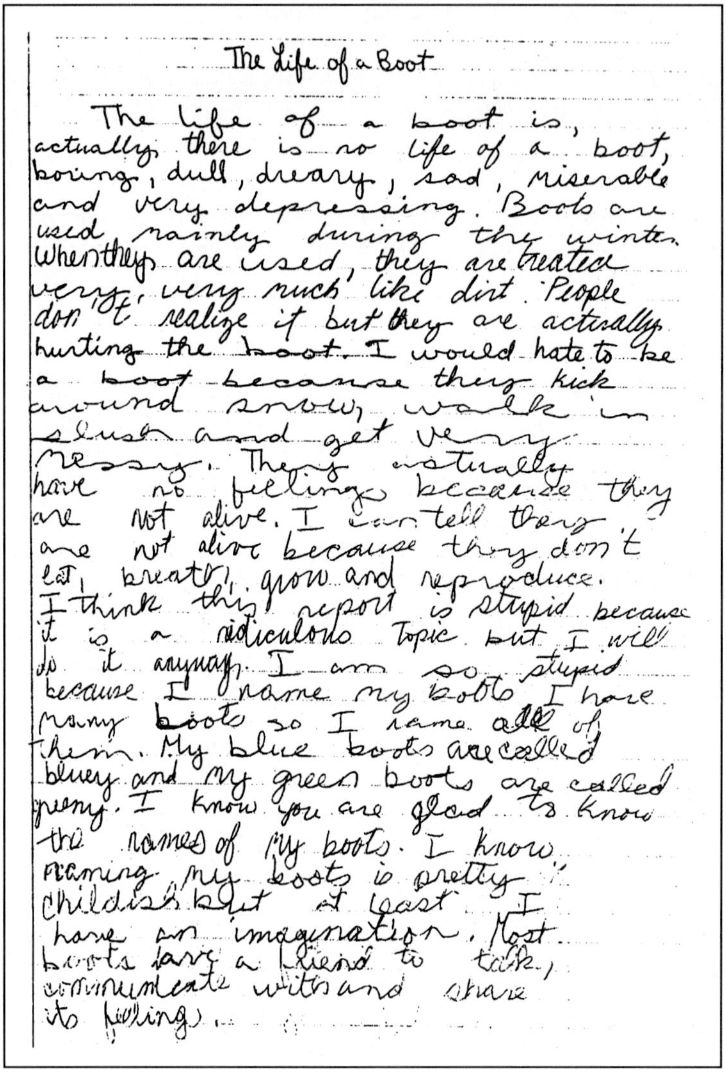

The Life of a Boot

The life of a boot is, actually there is no life of a boot, boring, dull, dreary, sad, miserable and very depressing. Boots are used mainly during the winter. When they are used, they are treated very, very much like dirt. People don't realize it but they are actually hurting the boot. I would hate to be a boot because they kick around snow, walk in slush and get very messy. They actually have no feelings because they are not alive. I can tell they are not alive because they don't eat, breath, grow and reproduce. I think this report is stupid because it is a ridiculous Topic but I will do it anyway. I am so stupid because I name my boots I have many boots so I name all of them. My blue boots are called bluey and my green boots are called greeny. I know you are glad to know the names of my boots. I know naming my boots is pretty childish but at least I have an imagination. Most boots have a friend to talk, communicate with and share its feelings.

Nicht nur der Inhalt, auch Lindas Handschrift wurde völlig chaotisch, nachdem sie Chlorgerüchen ausgesetzt war.

Die Antwort der Lehrerin auf den Aufsatz

Dies betrifft die Strafarbeit „Das Leben eines Stiefels". (Ich habe sie beigefügt.) Gibt es einen Grund dafür, warum Lindas Handschrift auf einmal so fürchterlich geworden ist? War sie müde? Die Handschrift im zweiten Teil sieht so erbärmlich aus. Ich weiß wohl, daß dies keine Staatsaffäre ist, aber der plötzliche Abfall der Leserlichkeit schockierte mich.

Es könnte auch sein, daß sie einfach sauer auf mich war, weil ich ihr diese Strafarbeit auf gegeben habe, vielleicht ist es ja so einfach.

Empfindlich auf immer mehr Substanzen

Wenn Sie einmal einer großen Menge Chemikalien oder aber ständig einer kleineren Dosis ausgesetzt waren, kann Sie dies überempfindlich auf Chemikalien gemacht haben. Wenn dies geschehen ist, stellen viele Betroffene ein „Ausbreitungsphänomen" fest. Dann bringt schon die Exposition auf die kleinste Menge eines neuen Geruchs, wie etwa Parfüm, Tabak, Auspuffgase oder Weihrauch, plötzlich eine Befindens- oder Wesensveränderung mit sich. Dies geschieht, obwohl diese Gerüche vorher nie Probleme gemacht haben.

Derart Betroffene sind dann die ersten, die einen Geruch überhaupt wahrnehmen. Nach einiger Zeit kann sich diese Überempfindlichkeit auch auf andere Bereiche wie Nahrungsmittel, Staub, Schimmelpilze und so weiter ausdehnen. Diese Menschen scheinen immer empfindlicher auf eine immer größere Zahl von störenden Substanzen zu sein.

Man nimmt an, daß ein Teil dieser verstärkten Empfindlichkeit auf biochemische Veränderungen im Körper als Antwort auf die Chemikalienexposition zurückzuführen ist. Chemikalien können unser Immunsystem schädigen und die normale Zellfunktion beeinflussen, etwa den Stoffwechsel und die Entgiftung. Der Abbau von Formaldehyd beispielsweise benötigt Folsäure. Wenn ein Kind die im Körper verfügbare Folsäure aufgebraucht hat, weil es einer großen Menge Formaldehyd ausgesetzt war, kann dies zu einem Folsäuremangel führen und dazu, daß es in Zukunft kein Formaldehyd mehr abbauen kann.

Manchmal kann eine gestörte Zellfunktion auch dazu führen, daß eine nur leicht giftige Substanz zu einer sehr toxischen umgebaut wird, was wiederum zu einer ganzen Reihe von Krankheiten führen kann. Wie der einzelne auf Chemikalien reagiert, hängt von seiner genetischen Ausstattung, seiner Ernährungsweise und von seiner Gesamtkörperbelastung mit Chemikalien ab.

Vorsicht, Falle!

Allergisch auf Algen – Martin

Die Mutter des zehnjährigen Martin sagte, daß er immer mißlaunig, reizbar und hyperaktiv wurde, nachdem er in einem Schwimmbecken gebadet hatte. Seine starken Launen und seine extrem ablehnende Haltung traten immer am Nachmittag zutage, aber nur dann, wenn er vorher Schwimmunterricht gehabt hatte. Seine Persönlichkeitsveränderungen blieben dann häufig sogar über Nacht und am nächsten Tag bestehen.

Seine Mutter scherzte, sie wäre soweit, ihn „zur Adoption freizugeben." Er schwamm nur in gechlortem Wasser, so daß mein erster Eindruck war, daß er wahrscheinlich auf Chemikalien reagierte, die in Schwimmbädern verwendet wurden. Seine Beschwerden traten aber immer in der heißesten Jahreszeit auf, wenn das Wasser einen typischen Algengeruch hatte. Wir testeten ihn sowohl auf Chlor als auch auf Algen, und er schien auf beides zu reagieren. Zu unserer großen

Überraschung tauchte zwei Wochen später seine begeisterte Mutter wieder bei uns auf.

Wenn er seine neutralisierende Dosis auf Algen nahm, bevor er schwamm, hatte er keine Persönlichkeitsveränderungen mehr. Seine Reaktion nach dem Schwimmen schien also auf die Algen zurückzugehen und nicht auf Chlor, das so häufig in Schwimmbädern verwendet wird.

Auch ein anderer Patient war immer nach dem Schwimmen krank, was eine Überempfindlichkeit auf dort verwendete Chemikalien nahelegte. Eine sehr genaue Anamnese aber ergab, daß er immer nach dem Schwimmen Popcorn aß und Limonade trank. Das Popcorn verursachte bei ihm die Beschwerden, nicht das Chlor oder die Limo. Der Schlüssel zur Antwort liegt also darin, daß man ganz genau hinsieht.

Beschwerden durch Nahrungsmittel, Schimmelpilze, Pollen, Staub, Hefen, Haustiere, Chemikalien, giftige Metalle, Nährstoffdefizite, Hormonstörungen und Streß können alle ähnlich sein. Ihr Arzt muß in der Lage sein, diese Faktoren zu beurteilen, um herauszufinden, was die Krankheiten unserer modernen Zeit hervorruft.

Der Körper hat eigentlich nur ein sehr kleines Spektrum von Möglichkeiten, wie er auf eine sehr viel größere Anzahl von schädlichen Substanzen reagieren kann. Mit anderen Worten: Kopfschmerzen, Müdigkeit und Reizbarkeit können von den eben genannten Faktoren hervorgerufen werden – genauso wie durch eine ganze Reihe anderer Krankheiten. Die Herausforderung für den Arzt ist es, genau zu bestimmen, was die jeweiligen Beschwerden hervorruft.

So erhärten Sie Ihren Verdacht

Sie können eine Überempfindlichkeit auf Chemikalien in Betracht ziehen, wenn die gleiche Art Beschwerden jedesmal auftritt, wenn Sie einem bestimmten Geruch oder einer bestimmten Chemikalie ausgesetzt sind. Untersuchungen Ihres Blutes oder Urins können helfen, die Belastung Ihres Körpers mit verschiedenen Schadstoffen zu messen.

Wenn Sie beispielsweise den Verdacht haben, mit Formaldehyd belastet zu sein, gibt es eine Reihe von Möglichkeiten, dies zu erhärten. Sie können zunächst die Innenraumbelastung mit einigen Chemikalien feststellen lassen. Dazu zählt auch Formaldehyd*. Außerdem können Sie Ihren Arzt bitten, Ihr Blut oder das Ihres Kindes auf Chemikalien untersuchen zu lassen**.

** In einigen Bundesländern zahlen dies unter Umständen auch die Krankenkassen, sie haben meist ein Abkommen mit sogenannten Umweltambulanzen (siehe Anhang). Bevor die Kasse eine Wohnungsinspektion bezahlt, muß in der Regel ein umweltmedizinisch ausgebildeter Arzt eine solche Untersuchung anordnen.*

*** Derartige Untersuchungen sind allerdings teilweise teuer und nicht alle Kassen übernehmen die Kosten. Sprechen Sie am besten mit der Kasse, bevor die Kosten entstanden sind, dann wissen Sie, was gegebenenfalls auf Sie zukommt. Am besten ist es, wenn Sie eine problematische Chemikalie im Verdacht haben, wie beispielsweise Formaldehyd oder Holzschutzmittel. Das erleichtert die Suche und spart Kosten. Viele Chemikalien speichert unser Körper im Fettgewebe. Obwohl sie sicherlich hilfreich ist, ist die Untersuchung des Fettgewebes extrem teuer.*

Sie können sich oder Ihr Kind auch absichtlich dem Geruch einer Chemikalie aussetzen, von der Sie glauben, daß sie milde Symptome hervorruft. Dies sollte dann aber immer in Zusammenarbeit mit einem Arzt geschehen. Wenn Sie sich vor dem Test wohl gefühlt haben, und es geht Ihnen hinterher schlecht, könnten Sie die Antwort gefunden haben.

Um solche Überempfindlichkeiten festzustellen, ist es am besten, wenn die Testperson schon über die „Gewöhnungsphase" oder die Maskierung der Allergie hinweg ist. Mit anderen Worten: Ein Test auf eine verdächtige Substanz sollte dann gemacht werden, wenn man sie vorher für vier Tage völlig gemieden hat.

Diese Methode steigert die Tendenz, beim nächsten Kontakt die Überempfindlichkeit zutage zu fördern. Nochmals Vorsicht: Wenn Sie schon wissen, daß Sie in irgendeiner Form extrem auf eine Substanz reagieren, sprechen Sie erst mit Ihrem Arzt, und unternehmen Sie nichts auf eigene Faust.

Einige Ärzte können auch auf Chemikalien mit der Provokations-/Neutralisationsmethode testen. Auch derartige Symptome einer Chemikalienüberempfindlichkeit kann diese Methode provozieren. Um den Test so neutral wie möglich zu gestalten, weiß der Patient dabei nicht, auf welche Substanz er gerade getestet wird. Um ein Extrakt aus der Luft herzustellen, die man testen möchte, kann man zwei spezielle Pumpsysteme verwenden.

Das eine, das auch wir verwenden, bläst die kontaminierte Luft einfach durch eine normale Kochsalzlösung. Diese Pumpe arbeitet nach dem gleichen Prinzip wie die Sauerstoffversorgung für ein Aquarium. Nachdem ein solches Luftextrakt richtig gefiltert und sterilisiert worden ist, kann man es auch für die Provokationstestung und für die Behandlung verwenden. Wenn man dieses Extrakt verwendet, ist es häufig möglich, die Symptome des Patienten zu reproduzieren und sie dann zu beseitigen. Die Neutralisationsdosis macht es häufig Kindern möglich, beispielsweise in einer bestimmten Schule zu bleiben, ohne Kopfschmerzen zu bekommen oder hyperaktiv zu werden.

Wenn es möglich ist, ist es aber viel besser, die Chemikalienbelastung in einer Schule oder zu Hause zu senken, umzuziehen oder die Schule zu wechseln. Unser Hauptziel muß es sein, den Grund für eine Erkrankung zu eliminieren und nicht die Krankheit zu behandeln, indem man die Toleranz des Patienten mit einem Allergenextrakt erhöht. Wir sollten uns um alle Kinder in einer Schule Sorgen machen und nicht nur um das, das plötzlich aufgrund einer Chemikalienexposition Symptome bekommt.

Krank durch Chemikalien – das können Sie dagegen tun

Wenn Sie mit Chemikalien belastet sind, müssen Sie Ihrem Körper helfen, die schädlichen Substanzen auszuscheiden. Trinken Sie deshalb soviel wie möglich, das regt die Ausscheidungsfunktion an. Am besten ist Mineralwasser aus Glasflaschen. Versuchen Sie, täglich mindestens sechs bis acht Gläser davon zu trinken, und ermutigen Sie auch Ihre Familie dazu.

Drängen Sie auch bei Ihren Kindern darauf, mehr frisches Wasser sowie puren und ungesüßten Obst- oder Gemüsesaft aus Bioanbau zu trinken. Sie können auch selbst eine schmackhafte Limonade herstellen, indem sie frisches Obst pürieren und mit Mineralwasser mischen.

Auch mit der Gabe von speziellen Vitaminen oder anderen Nährstoffen sowie durch Sport und Sauna läßt sich der Stoffwechsel ankurbeln und so der Körper entgiften. Dies sollte aber immer unter Aufsicht eines Arztes geschehen. Einige Kliniken haben sich mittlerweile auf solche spezielle Entgiftungsprogramme spezialisiert. Ein solches Programm umfaßt verschiedene Punkte:

- Die Therapie mit dem Vitamin Nikotinsäure (Vitamin B_3). Es hilft, Chemikalien aus dem Fettgewebe zu mobilisieren und in das Blut zu überführen. Die Verwendung von Vitamin B_3 muß sehr genau überwacht und die Dosierung auf den einzelnen Patienten genau abgestimmt werden. (Siehe auch Kapitel 15 „Nährstoffe – Heilende Helfer".)
- Mit Sport soll erreicht werden, daß sich der Blutfluß durch die einzelnen Körpergewebe erhöht. Dann werden Chemikalien aus dem Fettgewebe freigesetzt und teilweise sogar über den Schweiß abgegeben. Auch andere Ausscheidungswege wie der Darm oder die Blase kommen dafür in Betracht.
- Bei Saunabesuchen wird die Schweißproduktion angeregt. Über den Schweiß können Chemikalien aus dem Körper gelangen. Die Sauna darf nicht zu heiß und muß gut belüftet sein, denn es ist nicht ungewöhnlich, daß auf einmal wieder die Gerüche von denjenigen Substanzen in der Saunaluft auftauchen, die dem Patienten geschadet haben. So kann jemand nach Narkosemitteln riechen, obwohl er die Narkose schon vor Jahren erhalten hat, eine Kosmetikerin riecht dann nach Körperpflegemitteln, die sie vor langer Zeit eingeatmet hat. Wenn ein Patient große Mengen Parfüm benutzt hat, kann auch das wieder in der Saunaluft liegen. Ein Maler riecht dann nach Lösungsmitteln, manchmal kann der Körperschweiß sogar grün werden oder eine andere seltsame Farbe annehmen, weil die belastende Chemikalie so aussah.
- Massagen regen die Körperdurchblutung an und mobilisieren das Körperfett.
- Kaltgepreßte, mehrfach ungesättigte Öle, Vitamine und andere Nährstoffe helfen der Leber, Schadstoffe zu binden und sie über den Darm aus dem Körper zu bringen. Auch die Zusammenstellung eines solchen Nährstoffprogrammes gehört in die Hand eines Arztes. Die medizinische Überwachung ist vor allem auch deshalb wichtig, weil während eines solchen Entgiftungsprogrammes der Wasser- und Kaliumverlust sowie ein eventuelles Defizit an anderen Salzen ganz genau überwacht werden muß.

Chemikalien vermeiden – das A und O für Behandlung und Vorbeugung

Wenn Sie überempfindlich auf Chemikalien reagieren oder einer solchen Überempfindlichkeit vorbeugen wollen, müssen Sie versuchen, jeglichen Kontakt mit ihnen zu vermeiden. Das betrifft Chemikalien in Nahrungsmitteln genauso wie im Wasser, in der Luft, in der Kleidung, Ihrem Zuhause, an Ihrer Arbeitsstelle oder in der Schule.

Wenn Sie beispielsweise auf einem Parkplatz stehen und neben Ihnen läuft ein Automotor, halten Sie den Atem an, und sehen Sie in eine andere Richtung. Atmen Sie nur, wenn Sie müssen, und entfernen Sie sich von diesem Geruch. Wenn ein Zimmer unangenehm riecht, gehen Sie nicht hinein, oder verlassen Sie es so schnell wie möglich. Wenn Sie bleiben müssen, versuchen Sie neben der Tür oder einem offenen Fenster zu sitzen.

Benutzen Sie ein Luftfiltergerät

Häufig hilft es, ein Luftfiltergerät zu benutzen, das Chemikalien ebenso aus der Luft herausfiltert wie Staub, Milbenkot, Schimmelpilze, Pollen und Rauch. Ein eingebauter Ventilator strudelt die Luft durch das Gerät, so daß die herumschwirrenden Substanzen in Kohle- oder anderen Filtern hängenbleiben.

Das Ergebnis ist eine reinere Luft mit weniger oder gar keinem Geruch. Diese Geräte können Sie zu Hause, in der Schule, im Büro und in Autos einsetzen (siehe Anhang). Es gibt zu Luftfiltern viele Für und Wider. Nur wenige arbeiten wirklich effektiv, mit anderen holt man sich erst richtige Probleme ins Haus, etwa weil sich in ihrem Inneren leicht Schimmelpilze ansiedeln, die dann in die Raumluft geblasen werden.

Benutzen Sie eine Kohlemaske, um Gerüche zu unterbinden

Kohlemasken binden Gerüche, so helfen sie den Betroffenen, verschmutzte Luft zu vermeiden. Wenn Sie eine Kohlemaske mit in Ihrer Tasche, im Geldbeutel oder im Auto haben, können Sie sie sich oder Ihrem Kind schnell überstreifen, wann immer Sie einen störenden Geruch bemerken. Beispielsweise können Sie sie im Flugzeug während des Starts und der Landung über die Nase halten, dann sind die Maschinen normalerweise mit giftigen Abgasen überflutet. Sie können die Maske auch in Verkehrsstaus benutzen.

Kaufen Sie nur biologisch erzeugte Lebensmittel

Versuchen Sie, Ihre Allergenbelastung dadurch zu verringern, daß Sie nur Lebensmittel essen, die aus kontrolliert biologischem Anbau stammen oder die zumindest so wenig belastet sind wie nur irgend möglich. Beispielsweise stecken im Fett von konventionell erzeugtem, rotem Fleisch wie etwa Rind häufig Insektengifte. Diese stammen von dem Getreide, mit dem die Tiere gefüttert wurden.

Zusätzlich enthalten einige Fleischsorten Antibiotika und Hormone, die dem Tierfutter beigemischt werden. Sie bescheren der Fleisch- und Geflügelwirtschaft bessere Profite. Wie sich das auf den Menschen auswirken kann, zeigte sich von 1978 bis 1981 in Puerto Rico. Dort wurden auf einmal immer mehr Jungen und Mädchen geschlechtsreif, die erst zwischen sechs Monaten und acht Jahren alt waren. Das Geflügel aus dem Laden enthielt so viele weibliche Geschlechtshormone, daß die Mädchen noch weit vor Erreichen des Schulalters ihre Monatsblutung und einen Busen bekamen. Auch Obst und Gemüse sind häufig ähnlich chemisch behandelt, mit Chemikalien eingesprüht und überzogen, die Insekten, Unkräuter und schädliche Pilze vernichten sollen.

Abschälen oder gründliches Waschen hilft nur ein wenig, weil diese Chemikalien typischerweise auch das ganze Lebensmittel durchdringen und nicht nur die Oberfläche bedecken.

Kaufen Sie nur Produkte aus natürlichem Material

Wann immer es möglich ist, kaufen Sie nur die am wenigsten chemisch belasteten Kleidungsstücke und Möbel. Tragen Sie 100 Prozent natürliche Stoffe, wie Wolle, Baumwolle, Seide oder Leinen.

Kaufen Sie Möbel aus Holz, Metall oder Glas. Sie können feststellen, ob Ihnen ein Gegenstand Probleme macht, wenn Sie Ihren Puls überprüfen. Halten Sie ein großes Teppichstück für eine halbe Stunde direkt auf die Haut. Halten Sie fest, ob Ihr Puls um 20 Schläge nach oben geht oder Ihre Atemkraft nachläßt.

Einige sehr sensible Menschen scheinen darüber hinaus in der Lage zu sein, ein Stück Stoff, Teppich oder Tapete anzufassen und zu wissen, ob es ihnen Probleme bereitet. Sie haben dann einfach ein „komisches, krabbelndes Gefühl" auf der Haut.

Das ermöglicht es ihnen, genau zu bestimmen, was ihnen Probleme macht, und diese Gegenstände auch zu vermeiden. Machen Sie sich klar: Wenn Sie Ihre Allergenbelastung senken, können Sie wahrscheinlich den Geruch einiger Chemikalien leichter ertragen.

Geben Sie Plastik keine Chance

Kaufen Sie keine plastikverpackten Nahrungsmittel oder Getränke in Plastikflaschen. Bewahren Sie Ihre Lebensmittel nur in Glasbehältern auf. Die Chemikalien aus der Plastikpackung können in die Lebensmittel oder Getränke übertreten. Deshalb erscheint es mir auch unverantwortlich und schier unverständlich, warum in Krankenhäusern die meisten Infusionen und Bluttransfusionen heute aus Plastikbehältern tropfen.

Wenn eine Schwangere kurz vor der Geburt eine Infusion aus einem Plastikbehälter bekommt, lassen sich bestimmte Chemikalien aus diesem Plastik im Blut des Säuglings nachweisen. Ist dies der Weg ins Leben? Wenn wir krank sind, sollten wir dann die Medikamente plus ein wenig Plastik als Infusion bekommen, nur weil dies modern, bequemer und billiger ist?

Nehmen Sie viel Vitamin C

Hören Sie auf den Nobelpreisträger Linus Pauling – Vitamin C hilft. Wissenschaftliche Studien haben ergeben, daß Vitamin C dem Körper auf verschiedenste Weise guttut. Es hat sich gezeigt, daß es beispielsweise bestimmte Leberenzyme ankurbelt, die für die Entgiftung von Insektenvertilgungsmitteln und anderen Chemikalien verantwortlich sind.

Treiben Sie Sport

Regelmäßiger Sport ist besonders wichtig. Das steigert den Kreislauf, so daß giftige Substanzen über den Schweiß ausgeschieden werden können. Wenn Sie joggen wollen, vermeiden Sie es aber, an Straßen zu laufen. Wenn Sie keinen Sport treiben können, lassen Sie sich massieren.

Sorgen Sie für einen Tapetenwechsel

Versuchen Sie, regelmäßig in nahegelegene Reinluftgebiete zu kommen. Gehen Sie dort wandern, zelten Sie, und atmen Sie die frische Luft ein. Versuchen Sie, in diesen Gebieten so lange wie möglich zu bleiben.

Schnelle Hilfe bei Problemen

Atmen Sie reinen Sauerstoff ein

Wenn Chemikalien Ihnen massive Beschwerden machen, sollten Sie ein Sauerstoffgerät zu Hause haben, um es im Notfall bei der Hand zu haben. Wenn Sie einem störenden Geruch oder einer Chemikalie ausgesetzt waren, hilft es normalerweise, zehn Minuten lang pro Minute etwa drei bis vier Liter Sauerstoff zu inhalieren. Wenn die Exposition extrem war, brauchen Sie vielleicht den ganzen Tag über Sauerstoff in zehnminütigen Abständen.

Sauerstoff muß von einem Arzt verschrieben werden. Ihr Arzt kann Ihnen dazu die individuellen Ratschläge und nötigen Vorsichtsmaßnahmen erläutern, wenn dies nötig ist.

Um empfindliches Lungengewebe nicht zu reizen, können Sie den Sauerstoff auch anfeuchten. Dazu können Sie ihn durch ein Wasserglas perlen lassen, vermeiden Sie aber dazu Plastikgefäße. Auch die Inhalationsmaske sollte am besten aus Keramik sein und nicht aus Plastik, das stark riecht. Dies gilt besonders für Asthmatiker, die auf Chemikalien überempfindlich reagieren. Sogar der Geruch von Asthmasprays aus Flaschen, die innen mit Plastik überzogen sind, kann einige Asthmatiker krankmachen.

Leider kennen viele Ärzte in den Notfallambulanzen der Krankenhäuser nicht die segensreiche Wirkung von Sauerstoff bei der Behandlung von Chemikalienexpositionen. Selbst wenn Sie einen entsprechenden Brief eines anderen Arztes mithaben, weigern sie sich häufig, dieses sehr hilfreiche Instrument zur Verfügung zu stellen. Wenn Sie auf solche Probleme stoßen, verlangen Sie danach, mit dem Chefarzt zu sprechen.

Es gibt nur sehr wenige medizinische Gründe, die gegen den Einsatz von Sauerstoff sprechen, der vielen Kindern und Erwachsenen hilft. Der sofortige Nutzen würde dem Risiko in einem gut geführten Krankenhaus bei weitem überwiegen.

Sprechen Sie mit Ihrem Hausarzt darüber, daß Sie an den Einsatz von Sauerstoff denken. Wenn Sie ihn zu Hause haben, kann eine Flasche davon den nächsten Weg ins Krankenhaus überflüssig machen.

Verwenden Sie Allergenextrakte

Es ist häufig sehr einfach, mit der Provokationsmethode exakt zu zeigen, welche Chemikalie welche Symptome hervorruft. Die neutralisierende Verdünnung von Extrakten, die man aus der verschmutzten Luft hergestellt hat, lindert die Symptome. Solche neutralisierenden Medikamente und/oder Sauerstoff können immer dann gegen Symptome helfen, wenn man unvermeidlichen Substanzen ausgesetzt war.

Es ist unglücklicherweise aber unmöglich, auf alle Chemikalien zu testen, auf die ein Patient eventuell überempfindlich reagieren kann. Auf diesem speziellen Gebiet der klinischen Ökologie brauchen wir dringend viel Forschung, wenn wir den vielen Kindern und Erwachsenen mit einer solchen Überempfindlichkeit helfen wollen, die realistisch gesehen eine Chemikalienexposition einfach nicht immer vermeiden können.

Versuchen Sie es mit Heparin

Manchmal scheint auch Heparin zu helfen. Dieses Medikament wird normalerweise dazu eingesetzt, das Blut flüssiger zu machen, damit es keine kleinen Klümpchen bildet. Ein oder zwei Tropfen konzentriertes Heparin, die Sie sich unter die Zunge geben, scheinen einigen Erwachsenen und auch Kindern zu helfen, die Exposition auf Chemikalien besser zu ertragen. Sie können sich dann beispielsweise in der Innenstadt von New York City aufhalten oder in einem Laden einkaufen gehen, der stark nach Chemikalien riecht. Der gelegentliche Einsatz dieser winzigen Dosis macht Ihr Blut nicht flüssiger. Wir wissen wirklich noch nicht, warum es hilft, aber in dieser Dosierung tut es auch keinen Schaden. Heparin ist verschreibungspflichtig, so daß Sie darüber mit Ihrem Arzt reden müssen.

Nehmen Sie Nährstoffpräparate

Einige spezielle Nährstoffpräparate helfen dem Körper, Chemikalien auszuscheiden. Dies sind die sogenannten Antioxidantien oder auch „Radikalenfänger“, die aggressive Sauerstoffatome aus unserem Körper wegfangen, die ansonsten schweren Schaden anrichten können. Antioxidantien helfen auch, die schädlichen Effekte von Chemikalien aber auch allergische Reaktionen zu beseitigen.

Diese Rezepturen enthalten normalerweise Vitamin E, C, B_2, B_6 und A sowie Selen, L-Glutathion und Taurin, manchmal auch Zink. (Siehe auch Kapitel 15 „Nährstoffe“.)

Chemikalien – für Allergiker ein besonderes Problem

Wir müssen uns fragen, warum Kinder mit einer Chemikalienüberempfindlichkeit scheinbar so viele Allergien haben. Teilweise scheint dies genetisch bedingt zu sein. Kinder erben ihr Immunsystem wie auch ihre Augen- und Haarfarbe. Eine allergische Veranlagung geht deshalb von einer Generation auf die nächste über, so daß betroffene Kinder häufig viele Verwandte mit ähnlichen Problemen haben.

Aber erinnern Sie sich: Chemikalien schwächen auch das Immunsystem und verringern die Fähigkeit des Körpers, Chemikalien zu entgiften. Kinder mit einer Chemikalienüberempfindlichkeit haben häufig nicht nur die typischen, sondern auch die weniger häufig erkannten Allergien.

Es ist einfach zu verstehen, warum solche überempfindlichen Familien mit einer solchen doppelten Bürde häufig nicht einmal in der Lage sind, ihre enormen physischen, emotionalen und auch finanziellen Probleme anzupacken, denen sie sich gegenübersehen.

Allergien können Familien zerstören

Die Eltern von betroffenen Kindern haben typischerweise die gleichen Überempfindlichkeiten und fühlen sich genauso krank wie sie – sowohl seelisch als auch körperlich. Weil die Kinder so krank sind, brauchen sie ihre Mutter, so daß sie nicht arbeiten gehen kann. Der Vater muß deshalb doppelt soviel arbeiten oder sogar einen zweiten Job annehmen, um die Rechnungen zu bezahlen. Davon erschöpft und müde kommt er dann schließlich nach Hause, wo er nunmehr auf eine mindestens ebenso müde und ausgelaugte Ehefrau trifft, die versucht, verschiedene kranke, schreiende oder unglückliche Kinder zu betreuen.

Auch medizinisch läßt sich eine solche unglückselige Verkettung verfolgen: Die durch eine Allergie verschwollenen Schleimhäute machen den Betroffenen infektionsanfällig. Die Antibiotika dagegen verursachen eine Hefepilzinfektion im Darm. Durch die ständigen Infektionen werden Operationen an Mandeln, Polypen oder Ohren nötig. Viele Probleme in einer Familie treten dann in Folge auf, weil sich die Kinder einfach niemals wohl fühlen.

Weil es einfach noch nicht genügend Ärzte gibt, die den heutigen Anforderungen der Gesellschaft gerecht werden, müssen viele Eltern lange Wege auf sich nehmen, um sich oder ihre Kinder auf Allergien oder andere Umweltkrankheiten untersuchen zu lassen. Selbst nachdem die Eltern wissen, was zu tun ist und warum die Kinder krank sind, sind sie häufig einfach zu beschäftigt, erschöpft, entmutigt, krank und finanziell an ihrer Grenze, um mit den täglichen medizinischen Anforderungen fertig zu werden.

Sie finden es schwierig oder einfach unmöglich, eine Rotationskost einzuhalten oder ein baubiologisch besseres Haus zu finden, wo sie leben könnten. Um dem ganzen auch noch die Krone aufzusetzen, weigert sich ihre Versicherung auch noch häufig, die Arztrechnungen zu bezahlen, trotzdem doch die Kinder sich nach einer Behandlung durch einen klinischen Ökologen schnell erholen. Wenn eine solche Familie trotzdem als eine Einheit überlebt, grenzt dies an ein Wunder.

Es gibt für solche Familien Lösungen, aber diese sind weder schnell noch billig. Die Behandlung mit Antioxidantien, Vitaminen, Mineralstoffen, Spurenelementen und essentiellen Fettsäuren hilft dem Körper bei der Ausscheidung von Giften und stärkt das Immunsystem. Einige Kinder allerdings sind so empfindlich, daß sie selbst die Präparate nicht vertragen, die kaum noch Allergene enthalten. Einige besonders belastete Familien brauchen eine Entgiftungskur, um die tägliche Belastung mit Chemikalien überhaupt ertragen zu können.

Wenn Sie eine Rotationskost mit den teureren, biologisch angebauten Nahrungsmitteln einhalten können, sollten Ihre Nahrungsmittelallergien verschwinden. Wenn ihr Zuhause baubiologisch relativ korrekt ist, sollten sich Ihre Beschwerden seltener verschlimmern und Sie weniger Verhaltensprobleme haben. Wenn Sie dann auch noch eine Allergenextrakt-Therapie gegen die problematischsten Substanzen bekommen, sollte es Ihnen besser gehen.

Dieser ganzheitliche Behandlungsansatz bei Allergien sollte die Gesundheitsprobleme bei den meisten Familien zum Verschwinden bringen, aber es kann schwierig sein, dies ohne Hilfe durchzuführen. Sie brauchen die Unterstützung von Menschen, die sie lieben und eine starke Finanzquelle oder eine Versicherung, die sich ihrer Verantwortung bewußt ist.

Es gibt sicherlich Hoffnung und Ermutigung für Kinder, die durch Chemikalien krank geworden sind. Viele Eltern stellen sich dieser Herausforderung jeden Tag und lernen langsam, was getan werden muß. Unglücklicherweise bleiben ihnen auch nur wenige positive Alternativen. Die meisten liebenden Eltern werden jedes Opfer bringen, das nötig ist, um ihren Kindern zu helfen. Wenn erst einmal eine Krankheit festgestellt ist, die mit Chemikalien in Verbindung steht, und die Kinder entsprechend behandelt werden, besteht die Belohnung in mehr Gesundheit und mehr Lebensfreude für alle Familienmitglieder.

Man muß beten, daß solche Familien die innere Stärke und den Mut haben, jede neue Herausforderung anzunehmen. Wenn sie mit einem Hindernis nach dem nächsten fertig werden, finden sie darin Ermutigung und Befriedigung. Jeder Erfolg ist ein Goldstück in ihrem Erfahrungsschatz.

Kranke Kinder – unerkannte Allergiker

Ständige Ohrenentzündungen

Viele Eltern beklagen sich in der Sprechstunde darüber, daß ihr Kind eine Infektion nach der anderen hat und sich offensichtlich niemals wohl fühlt. Manchmal hängt dies mit den Allergien des Kindes zusammen, die die Nasen- und Lungenschleimhäute anschwellen lassen, so daß Bakterien leichter eindringen können. Viele Kinder, die ich Ihnen in diesem Buch vorstelle, haben eine Krankengeschichte von einer Ohreninfektion nach der nächsten – und dies seit dem frühesten Säuglingsalter. Ein normales Kind bekommt durchschnittlich etwa vier Infektionen pro Jahr, aber es ist für allergische Kinder nicht ungewöhnlich, jeden Monat ein bis zwei Infektionen zu haben.

Sie sind dann ein bis zwei Wochen krank, um sich dann ein paar Tage wohl zu fühlen und dann wieder eine neue Infektion zu bekommen. Ein Weg, diesen Kreislauf zu durchbrechen, ist es, die zugrundeliegende Allergie zu erkennen und dem Kind eine angemessene Allergiebehandlung zukommen zu lassen. Dieser ganzheitliche Ansatz scheint die Erforschung immer neuer Antibiotika überflüssig zu machen, die immer wieder gefordert wird.

Immer wiederkehrende Ohrenprobleme – Emily

Die kleine Emily war nur drei Jahre alt, als sie das erste Mal in meine Praxis kam. Ihr Hauptproblem waren ständig wiederkehrende Ohrenentzündungen. Nach einiger Zeit stellte ich fest, daß immer das gleiche passierte, wenn sie Milch trank. Nach einer Stunde hatte sie eine typische Wesensveränderung und wurde hyperaktiv und sehr schwierig. Ihr Verhalten änderte sich völlig, und es wurde unmöglich, sie zu trösten.

Sie warf ihr Lieblingsspielzeug auf den Boden und sprang darauf herum. Sie tobte über die Möbel, weinte, jammerte, stampfte mit den Füßen, kickte Gegenstände durch den Raum und hämmerte gegen die Wand. Ein paar Stunden später beklagte sie sich dann, daß ihre Beine schmerzten. In der folgenden Nacht machte sie ins Bett, und am nächsten Tag begann die nächste Ohrenentzündung. Sie bekam dann für zehn Tage ein Antibiotikum, fühlte sich ein paar Tage wohl und dann begann das Ganze von vorn.

Ihre Mandeln und ihre Polypen wurden ihr entfernt, als sie zweieinhalb Jahre alt war. Ihr Hals-Nasen-Ohren-Arzt wußte glücklicherweise über Milchallergien Bescheid und schlug klugerweise vor, daß Emily eine milchfreie Diät einhalten sollte. Dann wurde aber ihre Mutter krank und konnte ihre Ernährung nicht mehr überwachen. Kurz nachdem Emily wieder Milchprodukte gegessen hatte, kamen ihre Ohrentzündungen wieder, und sie klagte über Schmerzen in den Beinen und in den Muskeln, Bauchschmerzen und Müdigkeit. Sie hustete und hatte auch wieder Stimmungsschwankungen. Sie wurde wieder reizbar und machte nachts wieder ins Bett.

Ständige Infektionen – das können Sie tun

Kinder mit ständig wiederkehrenden Infektionen haben wahrscheinlich ein schwächeres Immunsystem. Teilweise ist dies genetisch bedingt, weil die meisten Allergiker-Kinder mindestens einen Elternteil haben, der eine typische oder weniger typische Allergie hat. Zusätzlich zum genetischen Faktor glauben klinische Ökologen auch, daß die enorme Menge von Außen- und Innenraumschadstoffen und die Umweltverschmutzung, der wir alle ausgesetzt sind, das Immunsystem schädigen können.

Viele Eltern fragen häufig, wie sie das Immunsystem ihres Kindes stärken können. Wir müssen unseren Körper mit wichtigen Bausteinen versorgen. Sie können kein Ziegelhaus ohne Mörtel bauen.

Jeder Körper hat einen individuellen und speziellen Nährstoffbedarf, der sich mit dem Alter, der Ernährungsweise, dem Lebensstil und dem Streß ändert. Damit der Körper sich gegen Infektionen wehren kann und sich richtig wohl fühlt, muß jede Zelle die richtigen Nährstoffe zur Verfügung haben. Vitamine, Enzyme, Spurenelemente, Mineralstoffe, essentielle Fettsäuren und Aminosäuren sind dieser Mörtel, der nötig ist, um einen gesünderen Körper und ein starkes Immunsystem aufzubauen. Diese Nährstoffe machen es unserem Körper möglich, auf einem höheren Niveau zu funktionieren und helfen uns, uns wohl zu fühlen – vor allem wenn dann Schadstoffe aufgenommen oder eingeatmet werden.

Hyperaktivität ist ein Gemisch aus vielen Dingen

Viele Eltern machen sich berechtigterweise Sorgen um die schulische Zukunft ihrer Kinder. Einige junge Mütter hyperaktiver Kinder erwarten ständig den Anruf aus dem Kindergarten, sie möchten doch bitte ihr Kind abholen. Viele leben wirklich in der täglichen Angst vor dem Telefonklingeln, weil dies bedeuten könnte, daß ihr Kind wieder einmal wegen störenden Verhaltens nach Hause geschickt werden soll.

Der amerikanische Arzt Dr. Lendon Smith hat herausgefunden, daß im Jahre 1959 in jeder Schulklasse im Schnitt nur ein hyperaktives Kind war. Heute sind es durchschnittlich fünf bis sechs. Das Problem wird immer größer, und die Antwort darauf sind nicht mehr Medikamente, sondern man muß herausfinden, warum dies so ist. Einige dieser Kinder haben schlicht eine Allergie, die ihr Gehirn beeinträchtigt.

Klinische Ökologen und Allergologen sehen häufig Kinder, die gleichzeitig hyperaktiv sind und Allergien haben. Diese Kinder haben normalerweise viele der anderen charakteristischen Merkmale, die mit dem sogenannten „Allergic Tension Fatigue Syndrome“ (ATFS) einhergehen. Frei übersetzt bedeutet dieser Fachausdruck das „allergisch bedingte Anspannungs-Müdigkeitssyndrom“.

Zu den Symptomen gehören Kopfschmerzen, Muskelschmerzen, Tollpatschigkeit, Reizbarkeit, Aggressivität und ein einfach „unmögliches“ Verhalten. Bei einigen Kindern wechseln sich Müdigkeit und unkontrollierbare Wildheit miteinander ab. Die meisten von ihnen haben auch klassische allergische Symptome an der Nase und den Augen.

Kinder mit dem ATFS haben zu Hause und in der Schule Verhaltens- und Aktivitätsprobleme. Von ihnen nimmt man häufig an, daß sie eine Aufmerksamkeitsstörung hätten, eine sogenannte „Attention Deficit Disorder (ADD)“, oder sie hätten eine Aufmerksamkeitsstörung, gepaart mit dem hyperaktiven Syndrom (die Attention Deficit Activity Disoder, ADHD). Sowohl die Kinder mit einem ATFS als auch die Kinder mit einer ADD sind so impulsiv, daß sie nicht stillsitzen und sich nicht konzentrieren können sowie leicht ablenkbar sind.

Wenn sie nicht gerade wild herumtoben, sind sie in der Regel zappelig, reizbar und nervös. Sie zeigen eine ganze Reihe von Lernproblemen.

Das Allergic Tension Fatigue Syndrome (ATFS)

Mögliche Symptome des Nervensystems:

- Hyperaktiv, unkontrollierbar wild, nicht zu bändigen
- Müde, schwach, ausgelaugt, erschöpft, lustlos
- Ununterbrochenes Schnattern, Wortwiederholungen, lautes Sprechen, Stottern
- Kurze Aufmerksamkeitsspanne, Unfähigkeit, sich zu konzentrieren
- Unaufmerksam, impulsiv und zerstörerisch
- Unruhige Beine, Fingertrippeln
- Schwerfällig, schlechte Körperbeherrschung, Zittern
- Schlaflosigkeit, Alpträume, Schwierigkeiten beim Einschlafen und beim Aufwachen
- Nervös, ablenkbar, aufgeregt, kurze Geduldsspanne, launisch
- Hochgespannt, leicht erregbar, überaktiv
- Niedergeschlagen, nahe am Wasser gebaut, schwankende Stimmungen
- Überempfindlich auf Gerüche, Licht, Geräusche, Schmerz und Kälte

Mögliche körperliche Symptome:

- Nase: Heuschnupfen
- Schmerzen: Kopf, Genick, Rücken, Muskeln, Gelenke, „Wachstumsschmerzen“ oder Schmerzen, die nichts mit körperlicher Betätigung zu tun haben.

- Magen-Darm-Trakt: Bauchschmerzen, Übelkeit, Magenverstimmung, Blähungen, Mundgeruch, Aufstoßen, Erbrechen, Durchfall, Verstopfung
- Blasenprobleme: Unkontrollierter Urinabgang (nachts oder tagsüber), häufiger Harndrang, Brennen oder Schmerzen beim Wasserlassen
- Gesicht: Dunkle Augenringe, verschwollene Tränensäcke, gerötete Ohren, gerötete Wangen
- Verschwollene Lymphknoten am Hals
- Ohrenprobleme: Mittelohrvereiterung, Klingeln in den Ohren, Schwindelgefühl
- Starkes Schwitzen
- Leichtes Fieber

Klinische Ökologen haben den sicheren Zusammenhang zwischen dem ADHD und dem ATF-Syndrom gefunden. Beide scheinen aus der gleichen Mixtur zu sein. Viele Kinder, denen das Etikett einer der beiden Krankheiten angeheftet wurde, haben die gleichen charakteristischen Merkmale. Studien haben gezeigt, daß 25 bis 50 Prozent aller Kinder mit dem ADHD Lernschwierigkeiten haben. Etwa 30 Prozent von ihnen sind Bettnässer oder haben unkontrollierten Stuhlabgang. Diese Charakteristika sehen wir auch bei Kindern mit dem ATFS oder mit ungewöhnlichen Allergieformen.

Wenn ADD- oder ADHD-Kinder allergische Verwandte haben, allergisch aussehen und eine offensichtliche Allergie gegen Pollen, Schimmelpilze, Staub, Nahrungsmittel und Chemikalien haben, haben sie üblicherweise ein ATFS, und viele von ihnen sprechen hervorragend auf eine richtige Allergiebehandlung an.

In beiden Gruppen von Kindern, egal welches medizinische Etikett sie nun tragen, scheinen auch viele bemerkenswert gut und schnell schon innerhalb einer Woche oder noch kürzerer Zeit auf die mehrfache Weglaßkost anzusprechen. Viele Mütter haben schon erfolgreich diese Ernährungsform ausprobiert, bevor sie das erste Mal in unsere Praxis gekommen sind. In glücklichen Fällen ist es den Kindern kontinuierlich allein dadurch besser gegangen, daß man ein oder zwei bevorzugte Nahrungsmittel aus ihrer Ernährung strich.

Andere Kinder wiederum sind komplizierter und eine größere Herausforderung. Diese Kinder brauchen häufig die Behandlung und den Rat eines klinischen Ökologen und/oder eines Allergologen. Beide können mit umfassenden diagnostischen Maßnahmen ein ebenso individuell abgestimmtes Behandlungsprogramm aufstellen. Viele brauchen auch Hilfe von einem Psychologen.

Andere haben Probleme, die mit einer Allergie überhaupt nichts zu tun haben. Sie brauchen den Rat einer ganzen Reihe von Fachleuten aus der Medizin oder Psychotherapie, die spezielle psychische und Lernprobleme behandeln. Genauso brauchen sie die fachkundige Behandlung ihrer medizinischen Probleme, die mit den Ohren, der Blase, dem Darm oder dem Nervensystem zusammenhängen.

Hyperaktivität kann durch eine große Anzahl von Störungen des Nervensystems hervorgerufen werden, durch genetische Probleme, Geburtsschäden, vorangegangene Infektionen, Unfälle, Streßfaktoren, emotionale Probleme, Hormonstörungen, biochemische Störungen, Gifte und sogar Enzymdefekte. In seinem Buch „Nahrungsmittelallergie und Intoleranzen“ beschreibt der Arzt Dr. Jonathan Brostoff eine Theorie, warum die sogenannte „Feingold“-Diät so vielen Kindern geholfen hat. Die Diät nach Dr. Feingold erlaubt den Kindern keine Nahrungsmittel, die gefärbt sind, die künstliche Aromen, Salizylate oder sonstige Zusätze enthalten.

Derartige Substanzen muß der Körper mit Hilfe von Enzymen entgiften. Dr. Brostoff meint, daß einigen Kindern das Enzym „Phenolschwefeltransferase-P“ fehlt, ein Enzym, das der Körper zur Entgiftung bestimmter Darmbakterien braucht. Lebensmittelfarben beispielsweise blockieren dieses Enzym, so daß es nicht mehr richtig funktioniert. Das Ergebnis kann dann Hyperaktivität sein, die wiederum auf Bakterien zurückzuführen ist, die nicht richtig entgiftet wurden. Diese Art von Problemen allerdings kann mit oder ohne Allergien auf Nahrungsmittel auftreten. Wir brauchen ein besseres Verständnis derartiger Beziehungen und ihrer Relevanz für die speziellen Probleme einiger Kinder.

Die Beurteilung von hyperaktiven Kindern beinhaltet häufig alle oder einige der folgenden Punkte:

- Eine ausführliche, detaillierte Durchsicht der vergangenen und gegenwärtigen Krankheitsgeschichte des Kindes. Die Details zur Zeit vor der Geburt, zum Geburtsverlauf, zu Impfungen und jeglichen anderen heftigeren Infektionskrankheiten oder Verletzungen können sehr aufschlußreich sein.
- Eine Erörterung der klassischen und der eher versteckten Allergiesymptome der näheren Verwandten. Viele Eltern sind sich nicht darüber im klaren, daß hinter ihren eigenen chronischen medizinischen Beschwerden eine Allergie stecken könnte.
- Eine ganz sorgfältige Besprechung jeglicher Geschehnisse im Leben des hyperaktiven Kindes, vom Säuglingsalter an. Dies muß wirklich bis ins kleinste Detail diskutiert werden.
- Die Schulgeschichte jedes Kindes und die Ergebnisse von Bewertungen von Erziehern, Psychologen oder Psychotherapeuten müssen hier genauso einbezogen werden.

Wenn eine Allergie festgestellt wird, müssen die Eltern detaillierte individuelle Anweisungen über folgende Punkte erhalten:

- Wie man die Allergien des Kindes mit Veränderungen im Wohnumfeld und/oder in der Schule bessern kann.
- Den Wert einer langfristigen Rotationskost, wenn Nahrungsmittel wichtige Faktoren beim Problem des Kindes sind. Auch der Rat eines Ernährungswissenschaftlers sollte eingeholt werden, um das gesunde Gedeihen des Kindes nicht zu gefährden.
- Praktische Hinweise darauf, wie man die Belastung des Körpers mit Chemikalien und Umweltverschmutzung vermeidet und wie man eine solche Belastung behandelt.
- Eine Allergenextrakt-Therapie, besonders wenn das bisher Genannte die Symptome des Kindes nicht zum Verschwinden bringen konnte.

- Der Einsatz von Nahrungsergänzungsmitteln, um die körperliche Abwehrkraft zu erhöhen und die normalen Verdauungs- und Entgiftungsfunktionen des Körpers wieder in Gang zu bekommen. Diese helfen dann, Allergien zum Verschwinden zu bringen und können auch andere medizinische Probleme bessern.

Eine ganze Anzahl von Untersuchungen ist meist nötig, um zu bestätigen, ob eine Allergie vorliegt und um andere häufige Ursachen für Hyperaktivität und Lernprobleme auszuschließen. Sie müssen hochindividuell ablaufen und könnten beispielsweise auch mit einschließen, ob das Kind an Unterzuckerungszuständen leidet, an einer Bleivergiftung, an einer Darmpilzinfektion oder anderen Parasiten. Manchmal brauchen diese Kinder auch eine ganz bestimmte Aminosäurentherapie.

Das folgende Beispiel ist ziemlich typisch für die Geschichte eines Kindes, dessen Mutter mit der mehrfachen Weglaßkost einige Antworten selbst herausknobelte.

Ein aggressiver Zehnjähriger – Donald

Donald kam das erste Mal zu uns, als er zehn Jahre alt war. Er hatte viele allergische Verwandte und litt selbst an klassischen Allergien. Seine Eltern waren besonders deshalb besorgt, weil er Phasen hatte, in denen er sich selbst und andere biß und bespuckte. Er hatte bis zu fünfmal am Tage Wutanfälle.

Er hielt es nicht aus, eine Mahlzeit lang oder während einer Fernsehsendung oder eines Spieles ruhig sitzen zu bleiben. Seine Lehrer bemerkten, daß er am Morgen noch rela-tiv ruhig war, nach dem Mittagessen wurde aber seine schulische Leistung und sein Benehmen einfach katastrophal.

Vier Monate bevor er zu uns kam, versuchte es seine Mutter das erste Mal mit der mehrfachen Weglaßkost. Innerhalb einer Woche ging es ihm zu 75 Prozent besser, und während der zweiten Woche bemerkten seine Eltern, daß er hyperaktiv und unmöglich wurde, wenn er Weizen, Schokolade oder Zucker aß. Nachdem sie diese Nahrungsmittel für drei Monate vermieden hatten, rief uns seine Mutter an und erzählte, er sei einfach eine „Wonne".

Freunde konnten nicht glauben, daß dies das gleiche Kind sein sollte. Seine Lehrer waren begeistert und sehr angenehm überrascht. Sein Conner'scher Hyperaktivitäts-Wert fiel innerhalb einer Woche von einem abnormalen Wert von 23 auf normale 13. Kurz nach der Behandlung gingen seine Eltern mit Donald auf eine Ausstellung und sagten hinterher, daß dies das erste Mal in seinem Leben gewesen sei, daß sie mit ihm Spaß gehabt hätten.

Als wir ihn in unserer Praxis auf Schimmelpilze testeten, wurde er auf einmal extrem gewalttätig. Er trat und war bereit, jeden zu schlagen, der sich ihm näherte. Er war ablehnend und ganz besonders wütend. Nachdem wir einen winzigen Tropfen der richtigen Verdünnung des Schimmelpilzextraktes in seinen Arm gespritzt hatten, wurde er wieder zu dem angenehmen Kind, das er während der vielen Stunden der Allergietestung zuvor gewesen war.

Seine Eltern wurden rasch Experten darin herauszufinden, welche Nahrungsmittel Schwierigkeiten bereiteten. Das ist typisch für Familien mit einem allergischen Kind. Nachdem sie gelernt hatten, nach den frühen Warnzeichen einer Allergie zu suchen, bemerkten sie auch, daß er sich nicht mehr konzentrieren konnte, reizbar und hyperaktiv wurde, wenn er eine Schüssel Müsli gegessen hatte.

Seine bemerkenswerteste Reaktion zeigte er, als wir ihn auf Weizen testeten. Er krakelte herum, als er schreiben sollte. Er riß dann das Papier auseinander, nachdem er es mit dem Bleistift durchlöchert hatte. Er zerknüllte, was übriggeblieben war und begann zu weinen. Dann hämmerte er verzweifelt mit der Faust auf den Tisch. Er war so wütend, daß er zu einem Zeitpunkt sogar in die Luft boxte. Als die Reaktion auf den Test nachließ, hielt er sich den Kopf und klagte über Kopfschmerzen. Ein paar Minuten, nachdem wir ihm die richtige Verdünnung des Extraktes als Neutralisationsdosis gegeben hatten, benahm er sich völlig ruhig und normal. Er sagte, er hätte sich während des Testes „verrückt" gefühlt.

Zwei Monate nach seiner Behandlung schrieb uns seine Mutter, daß sich ihr Leben völlig verändert habe. Donald sprach hervorragend auf die Allergiebehandlung an, und sie könnten wieder mit ihrem Sohn wirklich „leben". Seine Muskelschmerzen, seine Gelenkbeschwerden, Kopf- und Gliederschmerzen waren verschwunden. Seine Verdauungsprobleme und die damit zusammenhängenden roten Ohren machten es ihnen sehr einfach herauszufinden, ob er wieder einmal auf ein Nahrungsmittel reagierte. Seine dunklen Augenringe und seine Schlafprobleme verschwanden. Sie waren alle begeistert und erleichtert, daß seine früheren Ärzte alle unrecht hatten – seine Probleme waren nicht psychisch.

Auch fünf Jahre später ging es dem Jungen weiterhin zu 95 Prozent besser. Zu einem Zeitpunkt stoppte er seine ganze Behandlung, weil es ihm für so viele Jahre so gut gegangen war. Seine ursprünglichen Symptome kamen zurück, und er nahm die Behandlung sofort mit Erfolg wieder auf.

Auch der folgende Fall zeigt ein klassisches Beispiel eines allergischen Kindes, das hyperaktiv war, offensichtliche Nahrungsmittelallergien hatte und auch noch an einer verborgenen Überempfindlichkeit auf Chemikalien litt. Dieser Junge illustriert sehr lebendig, welche Herausforderung es anfangs sein kann, die verschiedenen Faktoren zu unterscheiden, die zur Krankheit eines Kindes führen. Klinische Ökologen versuchen, jedes dieser kleinen Puzzleteile herauszufiltern. Wenn sie damit fertig sind, sollte das Gesamtbild viel deutlicher werden.

Ein ganzer Sack voller Probleme –Ryan

Ryans Mutter brachte ihn zu uns, als er vier Jahre alt war. Seine Mutter hatte bemerkt, daß ihm das gelbgefärbte Medikament gegen seine allergischen Symptome an der Nase zwar half, ihn aber auch hyperaktiv machte.

Er hatte schon in der Vergangenheit das gleiche Problem mit einem orange gefärbten Medikament gehabt. Seine Lehrer glaubten, Ryan hätte ein neurologisches Problem, weil er manchmal seine Muskeln nur schlecht koordinieren konnte. Er benahm sich dann plump, zuckte mit dem Gesicht und schlug seinen Kopf gegen alle möglichen Gegenstände. Er hatte dann ein schlechtes Gedächtnis und eine kurze Aufmerksamkeitsspanne.

Ryan als Säugling und Kleinkind

Wie bei so vielen allergischen Kindern hatten beide Eltern typische Allergien. Im Bauch seiner Mutter trat Ryan heftiger und hatte häufiger Schluckauf als seine Schwester. Vom fünften, sechsten Schwangerschaftsmonat an beulte sich der Bauch seiner Mutter ständig an verschiedenen Stellen. Er trat und trampelte so heftig, daß ihre Bauchmuskeln schmerzten.

Nach seiner Geburt, beschrieb sie ihn als zu aktiv. Er zog es vor, hin- und hergeschaukelt zu werden. Ihn nur still zu halten, war unmöglich. Er hatte manchmal Durchfall, aber keine Blähungen oder Probleme damit, Nahrung bei sich zu behalten. Er schlief schlecht, das leiseste Geräusch weckte ihn auf.

Als er vierzehn Monate alt war, zog seine Familie in ein brandneues Haus. Vier Monate später wurde mit der einsetzenden Kälte weniger gelüftet und die Heizung angestellt. Zu etwa diesem Zeitpunkt begann er, die typischen allergischen Symptome an der Nase und den Augen zu haben. Diese Art der Vorgeschichte legt schon eine Allergie auf Hausstaub oder eine Überempfindlichkeit auf Chemikalien nahe.

In der Zeit von achtzehn Monaten bis drei Jahren hatte er eine ununterbrochene Folge von Ohrenentzündungen. Dies legte eine Allergie gegen Milch nahe. Später hatte er dann alle zwei bis drei Tage grippeähnliche Symptome. Diese Probleme verschwanden, als er begann, täglich Antihistaminika zu schlucken. Mit der Zeit machte sich sein ursprünglich das ganze Jahr präsenter Heuschnupfen immer mehr in den Sommermonaten bemerkbar, wenn Pollen oder Schimmelpilzsporen in der Luft waren. Dies ist ganz typisch für viele allergische Kinder. Trotzdem versicherte Ryans Kinderarzt seiner Mutter, daß der Junge für einen Allergietest viel zu jung sei.

Im Alter von zwei Jahren bemerkten seine Eltern, daß er immer müde war, wenn er morgens aufstand und dann manchmal wieder, wenn er gegessen hatte. Ihm war jeden Tag übel, er stieß auf und hat-

te breiigen Stuhl. Er hatte von April bis Oktober unkontrollierten Urinabgang. Im Winter traten diese Probleme nur ein- bis zweimal in der Woche auf. Er hatte ein bis zwei Wutanfälle am Tag und im Sommer täglich Kopfschmerzen. Später wurde klar, daß diese im Winter wiederum nur an den Tagen da waren, an denen er zur Schule ging.

Warum hatte er in den warmen Monaten so viele Probleme, und warum ging es ihm später im Winter an Schultagen schlechter? Eine Allergie auf Pollen und Schimmelpilze konnten seinen Heuschnupfen erklären, aber was war mit den sommerlichen Verdauungsbeschwerden und dem Urinabgang? Es mußte eine sinnvolle Antwort geben, und wenn man sie finden könnte, könnte man diesem Kind auch helfen. Ein detaillierteres Anamnesegespräch förderte viele hilfreiche Schlüssel zutage, die auch plausible Erklärungen lieferten.

Die Schlüssel zu Ryans Symptomen

Als Ryan 18 Monate alt war, hatte er die typischen Symptome für ein ATFS. Er hatte Zeiten, in denen er hyperaktiv und schier außer Kontrolle war. Diese Phasen wechselten sich rasch mit einer extremen Müdigkeit ab. Seine Mutter sagte, er lag dann wie „ein alter Waschlappen" auf dem Fußboden und war völlig erschöpft. Dies trat häufig auch während der Sommermonate auf, wann immer er draußen war. Er benahm sich auch so, wenn er Tabakrauch ausgesetzt war oder in den Zirkus ging.

Wenn er einem brennenden Kamin zu nahekam, benahm er sich einfach seltsam. Er ging dann komisch steif, schlug gegen seinen Kopf, wurde hyperaktiv und dann plötzlich schwach und konnte nicht mehr stehen. Kurz nachdem man ihn vom Kamin wegnahm, kehrte seine alte Persönlichkeit zurück. Dasselbe geschah auch, wenn er in ein nahegelegenes Bekleidungsgeschäft ging. Er wurde dann auf einmal sehr ängstlich und zog sich in sich zurück. Dies alles legte nahe, daß er Probleme mit Chemikaliengerüchen hatte.

Seine Vorschullehrer beklagten sich darüber, daß er manchmal zu hyperaktiv war, zu müde oder sich auf eine seltsame Weise bewegte. Er war häufig schüchtern, und in besonders außergewöhnlichen Phasen wollte er nicht angefaßt werden oder tolerierte nicht, daß sich ihm überhaupt jemand näherte.

Seine Mutter beschloß, das Klassenzimmer zu untersuchen. Sie erfuhr, daß sein Plätzchen für den Mittagsschlaf und die Tafeln in der Klasse sechsmal täglich mit einem sehr häufig benutzten Desinfektionsmittel besprüht wurden. Dieser Umstand legte nahe, daß eine Chemikalie in dem Spray einen negativen Einfluß auf Ryan hatte. Dies erwies sich als ein extrem wichtiger Schlüssel.

Ab dem Alter von drei Jahren hatte er „Wachstumsschmerzen" und Beinschmerzen, die nichts mit körperlicher Betätigung zu tun hatten.

Mit der Zeit bekam seine Mutter mit, daß er, wann immer er Orangensaft trank oder eine ganze Orange aß, so müde wurde und solche Schmerzen in den Beinen bekam, daß er nicht mehr die Treppe hochkam. Ohne Behandlung dauerte dies in der Regel eine halbe Stunde bis zu zwei Stunden. Dann konnte er die Stufen wieder steigen. Ryan konnte nie lange auf Geburtstagsfeiern bleiben. Nachdem er gegessen hatte, wurde er so unruhig und wieselte wie eine Ameise herum, daß man ihn immer abholen mußte, bevor es richtig losging.

Ryans traditionelle Allergiebehandlung

Schließlich brachte seine Mutter Ryan zu einem Facharzt für Kinderallergologie, weil sein Heuschnupfen und sein unmögliches Verhalten immer schlimmer wurden. Er testete Ryan und fand durch den Prick-Test eine starke Allergie auf Pollen und Schimmelpilze. Tests mit stärker konzentrierten Substanzen ergaben im Intradermaltest auch eine leichte Reaktion auf Hausstaub und Haustiere, aber keine auf fünf ausgewählte Nahrungsmittel.

Der Arzt sagte, daß seine Verhaltensprobleme nichts mit seinen Allergien auf Außenluftallergene zu tun hätten. Er versicherte Ryans Mutter, daß diese Probleme auch nichts mit den gefärbten Medikamenten zu tun hätten, die er täglich nahm. Er sagte, daß weder die Patientengeschichte ihres Sohnes noch die Tests einen Hinweis auf eine Nahrungsmittelallergie ergeben hätten. Der Arzt gab Ryans Mutter einen Vordruck, auf dem er eine plastiküberzogene Matratze und einen Luftfilter empfahl. Er bereitete auch ein Allergenextrakt vor.

Nachdem Ryan seine Allergenextrakt-Therapie auf Pollen, Schimmelpilze und Hausstaub begonnen hatte, schien jedoch jede Injektion die gleiche wiederholbare Abfolge von Symptomen hervorzurufen. Er bekam jeden Dienstagmittag seine Spritze. Nach einer bis drei Stunden schwoll sein Arm an, wurde rot und kraftlos. Dann bekam er Kopfschmerzen und wurde hyperaktiv. Bis zum Donnerstag wurde er dann immer kränker, und am Mittwoch waren seine allergischen Symptome an der Nase und den Augen schlimmer als normal.

Er lag den ganzen Tag auf der Couch und klagte über Kopfschmerzen, Schmerzen in den Beinen und Übelkeit. Er war sehr müde, jammerte, lag herum und bekam sogar leichtes Fieber. Am Donnerstag konnte er dann wieder zur Schule, blieb aber den ganzen Tag über unkonzentriert, zerstreut und reizbar. Das blieb dann bis spät in die Nacht oder sogar bis Freitag so. Von Dienstag- bis Donnerstag-nacht näßte er ins Bett, dann verschwand das Bettnässen wieder, bis er am darauffolgenden Dienstag seine nächste Spritze bekam.

Diese Art von Beschwerden sind sicherlich selten. Der Allergologe versicherte Ryans Mutter, daß die Symptome ihres Sohnes nach jeder Spritze nichts mit dem Allergenextrakt zu tun hätten.

Wieder müssen wir aber fragen: Wenn es nichts damit zu tun hatte, warum traten all diese Symptome nur nach einer derartigen Behandlung auf? Klinische Ökologen hören derartige Patientenklagen sehr häufig, die auf Chemikalien überempfindlich sind. In den herkömmlichen Allergenextrakten ist häufig Phenol als Konservierungsmittel enthalten.

Auch Ryans Reaktion auf das traditionelle, phenolhaltige Allergenextrakt legte nahe, daß Chemikalien einen Teil seiner ausmachen könnten. Phenol und Kohlenwasserstoffe sind auch zwei Substanzen, die häufig in Raum-Desinfektionssprays stecken, genauso entstehen sie, wenn Holz verbrennt. Nun begannen die Einzelteile zusammenzupassen.

Hilfe durch die Weglaßkost

Ein Bekannter schlug vor, daß Ryans Mutter es doch einmal mit unserer mehrfachen Weglaßkost versuchen sollte. Nach der ersten Woche zeigte sich noch keine Veränderung. Während der zweiten Woche aber, als er jedes potentiell problematische Lebensmittel extra aß, bemerkte seine Mutter ganz spezielle Veränderungen. Zucker, gelbe und orange Medikamente und orangensaft-haltige Getränke machten ihn hyperaktiv. Dies war umso überraschender, als daß zu hundert Prozent reiner Orangensaft ihn immer so müde machte, daß er Mühe hatte, die Treppe heraufzukommen.

Dies legte nahe, daß eine andere Komponente in dem Saft als die Orangen selbst die Probleme machte. Orangensäfte enthalten häufig auch noch Zucker, Sirup und künstliche Aromen und Farbstoffe. All diese Inhaltsstoffe sind häufige Gründe für Hyperaktivität bei Kindern. Später konnten wir beweisen, daß gelbe, rote oder orange Lebensmittelfarben Ryan offensichtlich hyperaktiv machten.

Mit der Zeit las Ryans Mutter immer mehr Bücher über Allergien, und sie fand heraus, daß seine allergischen Symptome an Augen und Nase besser wurden, wenn sie die Lüftung der elektrischen Heizung in Ryans Zimmer ausstellte, damit nicht soviel Staub aufgewirbelt wurde. Diese Veränderung schien ihn auch am Morgen weniger aktiv zu machen, und er erwachte am Morgen viel fröhlicher.

Als Zucker und rote, gelbe und orange Lebensmittelfarben von Ryans Speisezettel verschwanden, war er deutlich weniger aktiv und benahm sich besser. Die Gerüche von Parfüm, Farbe, Tabak, Unkrautvernichter und Rauch machten ihn aber trotzdem nach wie vor immer wieder entweder extrem hyperaktiv oder extrem müde.

Wie paßte dies alles zusammen?

Versuchen wir nun, die ganzen Puzzleteile aus Ryans Geschichte zusammenzubringen. Ryans Überaktivität schon vor der Geburt mag seinen Grund darin haben, daß seine Mutter während der Schwanger-

schaft eine enorme Menge an Orangensaft trank und viel mehr Schokolade und Nudeln aß, als sie es sonst getan hatte.

Sie lebten damals auch in einem sehr stark umweltverschmutzten Stadtteil. Fast jeden Tag verschmutzten eine Reifenfabrik und eine Ölraffinerie die Luft in der Umgebung ihres damaligen Hauses. Zurückblickend kann auch dies ein Faktor gewesen sein, der mit Ryans späterer Überempfindlichkeit auf Chemikalien zu tun hatte. Ryans Familie zog in eine neue Umgebung und in ein neues Haus ein, als er vierzehn Monate alt war, und eine ganze Anzahl medizinischer Probleme begann, als die Heizung das erste Mal angestellt wurde. Neue Häuser sind normalerweise nicht staubig oder schimmelpilz-befallen, so daß dies nur eine sehr unwahrscheinliche Erklärung für seine Beschwerden im Winter war.

Die meisten neuen Häuser riechen aber nach vielen Chemikalien, besonders nach Kohlenwasserstoffen, Formaldehyd und Phenol. Diese Gerüche treten besonders hervor, wenn ein neues Haus auf einmal nicht mehr so häufig gelüftet wird, etwa während der Wintermonate. Die Chemikalienausgasungen aus Baumaterial und Möbeln verursachen häufig die Beschwerden, die Ryan hatte.

Phenol ist eine Chemikalie, die häufig auch in Desinfektionsmitteln steckt. Diese Sprays, die auch häufig in Schulen verwendet werden, könnten erklären, warum es ihm im Winter vor allem an Schultagen ganz besonders schlechtging. Phenol wird auch als Konservierungsmittel in herkömmlichen Allergenextrakten eingesetzt, und dies konnte ganz leicht erklären, warum es ihm nach jeder Allergiebehandlung schlechter ging. Phenol befindet sich auch in einigen behandelten Hölzern, so daß dies sein Problem mit brennendem Holz erklären konnte.

Ryans Beschwerden während des Sommers waren aber nach wie vor erstaunlich. Als er drei bis vier Jahre alt war, schien es ihm schon schlechter zu gehen, wenn er im Sommer nur kurz nach draußen ging. Im Haus ging es ihm schon nach ein paar Minuten viel besser. Dies ist häufig bei einer Allergie auf Schimmelpilze oder Pollen der Fall. Heuschnupfen wird beispielsweise häufig in Häusern besser, die eine Klimaanlage oder einen Luftfilter haben. Auch Persönlichkeitsveränderungen und Verhaltensstörungen können manchmal auf Schimmelpilze und Pollen zurückzuführen sein.

Dies gilt sogar für Verdauungsbeschwerden und unkontrollierten Urinabgang, aber dies ist eher selten. Im nächsten Sommer jedoch, als wir die Konzentration für Ryans Schimmelpilzextrakt neu anmischen mußten, stellte seine Mutter fest, daß er an regnerischen Tagen wieder Bauchschmerzen und Wutanfälle bekam und in die Hose machte. Nachdem wir seine Behandlung auf Schimmelpilze wieder angepaßt hatten, hörten auch diese Probleme wieder auf.

Zusätzlich zogen wir in Betracht, daß seine sommerlichen Probleme auch auf eine Überempfindlichkeit auf die Außenluftverschmutzung zurückzuführen sein könnten. Bei weiterem Nachfragen stellte sich heraus, daß die Familie aus diesem verschmutzten Stadtteil in einen Wohnort gezogen war, an dem eine wahre Mückenplage herrschte. Die Stadt versprühte dort alle zwei Wochen Insektenvertilgungsmittel, und die Nachbarn mußten – wie auch Ryans Vater – jedesmal ihren Garten absprühen, wenn sie während des Sommers draußen essen wollten. Die Hälfte der näheren Nachbarn verwendete auch Unkrautvernichtungsmittel. Vielleicht trugen auch diese Chemikalien zum Problem bei.

Nach einiger Zeit beschwerten sich Ryans Lehrer, daß sie ihn drei Minuten nach dem Betreten schon aus der Turnhalle tragen mußten. Seine Mutter hakte nach und fand heraus, daß man dort ein Bodenpflegemittel verwendete, das Rohölprodukte und Kohlenwasserstoffe enthielt.

Der Geruch verursachte die gleichen Symptome wie das brennende Holz, eine weitere Kohlenwasserstoffquelle.

Zusätzlich zu seinen bewiesenen klassischen Allergien auf Pollen, Schimmelpilze und Hausstaub legte die Geschichte dieses Kindes nahe, daß er auch unentdeckte Überempfindlichkeiten auf Nahrungsmittel und auf Chemikalien hatte. Seine wiederholten Symptome auf die Exposition mit verschiedenen Chemikalien waren schwer zu ignorieren.

Ryans Chemikalien-Überempfindlichkeit

Um diesen Verdacht zu bestätigen, filmten wir ihn während des Hauttests auf Phenol, auf Kohlenwasserstoffe und Formaldehyd sowie auf die Exposition auf typische Innenraum-Chemikalien wie Desinfektionssprays. Dieses Spray enthält 0,1 Prozent Phenol, 79 Prozent Ethanol sowie 20,9 Prozent weitere Substanzen, die chemisch nicht reagieren.

Vor dem Test auf das Desinfektionsspray benahm sich Ryan völlig normal, bis auf eine gelegentliche Grimasse. Etwa zwanzig Minuten, nachdem er mit einem spray-getränkten Taschentuch Kontakt hatte, begann er zu jammern, lehnte sich bei seiner Mutter an, klammerte, weinte und wiederholte immer wieder den gleichen Satz.

Innerhalb einer Stunde wurden diese Symptome immer schlimmer, und nach einiger Zeit verlor er völlig die Kontrolle über sich und weigerte sich zu schreiben. Seine Mutter sagte, daß alles, was wir sehen würden, typisch wäre für das, was an Schultagen passiere oder wenn er brennendem Holz zu nahe käme.

Seine Symptome verschwanden schnell, nachdem er für einige Minuten Sauerstoff bekommen hatte. Wir machten dann einen Allergietest auf Phenol, um zu bestimmen, ob er auf das Lösungsmittel reagierte, das die meisten Allergologen für die Herstellung von Allerge-

nextrakten verwenden. Er bekam weiche Beine, jammerte, zog Grimassen, sprach wie ein Baby, gackerte, wurde müde, und seine Nase begann zu laufen.

Die Symptome waren ähnlich denen, die er hatte, als er seinen ersten Allergenextrakt bekommen hatte. Während des Tests stieg sein Puls von 68 auf 88, und nachdem wir die zunächst scheinbar richtige Verdünnung als neutralisierende Dosis gefunden hatten, fiel er wieder auf normale 64.

Seine Handschrift wurde während des Tests katastrophal und normalisierte sich nach der Behandlung wieder. Am Abend schien er sich zunächst wohl zu fühlen, aber am nächsten Morgen hatte er einen großen roten Ring um die Einstichstelle der Allergietestung.

Diese verzögerte Reaktion zeigte auch, daß seine neutralisierende Dosis, deren Konzentration wir am Vortag festgelegt hatten, nicht richtig war. Solche verzögerten Reaktionen auf Allergietests oder Allergiebehandlungen können manchmal sehr schwer zu behandeln sein.

Ähnlich seiner Reaktion auf alle vorherigen traditionellen Allergenextrakt-Behandlungen wachte er auch am Tag nach dem Phenol-Allergietest mit allergischen Symptomen an der Nase und den Augen auf, sagte, er fühle sich erschöpft, weinte, jammerte und lag auf der Couch. Seine Schmerzen in den Beinen und die Übelkeit kamen wieder. Er war reizbar und aggressiv. Er blieb launisch und war für mehr als zwei Tage müde.

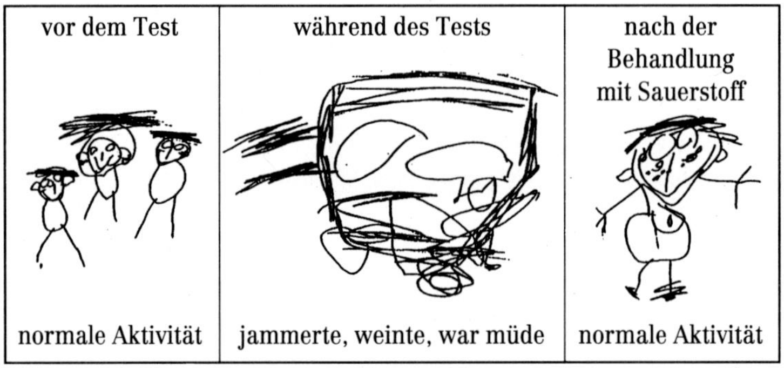

Seine Mutter bemerkte seitdem, daß besonders die Exposition auf Phenol bei Ryan Gesichtszucken, Hyperaktivität und Veränderungen in der Sprache nach sich zog. Beispielsweise verwendete sie einmal Nasentropfen gegen seine verstopfte Nase. Er wurde sehr launisch, reizbar und hyperaktiv. Seine Mutter sagte dem Arzt, daß die Tropfen Phenol enthalten mußten, und sie hatte recht.

Während der Provokations-/Neutralisationstestung auf Kohlenwassserstoffe wurde er müde, weinerlich, ungeduldig, launisch, und seine Nase begann zu laufen. Seine Mutter bemerkte, daß sein Hauptsymptom Müdigkeit ist, wenn er Kohlenwasserstoffen ausgesetzt ist.

Während des Provokations/Neutralisationstests auf Formaldehyd gackerte er, wurde müde, sprach wie ein Baby, bekam glasige Augen, benahm sich zappelig und wurde aggressiv. Seine Mutter bemerkte, daß diese Chemikalie ähnliche Symptome hervorzurufen schien wie Phenol. Er wurde vor allem müde und sehr angespannt.

Nachdem er fünf Monate lang das Allergenextrakt eingenommen hatte, die Rotationskost eingehalten und Veränderungen an seiner Wohnumgebung vorgenommen wurden, ging es Ryan zu 75 Prozent besser. Er machte nur noch selten komische Grimassen, außer, wenn er Chemikalien ausgesetzt war.

Die meisten Fälle von hyperaktiven Kindern sind nicht auch nur annähernd so kompliziert zu lösen oder stellen eine solche Herausforderung dar wie Ryan.

Beobachten Sie Ihr Kind nur genau – und wenn dann die roten Ohren, die dunklen Augenringe und Hyperaktivität und Verhaltensänderungen auftreten, fragen Sie sich: Was hat mein Kind gegessen, gerochen oder angefaßt? Die Antworten liegen häufig nur einen Gedanken entfernt.

Das Tourette-Syndrom – eine Allergie?

Das Tourette-Syndrom (TS) hat zum ersten Mal der Arzt Gilles de la Tourette im Jahre 1885 beschrieben. Die ersten medizinischen Fachartikel erschienen aber nicht vor den sechziger und siebziger Jahren. Es ist kein häufiges Problem, deshalb wird oft auch eine falsche Diagnose gestellt.

Symptome des Tourette-Syndroms (TS)

- Ein verzogenes Gesicht
- Grimassenschneiden
- Gesichtsmuskelzucken
- Augenrollen
- Augenzwinkern
- Den Kopf ins Genick werfen
- Schulterzucken
- Armverdrehen
- Fingertrippeln
- Beinpendeln
- Hüpfen
- Herumspringen
- Ständiges Anfassen
- Küssen
- Beißen
- Unangemessenes Lachen

- Schnüffeln
- Die Nase hochziehen
- Räuspern
- Nasenreiben
- Ausschnauben
- Beim Essen grunzen
- Bellen
- Gackern
- Andere seltsame Geräusche von sich geben
- Hörprobleme
- Schlechte Konzentrationsfähigkeit
- Sich selbst Schmerzen zufügen
- Lippenlecken
- Eine Sache ständig wieder tun
- Die eigenen Worte wiederholen
- Die Worte anderer wiederholen
- Vulgäre Sprache

Auf einer Fachtagung über Umweltmedizin stellte der Arzt Dr. Marshall Mandell aus Norwalk, Conneticut, einige Patienten mit dem Tourette-Syndrom vor. Er berichtete über seine Studie an Kindern, die sowohl an klassischen Allergien als auch am Tourette-Syndrom erkrankt waren. Er fand heraus, daß einige dieser Kinder sehr gut auf eine Allergiebehandlung ansprachen. Allergologen sehen diese Kinder sehr häufig, weil sie sowohl über Räuspern, Schniefen und Husten klagen als auch über die klassischen Tourette-Symptome.

Es muß ganz klar gesagt werden, daß die meisten Ärzte nicht glauben, daß das Tourette-Syndrom in irgendeiner Form etwas mit einer Allergie zu tun hat. Es scheint aber, daß, wenn Tourette-Kinder auf ihre Allergie behandelt werden, sich auch die Tourette-Symptome bessern.

Die Symptome des Tourette-Syndroms werden normalerweise das erste Mal im Alter zwischen drei und zehn Jahren festgestellt. Zurückschauend kann man aber häufig schon die ersten Anzeichen in der frühen Kindheit entdecken. Verschiedene Aspekte der Krankheit zeigen sich auch bei einigen Verwandten, was auf eine mögliche Vererbung oder eine genetische Veranlagung hindeutet.

Kinder mit dem Tourette-Syndrom haben meistens mindestens zur Hälfte exakt die gleichen Beschwerden, über die auch Kinder mit dem ATF-Syndrom klagen.

Tourette-Syndrom und Allergie – Edward

Edward war ein kluges, gutaussehendes Kind und ein echter Quälgeist. Die meisten seiner Verwandten hatten Allergien. Drei enge Verwandte hatten typische Symptome des Tourette-Syndroms. Seine Allergien begannen in der Kindheit. Er weinte jeden Tag extrem viel, bis er zwei Jahre alt war. Seine Mutter mußte ihn manchmal in seinem Zimmer einsperren, die Schlafzimmertür hinter sich zumachen und ein Kissen über den Kopf ziehen, damit sie für kurze Zeit von seinem Geschrei wegkam.

Edward als Säugling

Als Säugling hatte er für volle neun Monate Koliken. Milch verursachte Durchfall und ließ ihn während der ersten drei Lebensmonate schreien. Auch nach einem Wechsel auf Sojamilch schrie er weiter, auch wenn die Durchfälle aufhörten. Er hatte dunkle Ringe um die Augen, schwitzte enorm viel und war überaktiv. Er krabbelte nie. Anstelle dessen lief er im Alter von neun Monaten.

Er hatte eine Ohreninfektion nach der nächsten, das blieb vom frühen Säuglingsalter bis zum Alter von fünf Jahren so. Nachdem alle Familienmitglieder aufgehört hatten, Milch zu trinken, zeigte sich, daß diese ein Problem für die ganze Familie gewesen war. Sie schien seine zwei Schwestern dazu zu bringen, destruktive und gefährliche Dinge zu tun.

Seine Mutter bekam davon eine laufende Nase, wurde müde, bekam tränende Augen, juckende Haut und hatte Schwierigkeiten zu denken. Wie es auch nach seiner milchfreien Ernährung als Säugling gewesen war, hatte Edward auf einmal keine Ohrenentzündungen mehr.

Edward als Kleinkind

Als Kleinkind weigerte sich Edward, Kleidung zu tragen. Sobald ihn seine Mutter anzog, riß er sich die Sachen wieder vom Leib. Seine Mutter nannte ihn einen „heiligen Terroristen", weil er so hyperaktiv war.

Er verschob Möbel schneller, als sie sie wieder an ihren Platz bringen konnte. Er warf mit Kissen und schob Stühle und den Kaffeetisch aus dem Wohnzimmer in die Küche. Er leerte die Regale in kürzerer Zeit, als seine Mutter sie wieder einräumen konnte.

Edward als Kind

Im Kindergarten beklagten sich seine Erzieher, daß er sirenenartige Töne ausstieß. In der ersten Klasse bellte er, und die Lehrerin witzelte, daß sie ihm demnächst Hundekuchen geben werde. Seine Mutter konnte ihn schon hören, wenn er noch eine Straße weit entfernt war, weil er so komische Laute machte.

Als Kind hatte er jede Nacht zur Schlafenszeit Kopf- und Bauchschmerzen. Er hatte Schwierigkeiten damit, mit seinen Schwestern oder den Nachbarskindern zu spielen. Mit sieben oder acht Jahren faßte er jeden an und küßte ihn. Die anderen Kinder in der Schule verfolgten und beleidigten ihn, weil er sich so anders benahm. Mit neun hatte er einen typischen Heuschnupfen plus die klassischen Symptome des Tourette-Syndroms und des ATFS.

Er war so hyperaktiv, so anstrengend und zeigte so starke Verhaltensstörungen, daß der Direktor seiner Grundschule mir anvertraute, es käme ohnehin nicht mehr auf Edwards Schulleistungen an, er würde durchkommen, damit er im nächsten Jahr auf die weiterführende Schule gehen könne und damit die Grundschule verließe.

Während seiner Anfälle des unerträglichen Dr. Jekyll/Mr. Hyde-Verhaltens hatte er häufig glasige Augen und rote Ohren. Als wir ihn einmal auf Schimmelpilze testeten, weil es ihm an trüben Tagen häufig schlechter ging, drohte er, seiner Mutter ans Bein zu pinkeln. Seine Vehaltensänderungen während der Allergietestung waren häufig schlicht vulgär, höchst ungewöhnlich und sehr nervenaufreibend. Sobald wir aber die richtige Behandlungsdosis gefunden hatten, benahm er sich wesentlich ruhiger, angemessen, und er war nicht mehr so ordinär.

Wie es beim Tourette-Syndrom typisch ist, faßte er jeden an, verzog sein Gesicht, schlug mit den Armen, blinzelte, warf den Kopf in den Nacken, schlug gegen Dinge, versteckte sich unter den Möbeln und bellte, grunzte oder machte andere seltsame Geräusche. Seine Mutter sagte, er schlug sich manchmal selbst mit dem Badehandtuch und warf sich auf den Boden, bis er blaue Flecken hatte.

Er hatte Phasen, in denen er ganz besonders ordinäre Worte benutzte, sich so benahm und auch entsprechende Zeichnungen anfertigte. Er hatte ein Medikament gegen sein Tourette-Syndrom bekommen, aber es hatte nicht geholfen. In der Zeit, als er es nahm, mußte er meistens im Haus bleiben, weil ihm das einfache Sonnenlicht in den Augen weh tat.

Seine typischen Tourette-Symptome wurden in einer bestimmten Schule ganz besonders schlimm. Überraschenderweise konnten wir seine Symptome mit einer Testlösung provozieren, die wir aus der Luft dieser Schule hergestellt hatten. Besonders schlimm wurden die Symptome, nachdem er sich in der Cafeteria der Schule aufgehalten hatte.

Dies machte sich vor allem bemerkbar, wenn am Vorabend dort ein Spielabend für Erwachsene stattgefunden hatte, bei dem viel geraucht wurde. Dies galt auch für Besuche bei seinem Großvater, in dessen Haus es auch sehr stark nach Tabak roch.

Als er sieben Jahre alt war, veränderte sich sein Wesen einmal besonders stark, als er ein Brot mit Eiersalat aß, während er in einer Baptistenschule war. Seine Mutter wurde gerufen, um ihn abzuholen, weil er mitten in einem Anfall von ganz besonderer Vulgarität war. Sie brachte ihn direkt in unsere Praxis, und als sie ankamen, war er sehr erregt. Seine Ohren waren leuchtend rot, und er lächelte freundlich, während er gleichzeitig obszöne Sätze durch die Gegend brüllte. Wir testeten ihn sofort auf Eier.

Er spuckte weiterhin, krabbelte unter die Möbel, warf sich hin, schlug die Testschwester und warf weiter mit schmutzigen Wörtern um sich. Während seiner Reaktion versuchte seine Mutter vergeblich, ihn davon abzuhalten, seine Hosentür zu öffnen, während er gleichzeitig auf dem Sofa auf und ab sprang. Sobald er seine neutralisierende Dosis gegen Eier bekommen hatte, wurde er ganz ruhig, freundlich, angenehm und vertiefte sich in einen Artikel im „National Geographic" über Raketen.

Seine Mutter fand, daß es ihm mit der mehrfachen Weglaßkost zu 50 Prozent besser ging. Als sie ihm mit sechs Jahren wieder Milch zu trinken gab, kehrte auch seine Hyperaktivität zurück, er bekam glänzende Augen, wurde aggressiv und reizbar.

Während der nächsten Jahre besserten sich alle Symptome, die mit seinem Tourette-Syndrom zusammenhingen um etwa 85 Prozent, als sein Zimmer allergenfrei gehalten wurde, er seine Diät einhielt und sein Allergenextrakt nahm. Seine Mutter wußte immer, wann er wieder seine Allergenbehandlung brauchen würde, weil er wieder begann, wie ein junger Hund zu bellen, als er blinzelte, laut pustete und sich auf eine ganz seltsame Art bewegte.

Anfangs konnte er keine Milch trinken, selbst wenn er sein Allergenextrakt genommen hatte, weil seine unerwünschten Symptome wieder auftraten. Später machte Milch dann keine Probleme mehr, vorausgesetzt, er nahm sein Allergenextrakt.

Einmal tauchten seine Symptome wieder auf, weil ihn ein Schulwechsel aus dem gewohnten Lebensrhythmus gebracht hatte. Er begann wieder, mit dem Kopf zu werfen und knallte mit ihm gegen die Möbel. Seine Mutter war verzweifelt, weil sie nicht wußte, was sie tun sollte. Sie sagte, er mache sie wahnsinnig. Sie war überrascht und sehr angetan, als er zehn Minuten, nachdem er ein Allergenextrakt bekommen hatte, wieder normal wurde. Das Extrakt hatten wir aus der Luft der neuen Schule hergestellt.

Der Vorfall hätte leicht nur einer rein psychischen Ursache zugeschrieben werden können. Die Tatsache aber, daß er aber so schnell und gut auf seine Allergenextrakt-Behandlung reagierte, spricht dafür, daß etwas in der Schulluft gewesen sein mußte, das die unerwünschte allergische Reaktion hervorgerufen hatte.

Als seine Mutter über seine Besserung in der örtlichen Tourette-Syndrom-Selbsthilfegruppe berichtete, glaubte man ihr nicht. Sie sagte, der beaufsichtigende Arzt und die anderen Mütter schienen desinteressiert. Erstaunlicherweise wollten sie offensichtlich nicht hören, wie oder warum sich die Tourette-Symptome ihres Sohnes so gebessert hatten.

Edwards Schulnoten verbesserten sich nach der Behandlung deutlich. Er war eigentlich ein ungewöhnlich kluges Kind, aber vor der Behandlung entsprachen seine Schulleistungen nie seiner Begabung. Vor der Behandlung konnte er einfach nicht lange genug still sitzen, um sich zu konzentrieren oder zu lernen.

Edward als Erwachsener

Als Edward sechzehn war, kam er wieder in meine Praxis, weil er so müde war und Schwierigkeiten hatte zu lesen. Er hatte für zwei Jahre keinerlei Allergiebehandlung gehabt.

Während wir ihn wieder auf seine Schimmelpilzallergie testeten, versuchte er, seine Hausaufgaben zu machen. Während des Tests war er sehr überrascht, daß er problemloser und länger lesen konnte.

Diese Beobachtung sollte sicherlich noch stärker abgesichert werden, aber wenn Schimmelpilze unsere Sehfähigkeit beeinträchtigen, könnte dies bedeuten, daß beispielsweise Sehtests für einige besonders empfindliche Menschen nicht an trüben Tagen oder in schimmelpilz- oder chemikalienbelasteten Gebäuden stattfinden sollten.

Könnten Lehrbücher, die schimmelig oder staubig riechen, einigen allergischen Kindern Lernprobleme bereiten, weil sie sie nicht richtig lesen können? Es gibt so viel, was wir nicht wissen.

Hyperaktivität – wie nötig sind Medikamente wirklich?

Der Wirkstoff Methylphenidat („Ritalin") ist ein Medikament, das vor allem dazu verwendet wird, hyperaktive Kinder ruhigzustellen, die impulsiv, unaufmerksam und leicht ablenkbar sind sowie Konzentrationsschwierigkeiten haben. Es wird normalerweise Kindern mit dem ADD-Syndrom oder dem ADHD-Syndrom verschrieben. In den Vereinigten Staaten bekommen fast eine Million Kinder Ritalin oder ein ähnliches Medikament. In einigen Regionen Amerikas bekommen 25 Prozent aller Schüler in einigen Klassen dieses Medikament. Der Gebrauch dieses Mittels ist in den letzten fünf Jahren um ein Viertel gestiegen.

Es besteht kein Zweifel daran, daß Medikamente wie Ritalin eine unzählige Menge Kinder in Klassenzimmern und Privatwohnungen ruhigstellt. Die Frage ist nicht so sehr, ob sie wirklich helfen, sondern vielmehr, ob dies wirklich nötig ist. Wo liegen die Probleme und die potentiellen Gefahren, die mit ihrem Einsatz einhergehen? Haben Eltern auch andere Alternativen, die genauso helfen könnten und die viel sicherer sind? Eltern und Erzieher müssen sich darüber im klaren sein, daß Medikamente nicht der einzige und beste Weg sind, um einige unruhige, unaufmerksame Kinder ruhigzustellen.

In einer Studie habe ich schon 1978 zeigen können, daß eine richtige Diät und eine Allergenextrakt-Therapie schon etwa 65 Prozent aller hyperaktiven Kinder hilft, die vorher Medikamente bekamen. Anderen kann man mit Substanzen helfen, die auf natürliche Weise das Gehirn beruhigen, wenn sie aufgeregt oder nervös sind. Wenn der Wasserhahn in der Küche tropft, rufen wir ja auch nicht gleich den Abreißtrupp.

Wenn man es schon mit Tabletten versuchen muß, sollte man zunächst mildere und sicherere in Betracht ziehen. Medikamente könnten vielleicht auch überflüssig sein, wenn man den Grund für die Hyperaktivität herausfinden und beseitigen kann.

Wann verschreibt der Arzt Medikamente?

Ärzte stellen die Diagnose ADD nach einer gründlichen Anamnese und einer körperlichen Untersuchung. Dann verschreiben sie häufig Ritalin oder ähnliche Medikamente, wenn bestimmte medizinische Kriterien zutreffen.

Die Symptome sollten sich vor dem siebten Lebensjahr eingestellt haben und sich wesentlich häufiger als bei den meisten Kindern der gleichen Entwicklungsstufe bemerkbar machen.

Entsprechend dem „Diagnostischen Handbuch der mentalen Störungen (DSM-III-R) zeigen Kinder mit dem ADHD wenigstens ein halbes Jahr lang mindestens acht der folgenden Symptome.

Das Kind:

- hat nervöse Hände und zappelige Füße
- hat Schwierigkeiten, auf dem Stuhl sitzen zu bleiben
- ist leicht durch Dinge in seiner Umgebung abzulenken
- hat Schwierigkeiten damit zu warten, bis es beispielsweise bei Spielen an der Reihe ist
- plappert schon die Antworten heraus, bevor die Frage zu Ende gestellt ist
- ist unfähig, bei einer Sache oder einem Spiel länger zu verweilen
- hat Schwierigkeiten, ruhig zu spielen
- spricht dauernd und viel
- stört oder unterbricht andere bei ihrer Tätigkeit
- wechselt von einer unbeendeten Tätigkeit zur nächsten
- ist unfähig, einfachen Anweisungen zu folgen
- hört nicht zu, wenn es angesprochen wird
- verliert oder verlegt Spielzeuge, Bücher, Hausaufgaben und so weiter
- tut gefährliche Dinge, wie etwa auf die Straße laufen, ohne sich umzusehen

Nach dem „Ärztlichen Nachschlagebuch“, das amerikanische Ärzte benutzen, um sich über den genauen Gebrauch und Einsatz von Medikamenten zu informieren, ist „Ritalin nicht für den Gebrauch bei Kindern bestimmt, die umweltbedingte Symptome zeigen.“

Ich frage mich, wieviele praktische Ärzte, Psychiater, Kinderärzte, Neurologen, Psychologen, Lehrer oder Eltern sich überhaupt darüber im klaren sind, daß Nahrungsmittel, Pollen, Schimmelpilze, Staub, Milben, Haustiere und Chemikalienbelastungen alle ganz klar umweltbedingte Faktoren sind.

Jeder dieser Faktoren kann einige Kinder hyperaktiv, unaufmerksam und wild machen. Wenn man sie nicht in Betracht zieht, bekommen viele Kinder grundlos Medikamente.

Laut des „Ärztlichen Nachschlagebuches“ sollte Ritalin auch nicht Kindern verschrieben werden, die unter sechs Jahre alt sind, die Epilepsie haben, nervöse Zuckungen, Psychosen, normale Müdigkeit oder aus Familien stammen, in denen das Tourette-Syndrom auftritt. Es sollte nur mit Vorsicht eingesetzt werden, wenn es Sehstörungen hervorruft.

Was sind die Vorteile von Ritalin?

Ritalin soll Kinder ruhigstellen, die an einem ADHD leiden, damit sie still sitzen können, sich konzentrieren und besser in der Schule benehmen können. Es gibt allerdings keinen Beweis dafür, daß es die geistigen Fähigkeiten oder die Lesefähigkeit wirklich verbessert. In einer Studie hat sich gezeigt, daß erzieherische Maßnahmen allein genauso wirksam waren wie Therapiekonzepte, die Ritalin einsetzten – oder diesen sogar überlegen waren.

Wenn dieses Medikament hilft, sind berufstätige Eltern und Lehrer mit überfüllten Klassenräumen dankbar. Ritalin ist einfach anzuwenden und erfordert keine Veränderungen im Lebensstil der Familie.

Was ist schlecht an Ritalin?

Die meisten Medikamente haben Nebenwirkungen. Einige der häufigsten Probleme bei Kindern, die Ritalin einnehmen müssen, sind:

- Appetitverlust mit einer darauf folgenden Wachstumsverzögerung
- Besseres Verhalten in der Schule, aber wenn die Wirkung des Medikaments nachläßt, merken Eltern häufig, daß ihr Kind häufig viel aktiver und schwieriger zu kontrollieren ist als normalerweise. Dies tritt häufig nach der Schule ein.
- Verdauungsbeschwerden
- Gedämpftheit, Persönlichkeitsverlust. Einige werden regelrechte Zombies.

Weniger häufige Beschwerden sind:

- Beschleunigter Herzschlag
- Niedergeschlagenheit, Stimmungsschwankungen, Ängste, Anspannung oder Nervosität
- Hyperaktivität durch die Farbstoffe in den amerikanischen Präparaten.

Der Langzeiteffekt des Medikamentes auf Kinder ist erstaunlicherweise nicht gut erforscht. Dies sollte uns Sorgen machen, denn über eine Million Kinder bekommen in den USA derzeit Ritalin verschrieben. Ritalin fällt in den USA unter die Substanzen der Kontrollklasse 2 und steht damit in einer Reihe mit Kokain, Kodein, Morphin und Amphetaminen. Medikamente dieser Kategorie können bei einigen Kindern zu einer langsamen Gewöhnung führen.

Das bedeutet, daß heute fünf oder zehn Milligramm ausreichen mögen, um Ihr Kind ruhigzustellen, morgen aber braucht Ihr Kind dann größere und größere Mengen davon, um den gleichen beruhigenden Effekt zu erzielen. Ich habe einen Teenager als Patienten gehabt, der 120 Milligramm täglich brauchte, um seine

Aktivität unter Kontrolle zu behalten. Er konnte schließlich das Medikament ganz weglassen, nachdem er einfach Lebensmittelfarbstoffe und Zucker aus seinem Speiseplan gestrichen hatte.

Eine öffentliche Aufklärungskampagne, angeführt vor allem von Dennis Clarke von der Bürgerkommission für Menschenrechte, hat mehrfach auf die Gefahren durch dieses Medikament hingewiesen. Im Rahmen seiner Arbeit machte er auch weitgehend unbekannte Informationen publik, beispielsweise über eine der problematischsten Drogen in einigen kanadischen Städten. Dort mischen die Süchtige Ritalin und eine handelsübliche Schmerztabletten.

Ritalin macht gemäß den Kriterien des „Diagnostischen Handbuches für mentale Störungen“ (DMS-III-R) abhängig. Dieses Handbuch verwendet auch die amerikanische Kinderärztevereinigung. Das bedeutet, daß es nicht einfach ist, mit dem Medikament wieder aufzuhören – ähnlich dem Zigarettenrauchen oder der Heroinabhängigkeit. Der Hersteller von Ritalin, die Firma Ciba-Geigy, sagt, es mache nicht abhängig, wenn es bestimmungsgemäß eingesetzt würde. Unser ärztliches Nachschlagebuch, das die meisten amerikanischen Ärzte benutzen, um mehr über Medikamente zu erfahren, sagt aber ganz klar, daß Ritalin doch abhängig macht.

Medikamente, die abhängig machen, verursachen Symptome, wenn man sie nicht mehr regelmäßig nimmt. Wenn Ritalin zu schnell abgesetzt wird oder auch, wenn es langsam reduziert und dann abgesetzt wird, kann dieses Medikament Müdigkeit, Schlafstörungen, Depressionen, ein Tourette-Syndrom, Psychosen oder Selbstmordtendenzen hervorrufen.

In unsere Sprechstunde kommen häufig Kinder, deren Eltern ihnen keine Medikamente geben wollen, die wie Narkosemittel wirken. Es kommen auch Kinder, denen das Medikament nicht geholfen hat oder die Ritalin wegen anderer Nebenwirkungen nicht tolerierten. Der folgende Patient zeigt klar, wie gefährlich dieses Medikament für einige Kinder sein kann.

Schwere Depressionen durch Medikamente – Paul

Drei Tage nachdem Paul in den Kindergarten gekommen war, sagten seine Erzieher zu seiner Mutter, sie solle ihn wegen seiner Hyperaktivität zum Arzt bringen. Er war schon jetzt für die überforderte Kindergärtnerin „zuviel“. Seine Mutter war nicht überrascht. Paul hatte die ganze Familie über Jahre erschöpft.

Er schlief fast überhaupt nicht. Er nahm sich einen Schirm und sprang die Treppe damit herunter. Er war dafür bekannt, daß er um drei Uhr nachts mit den Rollerskates durchs Wohnzimmer brauste. Er war so außer Kontrolle, daß er seine Mutter „verrückt“ machte. Als sie sich beim Arzt darüber beklagte, sagte der ihr, sie solle Paul akzeptieren, wie er sei.

Ein Neurologe untersuchte Paul und verordnete ihm Ritalin, obwohl er erst fünf Jahre alt war. Paul nahm das Medikament etwa 15 Monate lang. Seine Eltern sagten, sie wären angewiesen worden, „nicht den

Beipackzettel des Medikamentes zu lesen oder überhaupt irgend etwas zu glauben, was Nebenwirkungen des Präparates betrifft, weil dies alles nicht wahr ist". Sie zögerten, das Medikament einzusetzen, aber mehr als ein Arzt sagte ihnen, daß Paul Ritalin wirklich brauche.

Die erste Dosis machte ihn sehr ruhig und ein wenig niedergeschlagen, aber seinen Eltern wurde versichert, daß es ihm nach einiger Zeit wieder gutgehen würde. Er ging dreimal in der Woche zur Schulpsychologin. Sie war besorgt, weil Paul auf dem Spielplatz immer nur stumm die anderen Kinder anstarrte.

Sie schlug vor, das Medikament abzusetzen, aber der Arzt sagte den Eltern, sie sollten weitermachen. Seine Mutter bemerkte wiederholt, daß er immer fünfzehn Minuten, nachdem er die Tablette genommen hatte, immer ein wenig dumm und überaktiv wurde. Dann zog er sich zurück und wurde ruhig, dieser Phase folgte eine überwältigende Trauer.

Nach einiger Zeit in der ersten Klasse bemerkte sein Lehrer, daß Paul sich anders als die anderen Kinder benahm, die Ritalin schluckten. Sein Lehrer war besorgt, weil er sich völlig zurückzog, sich wie ein Zombie benahm und nie mehr lächelte. Bevor Paul Ritalin schluckte, war er ein glückliches, begabtes, aber einfach unkontrollierbares Kind. Es schien seinen Eltern unmöglich zu sein, aber es ging ihm offensichtlich unter Ritalin schlechter. Es löste seine Hyperaktivität und ließ ihn schlafen, aber manchmal weigerte er sich, zu essen oder zu trinken.

Die Schulkrankenschwester sagte, sie konnte ihn kaum dazu bewegen, genügend Wasser zu trinken, um seine Ritalin zu schlucken. Er wurde langsam immer launischer, böser und sehr depressiv, im Gegenteil zu dem mitteilsamen, verspielten Jungen, der er früher war. Er hatte ein völlig anderes Wesen angenommen. Nun ging er direkt, wenn er von der Schule nach Hause kam, wütend in sein Zimmer. Er knallte die Tür zu und sagte zu jedem, er wolle seine Ruhe haben. Er hörte auf, zu lachen, zu lächeln und zu spielen.

Jeden Tag beklagte er sich, daß ihn niemand möge und sagte immer wieder „Jeder haßt mich." Er hatte keine Freunde. Man mußte ihn jeden Morgen dazu zwingen, in den Schulbus einzusteigen, weil die anderen Kinder ihn in den Gang schubsten, sich weigerten, ihn neben sich sitzen zu lassen und sich über ihn lustig machten.

Er sagte seiner Mutter immer wieder, er wünschte sich, er könnte in den Himmel kommen, weil er dort glücklich wäre. Jede Woche fragte er seine Eltern, ob Selbstmörder denn auch in den Himmel kämen. In seinem Abendgebet flehte er Gott an, er möge ihn vor Tagesanbruch sterben lassen. Er weinte sich immer in den Schlaf. Seine Mutter gab zu, daß sie zu einem Zeitpunkt soweit war, ihn „aufzugeben", weil sie sich nicht gut genug fühlte, ihn aufzuziehen. Als sie den Kinderarzt über Pauls Depressionen informierte, sagte der ihr, sie sollte mit dem Medikament weitermachen.

Paul versuchte zweimal, sich umzubringen. Beim ersten Mal hob er den Mückenschutz aus dem Fensterrahmen und versuchte herunterzuspringen. Das zweite Mal war kurz nachdem seine Mutter beschlossen hatte, mit Ritalin aufzuhören, weil Pauls Problem eigentlich eine Allergie sein könnte.

Seine Mutter berichtete, daß sie mit Pauls Neurologen Rücksprache gehalten hatte, der ihr versicherte, daß ein plötzliches Absetzen des Medikamentes Paul nicht schaden könnte, weil Ritalin nicht abhängig mache. Außerdem bekäme er ja auch nur zehn Milligramm täglich. Zwei Wochen nach dem Absetzen jedoch wurde Paul hysterisch.

Er weinte und trat mit den Füßen. Als seine Mutter sein Zimmer kontrollierte, hielt er sich ein Kissen über das Gesicht, so fest er konnte. Während er versuchte, sich selbst zu ersticken, wiederholte er ständig „Ich wünschte, ich wäre tot, ich wünschte, ich wäre tot."

Paul vor der Geburt

Ähnlich wie viele andere allergische Kinder, haben Pauls Probleme nicht erst plötzlich im Kindergarten begonnen. Er war schon im Bauch seiner Mutter hyperaktiv, hatte jeden Tag Schluckauf und trat sie so heftig und so früh, daß selbst der Geburtshelfer erstaunt war.

Die Rippen seiner Mutter waren blau und grün, und sie sagte, es täte weh zu atmen. Sein Vater konnte nicht neben seiner Frau schlafen, weil Pauls Tritte ihn weckten. Pauls Mutter sagte, während der Schwangerschaft hätte sie eine enorme Menge Milchprodukte verzehrt. Unglücklicherweise war Paul schon sechs Jahre alt, als seine Milchallergie entdeckt wurde. Könnte es sein, daß die Milch, die seine Mutter trank, dem Baby Schwierigkeiten bereitete? Dies ist sicherlich eine Möglichkeit.

Paul als Säugling

Auch als Kind blieb Paul hyperaktiv und benahm sich manchmal wie ein Irrer. Er lief mit neun Monaten und rannte mit zehn. Er schlief nie mehr als eine Stunde am Stück. Wenn er wach war, schrie und weinte er ständig. Er schaukelte heftig in seiner Wiege. Er hatte extreme Blähungen, die das gesamte erste Lebensjahr dauerten.

Er erbrach und spuckte so heftig und so viel, daß schon eine Operation erwogen wurde. Er erbrach seine Milch, Sojamilch und Pulvermilch, die Maisstärke enthielt. Er mußte ständig geschaukelt und gewiegt werden, oder man mußte mit ihm auf und ab springen. Er hatte häufig offene, blutende Pobacken, verschwollene Tränensäcke und extrem dunkle Augenringe.

Mit zehn Monaten wurde sein Benehmen einfach unmöglich. Dies geschah, kurz nachdem er Kuhmilch zu trinken begann. Pauls Mutter flehte den Kinderarzt erfolglos um Hilfe an. Paul war so überaktiv, daß sie ihn in einen Laufstall stecken mußte. Im Alter von einem Jahr war er aggressiv und trat jeden und alles. Seine Säuglingszeit war nicht das, wovon Mütter träumen. Es war die schwierigste, unerfreulichste Zeit, sowohl in Pauls Leben als auch in dem seiner Mutter.

Mit zwei Monaten hatte er seine erste Ohrenentzündung. Im Alter von sechs Jahren war er schon viermal an den Ohren operiert worden, und seine Mandeln und Polypen waren entfernt worden. Diese Geschichte ist typisch für bestimmte Kinder mit einer Milchallergie. Zurückschauend müssen wir uns fragen, ob diese Operationen nicht hätten verhindert werden können, wenn Pauls Milchallergie früher entdeckt worden wäre.

Paul als Kleinkind

Als Kleinkind war Paul sehr zerstörerisch. Er schüttete den Inhalt von Gläsern und Flaschen auf den Boden, bohrte Löcher in die Wände, ruinierte die Möbel, rannte gegen Wände, sprang vom Treppengeländer, schmierte seinen Kot an die Wände und trat nach dem Hund. Mit drei Jahren hatte er ganzjährig Fieber, und der Kontakt mit Gras verursachte Ausschlag. Niemand, nicht einmal seine Großeltern, wollten babysitten.

Als Paul etwa vier war, sagte ein Psychologe zu Pauls Mutter, daß ihr Sohn nicht hyperaktiv sei, sondern vielmehr intelligent. Sie mußte sich anhören, daß die Verhaltensprobleme ihres Kindes ihre Schuld waren, weil sie ihn nicht richtig erzog und sie sich von ihm manipulieren ließe.

Als ein kleines Kind schubste und boxte er nicht nur seine Schwestern, sondern auch seinen Vater. Paul hatte häufig rote Ohren, rote Wangen, verschwollene Augen und wackelige Beine. Er klagte über häufige Bauchschmerzen, Übelkeit und hatte manchmal Durchfall. Besonders Erdnußbutter verursachte diese Probleme. Einmal aß er Fisch, daraufhin schwollen seine Augen zu, und er konnte kaum mehr atmen.

Mit sechs Jahren urinierte er jeden Tag in die Hose und produzierte manchmal einen peinlichen, großen, nassen Fleck in der Kleidung oder einen kleinen See auf dem Fußboden, weil er es nicht abwarten konnte, auf die Toilette zu gehen. Zwei- bis dreimal die Woche näßte er nachts ins Bett. Kurz nachdem er seine Allergiebehandlung begonnen hatte, verschwanden diese Probleme völlig. Wir fanden später heraus, daß er scheinbar allergisch bedingte Krämpfe der Blase hatte. Seine Mutter bemerkte wiederholt, daß er in Hose und Bett machte, wenn er Zucker aß.

Vor seiner Allergiebehandlung schwitzte er am Tage und auch in der Nacht extrem, und es war durchaus nicht ungewöhnlich, daß seine Bettwäsche am Morgen völlig durchnäßt war.

Er schlief nie eine Nacht durch, bis er etwa fünf Jahre alt war, und er wachte immer vor dem Morgengrauen auf. Seine Kopfschmerzen waren so häufig, daß er einmal ein ganzes Jahr lang Schmerztabletten brauchte.

Seine Familie fühlte sich wie gefangen. Pauls Verhalten war so schlimm, daß sie ihn nirgendwo mit hinnehmen konnten. Sie hatten aber auch Angst, ihn mit einem Babysitter zu Hause zu lassen – wenn sie überhaupt einen fanden, der bereit war, bei Paul zu bleiben.

Ein Lehrer vertraute seinen Eltern an, daß ihn alle Mitschüler haßten. Paul lachte unkontrollierbar in der Schule, konnte nie still sitzen und spielte entweder überhaupt nicht oder „machte die anderen schier verrückt." Seine Mutter stellte fest, daß gefärbte Medikamente und der Geruch im Biologiesaal ihn wild machten.

Obwohl Paul sehr jung war, war ihm sehr wohl klar, daß die anderen Kinder nicht mit ihm zusammensein wollten. Er ließ es nie zu, daß sein Vater oder seine Geschwister ihn umarmten. Er zerstörte seine und ihre Spielzeuge und konnte mit nichts und niemandem richtig spielen. Es gab keinen Zweifel, daß dieser kleine Junge viele Allergien und eine ganze Palette von psychischen Problemen hatte. Nur wenige Ärzte würden aber anerkennen, daß diese psychischen Probleme durch seine Allergien zustande kamen und nicht umgekehrt.

Er hatte jahrelang gelitten, weil seine klassischen und auch versteckteren Allergien nicht erkannt und richtig behandelt wurden. Seine Mutter hatte den Kinderarzt einmal zum Thema Allergien befragt, und er hatte ihr geantwortet, sie solle nicht ihr Geld verschwenden.

Trotz dieses Ratschlages brachte sie ihren Sohn zu einem Facharzt für Allergologie, als er sechs war. Aber auch dieser versicherte ihr, daß Diäten bei der Behandlung von Hyperaktivität keine Rolle spielten. Der Arzt sagte, daß sein Verhalten nichts mit Allergien oder Nahrungsmitteln zu tun hatte. Er sagte Pauls Mutter auch, sie müsse ihn sicherlich irgendwann weggeben und daß der Junge nie Freunde haben werde.

Ein Kinderarzt und ein Schulpsychologe sagten, daß Paul lernbehindert sei. Seine Kindergärtnerin sagte, daß er trotz seiner überdurchschnittlichen Intelligenz nicht in der Lage sei, seinen Fähigkeiten entsprechend zu lernen oder sich so zu benehmen.

Pauls Wendepunkt

Der Wendepunkt im Leben des Sechseinhalbjährigen kam, nachdem seine Eltern eine Fernsehshow gesehen hatten, zu der ich eingeladen war und über Allergien berichtete. Sie weinten Freudentränen, als sie darin einen kurzen Film sahen, der ein hyperaktives Kind „wie eben Paul" zeigte. Sie begannen sofort mit der mehrfachen Weglaßkost, und nach zwei Tagen ging es ihm zu 80 Prozent besser. Nach einer Woche war er auf einmal wieder in ein freundliches, normal ruhiges Kind zurückverwandelt. Sie wußten, sie hatten die richtige Antwort gefunden, als Pauls Lehrerin einen Brief nach Hause schrieb, daß sie so von Pauls Lächeln begeistert war. Sie hatte ihn nie zuvor lächeln sehen!

Als seine Allergien endlich gefunden waren und er auch nicht länger Ritalin brauchte, fragte er „Bin ich jetzt wieder ein guter Junge?" Die letzte Bestätigung für seine Besserung war dramatisch und herzzerreißend. Er kam nach Hause und klingelte an der Haustür. Seine Mutter öffnete, und da stand Paul, der über das ganze Gesicht lächelte und die Hand eines anderen kleinen Jungen ganz fest hielt. Überschäumend vor Freude sagte er: „Mami, ich habe einen Freund."

Nach der Provokations-/Neutralisationstestung und zwei Tagen mit Allergenextrakt-Behandlungen gegen bestimmten Nahrungsmittel und andere häufige Allergene ging es ihm zu 80 Prozent besser und nach zwei Jahren Behandlungszeit zu 95 Prozent.

Er ist glücklich, gefühlsbetont, freundlich, hat ein angenehmes Wesen und viele Freunde. Er benimmt sich nun wie andere Kinder. Er hat keine Kopf- und keine Bauchschmerzen mehr, auch seine Blasenprobleme, seine Schlaflosigkeit, Aggressionen und zerstörerische Tendenzen sind weg. Er kann ruhig sitzen, sich an einer Unterhaltung beteiligen und seine Eltern überall ohne Probleme begleiten. Er ist sogar so hilfbereit, daß er fragt, ob er bei der Hausarbeit helfen könne.

Ja, manchmal hat er auch Rückfälle, aber seine Eltern wissen genau, warum. Wenn er in ein Geschäft geht, das nach Kleidung aus Polyester riecht, wirft er sich auf den Fußboden, weint und brabbelt wie ein Zweijähriger. Seine Eltern erkannten, daß der Grund höchstwahrscheinlich der chemische Geruch von Formaldehyd in den Kleidungsstücken ist.

Sie wissen, daß es ihm wieder gutgehen wird, sobald er aus der Reichweite des Geruchs ist. Er hat keine Schwierigkeiten mehr, sich zu konzentrieren und bringt sehr gute Schulleistungen. Dort ist auch sein Sozialverhalten tadellos. Seine Lehrer sind sich überhaupt nicht darüber im klaren, daß er früher ein Problemkind war. Seine Eltern sind dankbar, daß ihr früher so krankes und so unmögliches Kind nun wieder einfach wunderbar freundlich und gesund ist.

Während des Allergietests auf Gras haben wir seine Gehirnströme und seinen Blutdruck gemessen. Beides veränderte sich, dies war während des Tests mit einer Placebolösung nicht der Fall.

Seine unnormalen Gehirnströme während des Tests schienen dem zu entsprechen, was wir auch an seinem Verhalten während des Tests beobachten konnten. Es gab deutliche Veränderungen, vor allem im Stirnbereich und in den zentralen Hirnregionen. Diese Veränderungen zeigten sich immer dann, wenn er zappelig, müde und zerstreut war sowie wenn er über Kopfschmerzen klagte. Nach der Behandlung mit dem neutralisierenden Allergenextrakt veränderten sich die Gehirnströme wiederum und normalisierten sich, wie wir es auch vor dem

Test und während der Placebo-Testung beobachtet hatten. Auch sein Pulsschlag beschleunigte sich, als er auf Gras reagierte und normalisierte sich hinterher wieder.

Wir haben im Rahmen dieser bislang einmaligen Studie auch sein Blut untersucht. Auch dort zeigten sich Veränderungen: wir fanden Schwankungen in der Blutkonzentration von verschiedenen wichtigen Aminosäuren, die der Körper braucht, um Nervenimpulse durch das Gehirn weiterzuleiten. Besonders die Werte für eine bestimmte Aminosäure waren verändert, die zur Herstellung des Nervenbotenstoffs Acetylcholin benötigt wird.

Alternativen zu Ritalin & Co

Einigen hyperaktiven Kindern kann eine Diät und eine richtige Allergiebehandlung helfen. Studien aus den Jahren 1978 und 1985 zeigen, daß etwa zwei Drittel aller hyperaktiven Kinder auf diese Diät ansprechen. Sollte man es nicht erst mit einer einfachen, zweiwöchigen Diät versuchen statt mit einem starken Medikament, das wie ein Betäubungsmittel wirkt?

Die amerikanischen Ärzte Dr. Leo Galland und David Horriben glauben auch, daß man einigen hyperaktiven Kindern langsam damit helfen kann, wenn man ihre Ernährung mit essentiellen Fettsäuren anreichert.

Die Ärztin Mary Coleman hat herausgefunden, daß bei hyperaktiven Kindern eine bestimmte Hirnsubstanz, das Serotonin, stark erniedrigt ist. Sie hat beobachtet, daß Vitamin B6 den Serotoninspiegel anheben kann. Dieser Anstieg brachte bei einigen hyperaktiven Kindern auch eine Besserung.

Natürliche Produkte gegen Hyperaktivität, Angst und Süßhunger

Die Professorin Billie Sahley ist eine Psychotherapeutin und eine Spezialistin auf dem Gebiet der Nährstofftherapie. Sie ist die Leiterin des „Pain and Stress Center“ in San Antonio, Texas. Sie hat verschiedene Bücher für Eltern geschrieben, deren Kinder sich zu Hause oder in der Schule nicht normal benehmen können, weil sie zu angespannt, zu nervös, passiv oder überaktiv sind.

Dr. Sahley hat eine ganze Reihe von Nährstoffrezepturen entwickelt, die Kinder beruhigen und es ihnen möglich machen sollen, effektiver zu lernen. Sie beinhalten keine häufigen Allergene wie Mais, Hefe, Farbstoffe, Zucker, Soja, Weizen oder Koffein. Einige ihrer Rezepturen können echte Alternativen zu stärkeren Medikamenten wie Ritalin sein. In Deutschland können Sie sich diese Rezepturen in der Apotheke anfertigen lassen. Für den Apotheker sind auch die Angaben unter den Rezepturen gedacht. *

** Beratung zu den Rezepturen führt das Institut Mentop, Georg-Ohm-Str. 6, 24837 Schleswig, Tel. 04621 - 95 96 0 durch. Für Auskünfte steht ebenso die Adler-Apotheke am Wasserturm, Schubystr. 89b, 24837 Schleswig, Tel. 04621/96110 zur Verfügung.*

Natürliche Hilfe

Substanz		Anwendung
GABA (oder Glutaminsäure)	50 mg	Hilft gegen Hyperaktivität bei Kindern, weil es wichtige biochemische Substanzen ergänzt.
L-Tryptophan	50 mg	
L-Glycin	40 mg	
Vitamin B_6	4 mg	
L-Taurincarbonat	60 mg	
Calciumcarbonat	10 mg	
Magnesiumcitrat	10 mg	
Vitamin C	10 mg	
m.f. caps./tabul. S.: 3 x tgl. 3 Kapseln/Tabletten		
GABA (oder Glutaminsäure)	50 mg	Löst Verspannungen und Angstzustände, Verkrampfungen.
L-Taurin	50 mg	
Ginseng plv.	10 mg	
Inositol	10 mg	
Vitamin C	10 mg	
Vitamin B_1	0,3 mg	
Vitamin B_2	0,3 mg	
Niacin	5 mg	
Vitamin B_6	0,4 mg	
Magnesiumcitrat	10 mg	
m.f. caps./tabul. S.: 3 x tgl. 3 Kapseln/Tabletten		
D-Phenylalanin	75 mg	Hilft bei akuten und chronischen Schmerzen.
L-Phenylalanin	75 mg	
m.f. caps./tabul. S.: 3 x tgl. 3 Kapseln/Tabletten		
GABA (oder Glutaminsäure)	75 mg	Hilft bei Angstzuständen und Muskelverspannungen.
m.f. caps./tabul. S.: 3 x tgl. 3 Kapseln/Tabletten		

Natürliche Hilfe Fortsetzung		
Substanz		**Anwendung**
a. Gymnea sylvestre als Tee oder		Reduziert den Hunger auf Süßes.
b. Teerezeptur:		
Herba Absinthii	8,0	
Folia Sennae	8,0	
Fructus Cynosbati s.sem.	24,0	
Herba Violae tricoloris	24,00	
Fructus Phaescoli	56,0	
Folia Martilli	56,0	
Folia Salviae	56,0	
Herba Equiseti	56,0	
Herba Urticae	56,0	
Folia Rubi fruticosi	56,0	
L-Glycin	200 mg	Reduziert den Hunger auf Süßes.
m.f. caps./tabul.		
S.: 2 x tgl. 2 Kapseln/Tabletten		
L-Glutaminsäure	200 mg	Reduziert den Hunger auf Süßes.
m.f. caps./tabul.		
S.: 2 x tgl. 2 Kapseln/Tabletten		

Wie Professor Sahley schon mehrfach betont hat, funktionieren die Gehirne der betroffenen Kinder sicherlich nicht deshalb schlecht, weil ihnen Ritalin fehlt. Sie sagt, daß bestimmte Aminosäuren ein normales biochemisches Gleichgewicht im Hirn herstellen können. Aminosäuren sind buchstäblich Hirnnahrung. Sie sind unabdingbar, um Neurotransmitter aufzubauen, dies sind Substanzen, über die die Gehirnzellen untereinander und mit dem restlichen Körper kommunizieren.

Es gibt eine ganze Reihe von Aminosäuren, die das Gehirn beruhigen. Die meisten Menschen produzieren mehr von diesen beruhigenden Aminosäuren, wenn sie gestreßt oder ängstlich sind. Bestimmte Aminosäuren, wie etwa Tryptophan, Taurin, GABA (Gamma-Amino-Buttersäure) und Glycin, verlangsamen oder behindern extrem reizende Gehirnimpulse und helfen dabei, eine normale Balance im Gehirn wieder herzustellen. All diese Inhaltsstoffe stecken in einer bestimmten Rezeptur von Dr. Sahley, die auch einigen hyperaktiven Kindern geholfen hat.

Sie hat vor allem Kindern im Alter von vier bis fünfzehn Jahren geholfen, die Lernschwierigkeiten haben, sich nicht konzentrieren können oder sich nicht richtig benehmen. Manchmal hilft sie schon innerhalb von drei Tagen. Sehen wir uns die einzelnen Inhaltsstoffe an:

Tryptophan

Bis heute gibt es leider keine wissenschaftlichen Studien darüber, wie effektiv Tryptophan bei hyperaktiven Kindern ist. 1990 wurde die Substanz kurzzeitig vom Markt genommen, weil eine Charge dieses Präparates mit einer giftigen Substanz verunreinigt wurde. Tryptophan wurde dann wieder zum Verkauf zugelassen, als bewiesen war, daß die Schäden nicht durch die Substanz selbst, sondern durch die Verunreinigung entstanden waren.

Tryptophan ist eine essentielle Aminosäure, die das Eiweißgleichgewicht im Körper beeinflußt. Man weiß, daß sie schlafördernd und gegen Depressionen wirkt. Der Körper braucht Tryptophan, um Serotonin herzustellen, dazu benötigt er außerdem Vitamin B6. Auch Ritalin hebt den Serotoninspiegel, aber Tryptophan tut dies sanfter, langsamer und natürlicher. Quellen für Tryptophan sind Milchprodukte, Weizenkeime und Avocado.

Unglücklicherweise reagieren viele hyperaktive und allergische Kinder auf Milchprodukte, so daß die Versorgung mit natürlichem Tryptophan bei ihnen sehr eingeschränkt ist.

GABA

Die zweite Aminosäure in Professor Sahleys Rezeptur ist GABA, die die Vermittlung chemisch übertragener Reize zwischen den Gehirnzellen verlangsamt. GABA besetzt bestimmte Ansatzpunkte im Gehirn, so daß streß- und angstauslösende Informationen im Gehirn nicht so stark die denkenden Teile des Gehirns überfluten.

GABA wirkt wie ein natürliches Beruhigungsmittel, macht aber den Benutzer nicht müde oder schläfrig. Es hilft hyperaktiven Kindern genauso wie denjenigen, die zu müde oder zu passiv sind. Die chemische Vorstufe von GABA ist Glutaminsäure, die der Körper in GABA umwandelt. In Deutschland ist Glutaminsäure als Wirkstoff zugelassen und deutlich billiger als GABA, so daß man es als Alternative verwenden kann.

Taurin

Taurin ist ein anderer Hirnbotenstoff, der für die normale Hirnfunktion benötigt wird. Diese Aminosäure blockiert oder beruhigt das Hirn auf eine Art, daß es wie ein weiteres natürliches Beruhigungsmittel zu wirken scheint. Es hilft wahrscheinlich, Hyperaktivität und überstarke körperliche Bewegungen zu kontrollieren. Wenn man diese Aminosäure zu sich nimmt, muß man gleichzeitig auch Zink und Mangan aufnehmen.

Glycin

Glycin hilft, heftige Stimmungsschwankungen auszugleichen, die von ungewöhnlichen Höhenflügen zu extremer Niedergeschlagenheit reichen können. Es kann auch als Beruhigungsmittel wirken. Kombiniert mit Inositol, das man in einigen Vitaminpräparaten findet, lindert Glycin Aggressionen.

Vitamin C

Von diesem Vitamin nimmt man an, daß es einen beruhigenden Effekt auf Kinder hat.

Magnesium und Kalzium

Magnesium und Kalzium sind zwei Mineralstoffe, die in Sahleys Rezeptur enthalten sind, weil sie beide das Gehirn und das zentrale Nervensystem beruhigen. Magnesiumdefizite können sich durch verschiedene Symptome bemerkbar machen, dazu gehören: Zucken, Zittern, Reizbarkeit, Lärmempfindlichkeit und Verwirrungszustände.

Von einem Kalziummangel weiß man, daß er Reizbarkeit, Schlafprobleme, unaufmerksames Verhalten, einen nervösen Magen, Krämpfe und Zucken in Armen und Beinen verursacht. Generell sollte man diese Mineralien mindestens vier Stunden vor oder nach anderen Vitaminpräparaten einnehmen, damit es weniger Probleme bei der Aufnahme in den Körper gibt.

Aggressive Kinder – allergische Kinder

Ein Kind schlägt seine Mutter – Kari

Einige Kinder scheinen bereits in einem sehr jungen Alter erstaunlich aggressiv zu sein. Kari war knapp vier, als ihre völlig erschöpften Eltern sie das erste Mal in meine Praxis brachten. Jeder Morgen begann mit einem Kampf. Sie wachte immer unglücklich und mit einem sehr unerfreulichen Wesen auf. Ihre ersten Worte waren „Ich hasse Dich." Sie begann ihren Tag mit dem Versuch, ihre Mutter in den Bauch zu treten.

Sie biß und kratzte sie, bis sie blutete. Mit beiden Händen ohrfeigte, schlug, boxte und knuffte sie ihre Mutter. Sie trat und knallte die Türen zu. Sie weigerte sich regelmäßig, sich anzuziehen, und bis ihr ihre Mutter den rechten Socken angezogen hatte, war der linke schon wieder ausgezogen. Bis Kari das Haus verließ, um zur Tagesmutter zu gehen, weinte sie und ihre Mutter.

Manchmal krabbelte Kari in eine dunkle Ecke, wurde sehr ablehnend, zog sich in sich zurück und weigerte sich, sich anfassen zu lassen. Dann wieder schrie sie für bis zu neunzig Minuten aus Leibeskräften. Sie grummelte, schnarrte, knirschte mit den Zähnen, kratzte und warf sich gegen Türen. Sie griff ihre Mutter mit einer solch explosiven Gewalt an, daß diese sich wirklich fürchtete. Ein Elternteil allein konnte das Kind nicht halten.

Es war nicht ungewöhnlich, daß zwei Leute sie niederhalten mußten, wenn sie ihre Anfälle hatte, damit sie sich nicht selbst oder andere verletzte. Diese Episoden konnten fünf- bis sechsmal täglich auftreten, und einige dauerten mehrere Tage. Sie tat unerklärliche Dinge, wie etwa in ihren Turnschuh zu urinieren.

Ihre Mutter fühlte sich schuldig und schämte sich, weil sie sich – berechtigterweise – vor dem Zeitpunkt zu fürchten begann, an dem Kari aufwachte und oder von ihrer Tagesmutter zurückkehrte.

Karis Mutter hatte keine Ahnung, was es so anstrengend machte, ihr hübsches, kleines Mädchen aufzuziehen – bis ihr ihr Vater, der Arzt war, den Tip gab, dies alles könnte mit einer Allergie zusammenhängen. Er hatte eine Videopräsentation von mir auf einem Ärztekongreß gesehen, in dem ich ein hyperaktives Kind vorstellte, das offensichtlich Karis Fall frappierend ähnlich war. Ihre Mutter wußte, daß es viele allergische Verwandte in der Familie gab, aber nur ein paar davon waren hyperaktiv.

Einige hatten Depressionen oder große Stimmungsschwankungen, aber keiner zeigte die große Spannbreite und auch das Ausmaß von Karis Persönlichkeitsveränderungen und ihren körperlichen Beschwerden.

Karis Besserung

Als ich Kari das erste Mal sah, waren ihre liebsten Worte „Niemand mag mich." Zwei Wochen nach ihrer ersten Provokation-/Neutralisationsbehandlung auf Hefe, Gras und eine ganze Reihe von Nahrungsmitteln war es offensichtlich, daß es ihr viel besser ging. Sie wachte sogar mit einem Lächeln auf und zog sich selbst an, ohne wütend zu werden.

Es gab immer mehr Zeitspannen, in denen sie unglaublich freundlich und ruhig war. Ihre Mutter war sehr ermutigt. Kurz nach der Behandlung schlief sie sogar eine Nacht zwölf Stunden durch, ohne aufzuwachen.

Nach zweieinhalb Jahren ganzheitlicher Allergiebehandlung ging es ihr noch immer zu etwa 85 Prozent besser. Die meisten Kinder werden wohl nicht so viele Probleme wie Kari haben, aber viele verzweifelte Eltern werden wohl einige der Herausforderungen, wie sie auch Kari geboten hatte, aus ihrer eigenen leidvollen Erfahrung kennen. Die Geschichte dieses Kindes ist typisch für die vieler aggressiver Kinder.

Ich will sie Ihnen hier ein wenig ausführlicher darstellen, damit Sie eventuell auch bei Ihrem Kind erkennen können, ob einige versteckte Hinweise darauf vorliegen, und ob auch an seinem Verhaltensproblem eine Allergie schuld sein könnte.

Kari als Säugling

Als sie nur einen Tag alt war, konnte Kari nicht gut schlafen. Als Säugling war sie reizbar, sehr aktiv und bewegte sich ständig. Als sie drei Monate alt war, vermutete ihr Großvater schon, daß sie hyperaktiv sein könnte. Sie ließ sich nicht knuddeln, man mußte sie förmlich schütteln. Mit acht Monaten schaukelte sie mit ihrer Wiege durch den ganzen Raum.

Als sie neun Monate alt war, trat sie ihre Mutter beim Wickeln so heftig in den Bauch, daß ihr die Luft wegblieb. Karis Pobacken sahen immer aus, als wären sie verbrüht. Mit zehn Monaten mußte man sie während der Autofahrt mit Gewalt festhalten, sonst sprang sie im Auto herum. Mit vierzehn Monaten kletterte sie so gut, daß sie aus ihrem Kinderbett krabbelte, ein verschlossenes Fenster öffnete, das Mückengitter heraustrat und sich schon weit aus dem Fenster lehnte, als sie ihre Mutter gerade noch rettete.

Kari als Kind

Mit drei begann sie, ein- oder zweimal die Woche Kopfschmerzen zu bekommen. Ihre Mutter hatte schon ihre charakteristischen roten Ohren bemerkt, ihre roten Wangen, glasigen Augen und wackeligen Beine. Damals wußte sie noch nicht, daß dies die typischen Hinweise auf eine versteckte Allergie waren, die genauso auch das Gehirn ihrer Tochter beeinträchtigen konnte.

Der Wendepunkt

Der Wendepunkt in Karis Leben kam, als ihr Großvater für sie eine mehrfache Weglaßkost vorschlug. Ihr ging es innerhalb der ersten Woche schon deutlich besser. Ihr Conner'scher Hyperaktivitäts-Wert fiel innerhalb der ersten Woche von einem extrem abnormal hohen Wert von 27 vor der Diät auf normale neun. Ihr Weinen reduzierte sich deutlich. Sie raste nicht mehr wild von einem Zimmer ins andere. Sie saß während einer ganzen Mahlzeit still und benutzte sogar Messer, Gabel und eine Serviette, ohne daß dies einen Kampf nötig machte. Sie erlaubte ihrer Mutter, ihr Haar zu kämmen, sie sprach deutlicher und malte in ihrem Malbuch. Das erste Mal war sie aufmerksam und schien zu verstehen, was gesagt wurde.

Während der zweiten Woche der Diät, als sie das erste Mal seit sieben Tagen wieder Milch bekam, wurde sie wieder hyperaktiv. Diese Reaktion dauerte volle vier Tage! Kein Wunder, daß sie sich nie wohl fühlte oder sich gut benahm. Schokolade machte sie zornig, extrem unglücklich und gewalttätig. Lebensmittelfarben verursachten Schlaflosigkeit, Eier ließen sie weinerlich und streitlustig werden. Später wurde auch offensichtlich, daß Kartoffeln eine totale Persönlichkeitsveränderung bewirkten, so daß sie sich in einer Ecke versteckte und sich nicht berühren, halten oder trösten ließ. Ein Test auf Schimmelpilze verursachte dramatische Veränderungen in ihrem Verhalten und ihrer Stimmungslage.

Nach einer Behandlung von drei Monaten ging es Kari noch nicht vollständig gut. Es gab immer noch Zeiten, in denen sie herausfordernd wurde, viel weinte, Streit suchte und nicht schlafen konnte. Ihre Eltern aber begannen, eine immer größere Anzahl von Substanzen herauszufinden, die bestimmte radikale Veränderungen bei ihrer Tochter auslösten. Immer häufiger gab es Zeitspannen, in denen sie sehr zugänglich war.

Sie hörte auf, sich über jedes „Nein" zu streiten. Sie wachte morgens auf, ohne Probleme zu machen. Sie aß von ihrem eigenen Teller, sie half, ihr Zimmer in Ordnung zu halten, stieg – zu jedermanns Erstaunen – ins Auto ein und wieder aus, ohne eine Familienkrise heraufzubeschwören. Sie achtete ihre Eltern.

Sie konnte sich sogar mit sich selbst beschäftigen. Sie hörte auf, so extrem zu klammern und zu jammern. Das erste Mal und vor allem über längere Zeit schien sie glücklich und zufrieden mit ihrer Mutter zu sein.

Auch Unterzuckerung war ein Problem

Zusätzlich zu den typischen Beschwerden allergischer Kinder gab Karis Mutter Hinweise darauf, daß die Kleine auch einen zu niedrigen Blutzuckerspiegel hatte. Wenn sie hungrig war – und dies war eigentlich immer so – dann bat sie nicht um Essen, sie verlangte es. Ihr Blutzuckerspiegel war deutlich zu niedrig. Als sie einmal besonders weinerlich, hungrig und reizbar schien, testeten wir sie in unserer Praxis: Ihr Blutzuckerspiegel lag bei 56 mg/dl. Unterzuckerungssymptome zeigten an, daß ihr Hirn Zucker brauchte.

Diese Art der Beschwerden traten besonders gegen 11.00 Uhr und dann wieder gegen 15.00 oder 16.00 Uhr auf, also immer dann, wenn der Blutzuckerspiegel abfiel, weil sie für einige Stunden nichts gegessen hatte. Karis Wesen besserte sich in der Regel schnell und drastisch sobald sie etwas zu essen bekam.

Ihr Glukose-Toleranz-Test allerdings versagte, als wir damit bestätigen wollten, daß Unterzuckerung eines von Karis Problemen war. Wir sehen dies aus irgendwelchen erstaunlichen Gründen häufig in unserer Praxis. Wenn solche Kinder alle zwei Stunden etwas zu essen bekommen, bessert sich ihre Laune.

Die Antwort ist natürlich, ihnen häufig ungesüßte Lebensmittel zu geben. Nach einiger Zeit hörte auch Karis nicht zu stillender Heißhunger auf, nachdem sie gut auf unsere Allergiebehandlung angesprochen hatte. Auch dies stellen wir häufiger fest.

Wenn Kinder eine ganzheitliche Behandlung mit den Methoden der klinischen Ökologie bekommen, verschwinden nach einiger Zeit auch ihr intensiver Bedarf an Nahrungsmitteln und ihre Unterzuckerung.

Gerüche beeinträchtigen Kari

Einmal bemerkte Karis Mutter, daß der Geruch eines stark parfümierten Raumsprays, das in einem Flugzeug verwendet wurde, ihre Tochter plötzlich gewalttätig werden ließ und sie einen roten Ausschlag am ganzen Körper bekam. Kari krabbelte unter den Sitz und schrie dreißig Minuten ohne Unterlaß.

Nur ihre Mutter verstand, warum Kari sich so benahm. Zu wissen, was die Persönlichkeitsveränderungen bei ihrer Tochter auslösten, machten Karis Ausbrüche viel leichter zu ertragen. Es gab keine Notwendigkeit mehr, jemandem die Schuld zu geben oder wütend über sich selbst oder über Kari zu sein.

Als Kari fünf war, probierte ihre Mutter ein unparfümiertes Naturshampoo aus. Dies war das erste Mal in ihrem Leben, daß es ihr Kari gestattete, ihr Haar zu waschen, ohne einen Aufstand zu machen. Nachdem man einige Allergieauslöser beseitigt hat, tolerieren viele Kinder andere störende Substanzen leichter oder völlig.

Ein besseres Verständnis löst manchmal sehr anstrengende Probleme und hilft enorm. Eltern haben keine Probleme damit, sich um ein keuchendes, asthmatisches Kind zu kümmern und sich Sorgen zu machen, weil sie wissen, daß eine Allergie der Auslöser ist. Bei einer Allergie, die das Gehirn beeinträchtigt, ist dies schon eine ganz andere Sache. Als Karis Eltern erst einmal verstanden hatten, warum sie sich so schrecklich benahm, war es für sie auch leichter zu ertragen, wenn sie ihre alarmierenden, anstrengenden und furchterregenden Reaktionen auf allergene Substanzen oder störende Gerüche zeigte.

Im Gegensatz zu den meisten Kindern mußte Kari noch häufig in meine Praxis kommen, damit wir sie immer wieder testen konnten.

Nach zwei Jahren mußte sie noch alle halbe Jahre zu uns kommen. Nach einiger Zeit stellten wir sicher, daß sie gut auf unsere Allergiebehandlung ansprach, bei der sie sich das Allergenextrakt entweder als Tablette unter die Zunge legen konnte oder es gespritzt bekam. Die meisten Eltern und Kinder bevorzugen allerdings aus offenkundigen Gründen die Tablettenform.

Einige Eltern mögen fragen, warum Kari ihre Mutter so oft und so stark geschlagen hat. Dies kommt in Allergikerfamilien außerordentlich häufig vor, aber dies ist nicht die Sache, über die sich die meisten Mütter beschweren würden. Kinder fühlen sich meistens vor ihren Müttern sehr sicher, wenn sie bei ihnen endlich „alles einmal rauslassen" können.

Mütter haben die Tendenz, mehr durchgehen zu lassen als Väter. Sie müssen häufig die Verhaltensmaßregeln bestimmen und über Erziehungsmaßnahmen entscheiden, wenn der Vater auf der Arbeit ist. Karis Vater gab seiner Tochter immer schnell das, was sie verlangte, damit sie keinen Familienaufstand provozierte.

Wir schlugen der Familie vor, auch den Rat eines Psychotherapeuten einzuholen, nachdem wir Kari das erste Mal gesehen hatten, weil Kari auf so viele Dinge des täglichen Lebens so negativ reagierte und ihre Reaktion einfach unakzeptabel war. Dazu gehörten Dinge wie aufzustehen, sich anzuziehen, sich zu waschen, zu essen oder im Auto mit zufahren. Ihre Eltern brauchten sofortige Hilfe, um mit ihr fertig zu werden, bis Kari auf die Allergenextrakt-Therapie ansprach. Es gibt keinen Zweifel, daß auch Karis Eltern lernen mußten, mit ihren eigenen Gefühlen und Stimmungen fertig zu werden – genau wie mit Karis.

Eltern könnten extrem peinliche oder stressige Situationen besser handhaben, wenn sie den Grund für den plötzlichen Stimmungsumschwung ihres Kindes kennen. Es ist für die meisten Eltern ein starker Rückhalt zu erkennen, daß dies nicht ihr eigener Mangel ist und daß ihr Kind nicht schlecht ist.

Im Gegenteil sind viele Eltern von Kindern mit Verhaltensproblemen echte Wunder an Geduld. Der emotionale, finanzielle und auch zwischenmenschliche Streß durch ein Kind wie Kari kann einfach extrem sein – auch für noch so intakte Familien.

Psychotherapeutische Beratung ist aber viel hilfreicher, wenn der Therapeut oder der Psychologe weiß, wie Allergien das Verhalten und die Aktivität eines Kindes beeinflussen können. Der Vorschlag, daß sich einige Kinder einfach in eine Ecke setzen oder in ihr Zimmer gehen sollen, wenn sie „ihre fünf Minuten“ während einer explosiven Reaktion auf Nahrungsmittel haben, ist einfach lächerlich. Einige dieser Kinder würden wahrscheinlich den nächsten Stuhl packen und ihn nach ihrer Mutter werfen. Viele dieser Kinder denken nicht logisch, oder sie hören einfach nicht, wenn sie extrem auf eine allergene Substanz reagieren, und einige scheinen sich an ihre Anfälle nicht einmal zu erinnern.

Einmal ging Kari zu einer Psychologin, die sich auf die Diagnose des ADHD spezialisiert hatte. Sie bestätigte, daß dies Karis Problem sei. Aber sie war der Meinung, daß ihr schwieriges Temperament durch Allergien noch gesteigert wurde, daß aber ihr Grundproblem psychischer Natur war. Viele gut ausgebildete und exzellente Psychologen und Ärzte glauben einfach nicht, daß Allergien der Grund für Hyperaktivität und Verhaltensprobleme sein könnten. Alle negativen Aspekte in Karis Verhalten verschwanden jedoch, als sie eine ganzheitliche Allergiebehandlung bekam.

Ihr ging es für schätzungsweise drei Jahre zu 85 Prozent besser. Sie ist nicht länger aggressiv und tut auch anderen nicht mehr absichtlich körperlich weh. Ihre Mutter weiß schon im voraus, wann wieder einmal ein Allergietest nötig wird, wenn sie wieder zimperlich, zurückgezogen, ablehnend oder hyperaktiv wird. Ihre Mutter muß nach wie vor Schokolade, Zucker und Orangen strikt einschränken, oder aber Kari wird hyperaktiv und zieht sich zurück und sagt wieder „Niemand mag mich.“

Zeichnungen sagen mehr als tausend Worte

Die Intensität und das Ausmaß von Wut, Zorn, Feindseligkeit und Groll in einigen Kindern zeigen sich klar in ihren Zeichnungen, die sie während ihrer Reaktion auf Allergene während der Provokations-/Neutralisationstestung anfertigen. Diese Bilder zeigen klar, wie sich ein Zehnjähriger fühlte, während wir ihn auf Orangen testeten.

Normalerweise, wenn er gegen seine Orangenallergie behandelt wurde, konnte er alle vier Tage ein wenig Orangensaft trinken, ohne Symptome zu bekommen. Er konnte aber nicht mehr und auch nicht häufiger davon trinken, ohne wieder Verhaltensauffällig zu werden. Diese Art der Patientengeschichte weist häufig auf eine starke Empfindlichkeit auf eine Substanz hin.

Während der einsetzenden Reaktion auf Orangen | Während der Reaktion | Nach der Behandlung auf Orangen

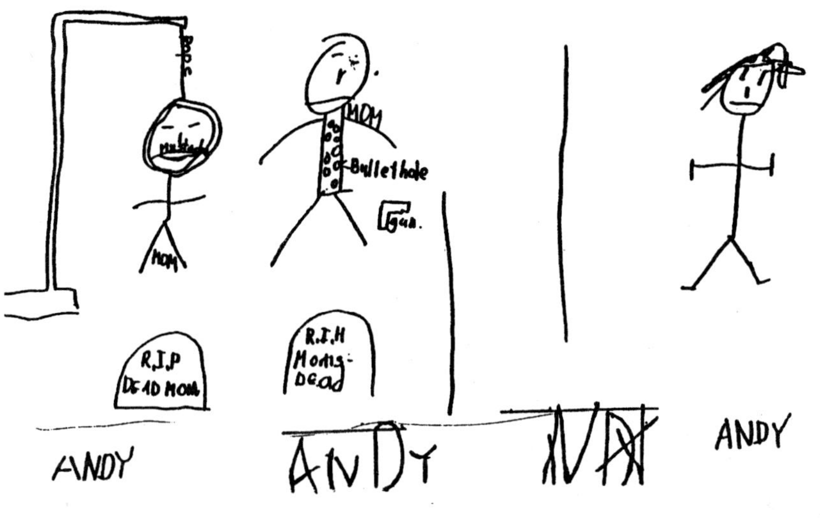

Vor der ersten Zeichnung spielte er nett und ruhig mit den anderen Kindern in der Praxis. Er wurde genau zu dem Zeitpunkt aggressiv, als er die erste Zeichnung anfertigte. Er boxte seine Mutter, zerbrach seine Malstifte und benahm sich sehr aufgeregt und wütend. Nachdem wir ihm einen Tropfen der richtigen Verdünnung des Orangen-Allergenextraktes gespritzt hatten, war er wieder innerhalb weniger Minuten verspielt und glücklich. Auch seine Handschrift zeigt deutlich die Veränderungen, die mit ihm während des Tests auf Orangen geschahen. Wir brauchen viel mehr Forschung, um zu erklären, warum sich diese dramatischen Veränderungen im Verhalten und in der Reaktion auf andere in so aggressiven Zeichnungen widerspiegeln.

Ist dies der Ausdruck eines ernsthaften, latenten psychologischen Problems, oder ist dies einfach eine ungewöhnliche Form einer allergischen Reaktion, die eine bestimmte Gehirnregion betrifft, in der das Aggressionsverhalten geregelt wird? Die möglichen Bedeutungen dieser wenigen Zeichnungen könnten immens sein. Die Forscher aus Medizin und Psychologie müssen versuchen herauszufinden, warum es uns in der Praxis gelingt, solche Reaktionen bei Kindern zu provozieren und sie auch wieder zu beseitigen.Wir brauchen auch langfristige Studien, die im Auge behalten, wie sich diese Kinder entwickeln, wenn sie erwachsen werden. Wir müssen uns auch fragen, wieviele andere Kinder und Erwachsene manchmal außergewöhnlich aggressiv werden, nur weil sie ganz ungewöhnlich sensibel auf ein Nahrungsmittel, eine Chemikalie oder eine andere typische allergene Substanz reagieren.

Könnte ihr Verhalten sogar anderen unerwarteten Schaden zufügen, was wiederum sogar zu Haftstrafen führen kann? Die Arbeiten von Alexander Schauss, Stephen Schoenthaler und Barbara Reed weisen darauf hin, daß Straffälligkeit durchaus etwas mit der Ernährung zu tun haben kann. Alexander Schauss hat auch herausgefunden, daß straffällige Kinder jeden Tag bis zu fünfundneunzig Teelöffel Zucker essen und sie regelmäßig doppelt soviel Milch trinken wie ein durchschnittliches Kind. Einfach nur diese beiden Nahrungsmittel aus der Ernährung zu streichen, hat sich bei einigen Kindern als das hilfreichste Mittel herausgestellt, die sich einfach nicht an die Regeln einer zivilisierten Gesellschaft halten konnten.

Vorsicht mit aggressiven Kindern

Eltern von aggressiven Kindern müssen sich sehr vorsehen, damit sie keine Dinge tun, die ihr Kind noch in seinem Verhalten bestärken könnten. Schicken Sie kein feindseliges, aggressives Kind zum Judounterricht, zum Ringen oder zum Boxen. Hüten Sie sich vor Kontaktsportarten wie Fooball, Hockey oder Wrestling. Unterstützen Sie lieber Sportarten wie Schwimmen oder Tennis. Diese reduzieren die Gelegenheit für aggressive Kinder, den anderen weh zu tun, während sie für ihre Fähigkeiten auch noch gelobt werden. Einige mögen einwenden, daß kämpferische Kontaktsportarten es entsprechend veranlagten Kindern möglich machen, ihre überschüssige Energie loszuwerden. Auf der anderen Seite könnte dies die Kinder aber in ihrer Fähigkeit bestärken, anderen weh zu tun.

Wenn Geschwister wiederholt von einem aggressiven Kind in ihrer Familie verletzt werden, sollten Sie besser in Betracht ziehen, diese zum Judounterricht zu schicken. Machen Sie sich klar: Wenn der Grund für die Aggression nicht gefunden und beseitigt oder angemessen behandelt wird, könnten diese Kinder die zukünftigen Peiniger ihrer Frauen (oder Ehemänner) oder ihrer eigenen Kinder werden.

Immer müde und zu langsam zum Lernen – eine Allergie?

Das Gehirn kann von einer ganzen Reihe von gewöhnlichen Allergenen beeinträchtigt werden. Schon Mitte der 40er Jahre haben die ersten Wissenschaftler beobachtet, daß Gerüche, Nahrungsmittel, Pollen, Schimmelpilze und Hausstaub eine ganze Palette von Problemen im Nervensystem verursachen kann.

Ganze Kapitel in Mediziner-Lehrbüchern waren zwischen den dreißigern und den fünfziger Jahren der Rolle von Allergien bei Kopfschmerzen gewidmet, ebenso bei chronischer Müdigkeit, Epilepsie, Verhaltensproblemen, kleineren Dysfunktionen des Gehirns, psychologischen Problemen und einem großen Spektrum von anderen neurologischen oder Lernproblemen bei einigen Kindern. Unglücklicherweise ist dies alles heute nicht mehr in den Lehrbüchern der heutigen Mediziner enthalten, die sich auf Allergologie oder Neurologie spezialisieren.

Sicher haben nicht alle Kinder mit den eben genannten medizinischen Beschwerden eine Allergie, die an ihren Symptomen schuld ist. Ich muß aber betonen, daß zumindest eine Allergie als ein möglicher Krankheitsgrund in Betracht gezogen werden sollte, dies gilt vor allem dann, wenn Ärzte zugeben, daß sie den Grund nicht kennen, warum sich ein Kind nicht wohl fühlt oder sich nicht richtig benimmt. Noch einmal: die Antwort können nicht immer neuere, bessere und mehr Medikamente sein, die kurzfristig die Beschwerden des Kindes lindern. Manchmal ist es für Eltern und Ärzte möglich, den Grund für das Problem des Kindes herauszufinden, so daß es keine Medikamente mehr braucht. Dies gilt besonders, wenn das Kind allergisch aussieht, sich allergisch benimmt oder wenn es allergische Verwandte hat.

Müdigkeit – manche Kinder schlafen ständig

Bisher habe ich Ihnen viel über Kinder erzählt, die auf Zucker oder Lebensmittelfarben allergisch reagieren und dadurch hyperaktiv werden. Nur selten aber hören oder lesen wir von den vielen Kindern, die wegen einer Allergie zu müde sind, als daß sie in der Schule die Leistungen erbringen könnten, die ihren intellektuellen Fähigkeiten entsprächen. Diese Kinder stören ja auch nicht so wie ein hyperaktives oder verhaltensgestörtes Kind. Kleine Kinder, aber vor allem allergische Teenager und Frauen klagen darüber, ständig müde zu sein, reizbar und niedergeschlagen.

Diese Kinder und Erwachsenen haben die Art Müdigkeit, die die Ärzte Dr. Albert Rowe und Dr. Theron Randolph bereits in wissenschaftlichen Aufsätzen und Büchern in den Dreißigern und Vierzigern beschrieben haben. In der heutigen Medizin gilt diese Müdigkeit als Teil des „Allergic Tension Fatigue Syndrome“. Der Kinderallergologe Dr. Frederick Speer hat diesen Ausdruck in den Fünfzigern geprägt. Als ich in Kinderallergologie ausgebildet wurde, sagte man mir, daß es dieses Syndrom nicht gäbe. Auch vielen Ärzten, die heute in ihrer Ausbildung zum Allergologen sind, wird noch immer fälschlicherweise gesagt, daß diese medizinische Diagnose nicht existiere.

Schulstunden, Schlafstunden – Kurt

Einer der ersten Patienten, bei dem ich dieses Problem erkannte, war ein Zwölfjähriger namens Kurt. Er hatte eine lange Geschichte typischer Allergien. Seine Mutter machte sich Sorgen um seine Schulleistungen, weil er trotz seiner Intelligenz einfach nicht wach bleiben konnte. Er schlief immer jeden Morgen im Unterricht ein.

Die Diagnose war wirklich sehr einfach, weil er zum Frühstück immer Erdnußbutter aß und Milch trank. Wir stellten fest, daß vier Teelöffel Erdnußbutter innerhalb von zwanzig Minuten Müdigkeit und Übelkeit verursachten. Wir machten den Provokations-/Neutralisationstest, und zehn Minuten nach dem ersten Hauttest auf Erdnüsse war er extrem schläfrig. Er schlief noch im Stuhl ein. Als wir ihm ein schwächeres Extrakt spritzten, wachte er plötzlich auf und schien sehr aufmerksam.

Wir wußten, wir hatten die richtige neutralisierende Dosis gefunden, die sein Problem lösen würde. Wir fanden mit dem Test außerdem heraus, daß auch Milch ihn sehr schläfrig machte. Nach der Behandlung war es ihm möglich, diese Lebensmittel alle vier Tage einmal zu essen, ohne in der Schule einzuschlafen. Drei seiner Lehrer schrieben mir, daß er „aufmerksamer und weniger dösig“ in der Schule war, nachdem er seine Allergiebehandlung auf Erdnüsse und Milch begonnen hatte.

Warum sind einige Kinder an einem Tag so brillant und am nächsten schier trübe Tassen? Einige Eltern erkennen, daß ihr Kind langsam ist, aber sie sind immer wieder erstaunt, weil deren Fähigkeit, einfache Dinge zu lernen, höchst unstet ist.

Einige Kinder verstehen an manchen Tagen hochkomplizierte Sachverhalte, und am nächsten Tag gehen ihnen die einfachsten Dinge nicht in den Kopf. Sie schreiben und zeichnen am ersten Tag gut, und am nächsten können sie nur krakeln oder weigern sich sogar, überhaupt den Stift in die Hand zu nehmen. Viele Eltern wissen, daß ihr Kind eigentlich klug ist, und sie fragen sich, warum es nicht in einer Art und Weise lernen kann, die seinen offenkundigen Fähigkeiten entspricht. Eltern sollten sich fragen, ob ihr Kind dann nicht eine versteckte Allergie haben könnte, die die Lernfähigkeit des Kindes beeinträchtigt. Könnte eine Allergie ein Teil oder sogar das einzige Problem des Kindes sein? Wenn Ihr Kind allergisch aussieht oder sich so benimmt oder wenn es allergische Verwandte hat, könnte eine Allergie ein wichtiges fehlendes Puzzleteil sein, das Sie in Betracht ziehen müssen.

Eine schlafende Schönheit – Sarah

Sarah kam das erste Mal zu uns, als sie neun Jahre alt war. Als ich ihre medizinische Vorgeschichte und die Aufzeichnungen über ihre Schulleistungen durchsah, bezweifelte ich stark, daß wir ihr helfen konnten. Ihre Eltern hatten nur ein paar allergische Verwandte.

Ein Großvater väterlicherseits hatte Asthma und war auf Milch und Mais allergisch. Ein Großonkel mütterlicherseits hatte viele schwere Allergien. Sarah hatte überhaupt keine offensichtlichen Allergien. Ihr Hauptproblem war, eine extreme Müdigkeit, plötzliche und unkontrollierbare Stimmungsschwankungen und eine offenkundige, schwere Lernbehinderung. Neun Jahre lang war Sarah wörtlich eine schlafende Schöne.

Sie schlief jede Nacht mindestens elf Stunden. Jeden Morgen wachte sie müde und wütend auf. Sie weigerte sich strikt, etwas zu essen oder sich anzuziehen. Sie haßte die Schule. Sie verbrachte den größten Teil des Tages in trüber Apathie. Lange schien ihr ihre Umgebung völlig egal zu sein. Wenn ihr ihre Mutter sagte, sie solle sich auf diesen Stuhl setzen, war es nicht ungewöhnlich, daß man sie vier Stunden später in exakt der gleichen Position sitzend wiederfand. Sie sah selten fern, sprach kaum, las nicht und spielte nicht mit ihren Geschwistern. Im Alter von drei Jahren unterbrachen gewalttätige, furchterregende und unerklärliche Ausbrüche ihre lethargischen Perioden.

Die meiste Zeit war sie ein schläfriger Engel, aber fünf- bis sechsmal die Woche hatte sie heftige Ausbrüche, in denen sie schrie und in denen sie sich unglaublich benahm. Diese Episoden konnten vierzig endlose Minuten oder sogar zwei Stunden anhalten.

Einmal stand sie dabei auf den Möbeln, riß an den Kleidern ihrer Mutter, schlug sie und griff ihr an die Kehle.

Die immer wiederkehrende, lethargische Verhaltensweise in ihrer Kindheit kündigte sich schon als Säugling an. Sie schlief damals zwanzig von vierundzwanzig Stunden. Der Arzt versicherte ihrer Mutter immer wieder, daß dies völlig normal sei. In den kurzen Zeitspannen, in denen Sarah wach war, schrie sie und schien enorm reizbar. Ihre Eltern dachten, dies würde sich mit der Zeit geben, aber die Tagesanfänge wurden schlimmer, nicht besser. Als Säugling war Sarah nie glücklich, wenn sie morgens aufwachte.

Sarahs Allergiediät

Als Sarah neun war, las ihre Großmutter in einer Illustrierten einen Artikel darüber, wie Allergien die Lernfähigkeit von Kindern beeinträchtigen können. Ihre Mutter war Krankenschwester, und sie begann sofort, alles über Allergien zu lesen und entschloß sich herauszufinden, ob Nahrungsmittel ein Teil des Problems sein könnten. Nach der ersten Woche unserer mehrfachen Weglaßkost stieg Sarahs Energie „um 100 Prozent“. Sie war „wie ausgewechselt“.

Sie konnte leicht bis 23 Uhr wach bleiben und dann um 6 Uhr fröhlich wieder aufwachen. Sie war von selbst aufgewacht, mußte nicht aus dem Bett geworfen werden, war bereits angezogen und freute sich auf das Frühstück. Sie tanzte und sang sogar. Sie hatte das noch nie zuvor getan. Sie spielte mit den anderen Kindern in der Familie. Sie zeigte Interesse am Fernsehen, ihre Sprache war klarer, und sie beteiligte sich sogar an einer normalen Unterhaltung. Ihr Gedächtnis und ihre Konzentrationsfähigkeit verbesserten sich. Sie schien lernbegierig zu sein, ihre dunklen Augenringe verschwanden.

Während der zweiten Woche der Diät fand ihre Mutter heraus, daß Sarah müde wurde, wenn sie Weizen, Milchprodukte oder Schokolade aß. Später bemerkte ihre Mutter, daß sie immer, wenn sie im Kino Popcorn aß, so fürchterlich aufgeregt und reizbar wurde, daß die ganze Familie aufstehen und gehen mußte. Sie wurde dann einfach nicht still und störte das ganze Kino.

Sarahs Allergiebehandlung

Nach fünf Monaten Allergiebehandlung konnte Sarah ihren Namen in Druckbuchstaben schreiben, konnte sich an Dinge erinnern, die vor Monaten geschehen waren, konnte Anweisungen befolgen, einfache Spiele spielen, ihrer Mutter ihren Schultag schildern, zehn Dinge zählen, sich an den Namen von Leuten erinnern und Wörter richtig einsetzen. Sie hatte das erste Mal in ihrem Leben Freunde.

Nach einem Jahr, in dem ihre Umgebung umweltmedizinisch verbessert wurde, sie eine Rotationskost einhielt, Chemikalien vermied und Präparate mit bestimmten Aminosäuren und anderen Nährstoffen einnahm, ging es Sarah definitiv besser. Ihr Verhalten und ihre Aktivität besserten sich kontinuierlich. Sie hatte viel mehr Energie als je zuvor. Wenn sie manchmal einen emotionalen Ausbruch hatte, konnte ihre Mutter in der Regel schnell herausfinden, warum. Ihre Schulleistungen blieben aber weit unter dem Durchschnitt, auch wenn sie sehr lernbegierig war. Ihre Mutter sagte, man müsse sie manchmal „vom Computer wegziehen", nachdem sie dort von 18.00 Uhr bis 23.00 Uhr gesessen hat.

Sarahs Problem mit dem Erziehungssystem

Trotz vieler spezieller Lernprogramme ist Sarah wirklich durch die Risse in unserem Schulsystem gefallen. Obwohl sie nicht autistisch war, steckte man sie einmal in eine Klasse für autistische Kinder. Ihrer Mutter sagte man, sie sollte „den anderen Kindern ein Beispiel sein, wie man still sitzt." Im Gegenteil imitierte Sarah die autistischen Kinder und begann herumzuzappeln.

In der Klasse für Sprachbehinderte konnte sich Sarah nicht konzentrieren, weil es dort zu viele Kinder und zuviele Ablenkungen gab. Schließlich landete sie in der Klasse für Kinder mit neurologischen Störungen, und dort blieb sie auch, nachdem es ihr durch die Allergiebehandlung schon viel besser ging und sie viel aufmerksamer war. Ihr Ausbildungsniveau wurde nicht ihren nun offensichtlichen Fähigkeiten und ihrer neugeweckten Aufmerksamkeit angepaßt. Das Schulsystem hatte keine Zeit, nicht genügend speziell ausgebildete Erzieher, nicht genügend Geld und ausreichende technische Möglichkeiten, um ihr zu helfen. Es brauchte Monate, bis sie einen Computer bekam. Dieser sollte ihr helfen, das nachzuholen, was sie in den Jahren verpaßt hatte, in denen sie nur gedämpft, unaufmerksam und lernunfähig war.

Mit elf kam sie in eine Klasse, in der ihre Lernfähigkeiten und ihre Sprache besonders gefördert werden sollten. Dort lehrte man sie, klarer zu sprechen, und sie erlernte Tätigkeiten des täglichen Lebens, wie etwa Kochen, Saubermachen und in Restaurants zu essen.

Es war aber Sache ihrer Eltern, einen Nachhilfelehrer für das zu engagieren, was sie am dringendsten lernen wollte: Lesen und Schreiben. Sie machte auch darin gute Fortschritte, und es sah nach einer Weile so aus, als wenn sie einmal Dinge tun könnte, zu denen sie früher nie in der Lage gewesen wäre.

Eine Allergie ist sicherlich nicht Sarahs einziges Problem, aber unter einer entsprechenden Behandlung ist sie wachsam, freundlich, glücklich, geht auf andere zu und ist lernbegierig. Es ist tragisch, daß ihre Eltern so viel in ihre einfachste schulische Erziehung selbst investieren mußten und es sie so teuer zu stehen kam, daß sie Versäumtes aufholen konnte. Mit spezieller Nachhilfe lernte sie erst nach langer Zeit das ABC und einfache Mathematik.

Im Herbst 1990 bekam sie endlich ein spezielles Trainingsprogramm, das besser auf ihre Bedürfnisse zugeschnitten war. Dies machte dann wenigstens die private Nachhilfe überflüssig.

Es ist unglaublich, daß es mehr als zwei volle Jahre dauerte, bis ihre Ausbildung auf ihre persönlichen Bedürfnisse eingestellt werden konnte und sie in angemessener Weise gefördert wurde.

Langsame Lerner – helfen Vitamine?

Der amerikanische Arzt Dr. Stephen Schoenthaler von der California State University hat eine Studie durchgeführt, die ihm die britische Regierung finanziert hat. Seine Forschungen legen nahe, daß die Ergänzung von Vitaminen den Intelligenzquotienten von etwa 30 Prozent aller Kinder um etwa 20 Punkte anheben kann. Seine Ergebnisse decken sich mit seinen früheren Forschungsresultaten und denen des englischen Arztes Dr. David Benton.

Teil eines ganzheitlichen Allergiebehandlungsprogrammes ist die Ergänzung von Nährstoffen. Einige Kinder mit Lernproblemen können wohl davon profitieren, wenn man feststellt, wie ihre Versorgung mit Vitaminen, Spurenelementen und essentiellen Fettsäuren ist. Aufschluß darüber gibt eine Analyse des Blutes und des Urins.

Kopfschmerzen

Der Münchner Arzt Professor Joseph Egger hat 1983 in einer Studie mit 88 Kindern festgestellt, daß bei 93 Prozent von ihnen Migränekopfschmerzen mit einer allergenfreien Diät zum Verschwinden zu bringen sind. Auch andere Symptome besserten sich, die damit in Zusammenhang standen, wie etwa Bauchschmerzen, Schmerzen in den Beinen, Verhaltensprobleme, Heuschnupfen, Asthma und Ekzeme. Die Studie hat gezeigt, daß 64 der 88 Kinder allergische Verwandte hatten und daß 48 Kinder klassische allergische Symptome hatten.

Mörderische Kopfschmerzen – Joseph

Joseph bekam mit neun Jahren regelmäßig Kopfschmerzen und er kam das erste Mal mit zehn in unsere Praxis. Sein Gesicht spiegelte deutlich die Heftigkeit des Schmerzes wider. Seine Kopfschmerzen waren mörderisch und dauerten meistens den ganzen Tag an.

Dann krabbelte er meistens ins Bett und bat darum, allein gelassen zu werden. Dies geschah etwa dreimal die Woche. Seine Mutter fand, daß sich seine Kopfschmerzen besonders kurz nach dem Mittagessen bemerkbar machten.

Nach einiger Zeit stellten wir fest, daß er zum Essen Obstsaft trank und daß seine Kopfschmerzen von dem Sirup im Saft hervorgerufen wurden. Seine Mutter stellte auch fest, daß Erdnüsse und Erdnußbutter ähnliche Kopfschmerzen hervorrufen konnten. Er begann eine Provokations-/Neutralisationstestung auf diese Nahrungsmittel und seine Kopfschmerzen verschwanden innerhalb von zwei Monaten völlig.

Wieder sind es verschiedene Nahrungsmittel, die manchen Kindern Probleme machen. Unglücklicherweise ist der Hauptauslöser meistens die Leibspeise des Kindes.

Muskelzuckungen oder regelmäßige Krämpfe

Kleinere, unfreiwillige Zuckungen verschiedener Muskeln nennt man auch „Ticks". Diese zeigen sich vor allem häufig im Gesicht. Die klinische Ökologie hat sich in meiner Praxis wieder einmal als eine gute Problemlösung auch für diese Ticks bewährt.

Es gibt natürlich auch noch viele andere Gründe für diese Zuckungen. Während meiner ersten achtzehn Jahre, in denen ich Kinderallergologie praktizierte, kam es mir nie in den Sinn, daß Ticks auch etwas mit einer Allergie zu tun haben könnten. Bei einigen Kindern aber scheint ein solcher Zusammenhang zu bestehen. Dr. Albert Rowe schrieb bereits in den Dreißigern über dieses Problem ein Buch mit dem Namen „Nahrungsmittelallergien."

Hyperaktivität und „Ticks" – Julius

Julius war acht Jahre alt, als er das erste Mal zu uns in die Praxis kam und uns im Anschluß auch einiges lehrte. Seine Eltern waren vor allem wegen seiner Hyperaktivität besorgt und weil er viele Probleme in der Schule hatte. Es war ihm auch schon Ritalin empfohlen worden, aber seine Eltern zogen es vor, alternative Methoden auszuprobieren, um seine Hyperaktivität zu kontrollieren.

Julius hatte typischen Heuschnupfen und verschwollene Tränensäcke genauso wie dunkle Augenringe und wackelige Beine. Zusammen mit diesen Symptomen hatte Julius unkontrollierbare Zuckungen der Gesichtsmuskeln, von denen wir zunächst annahmen, daß sie mit seinen Allergien nichts zu tun hätten.

Seine „Ticks" im Gesicht und auch ein unkontrolliertes Schulterzucken begannen im Alter von acht Jahren in einem verregneten April. Zum Zeitpunkt seines ersten Besuches in meiner Praxis zuckten sein Gesicht und seine Schultern ständig, und er machte auch andauernd komische Geräusche, die man auch „Stimm-Ticks" nennt. Dies geschah so häufig, daß es schwierig gewesen wäre, jeden Tick zu zählen. Diese Ticks waren verständlicherweise sehr beschämend und peinlich für Julius. Seine Eltern stellten fest, daß sie schlimmer wurden, wenn es draußen trübe war, aber auch während der Pollenflugsaison oder wenn er gestreßt oder wütend war.

Während der Provokations-/Neutralisationstestung auf Schimmelpilze, Staub und Baum- und Gräserpollen konnten wir offensichtlich einen starken Anstieg dieser „Ticks" bewirken. Sie wurden dann während der Testung weniger, aber hörten nicht auf, bis Julius eine Woche lang seine neutralisierende Dosis genommen hatte.

Dies war ungewöhnlich, weil Kinder normalerweise auf diese Art der Behandlung sehr rasch innerhalb weniger Tage ansprechen.

Es ist interessant zu beobachten, daß dagegen seine Behandlung auf Nahrungsmittelallergien seine Ticks nicht zu beeinflussen schien. Eine Hirnstrommessung ergab, daß er im Alter von vier Jahren den ersten kleineren epileptischen Anfall gehabt hatte, auch danach tauchten diese Anfälle gelegentlich auf. Eine entsprechende Behandlung durch einen Neurologen stoppte diese Anfälle, sie konnte aber nicht den Ausbruch der „Ticks" verhindern oder sie auch nur lindern, die dann vier Jahre später auftraten.

Die Beschwerden begannen bereits im Säuglingsalter

Wieder einmal waren wir beeindruckt, weil sich seine Probleme mit Allergien bereits so früh abzeichneten. Er erbrach sich häufig und spuckte seine Flaschenmilch wieder aus, bis er auf Sojamilch umgestellt wurde.

Mit drei hatte er Verdauungsbeschwerden, Mittelohrentzündungen, war hyperaktiv, reizbar, weinte leicht, hatte Verhaltens- und Konzentrationsstörungen. Es dauerte aber noch ein paar weitere Jahre, bis seine Familie erkannte, daß eine Allergie hinter seinen ganzen Beschwerden steckte.

Er näßte häufig im Frühjahr ins Bett. Nach einiger Zeit stellten wir fest, daß Julius Krämpfe in der Blase zu haben schien – anders als andere Kinder, die beispielsweise in der Pollenflugsaison mit Krämpfen in den Atemwegen reagieren. Nach der Behandlung auf Baumpollen war er für viele Monate nachts trocken.

Alle paar Monate, besonders wenn das Wetter sehr trübe war oder wenn die Pollen flogen, kamen Julius' Ticks wieder. Sie verschwanden genauso regelmäßig, wenn wir ihn dann auf seine Schimmelpilz- und Pollenallergie behandelten.

Die mehrfache Weglaßkost ergab, daß viele seiner Verhaltensprobleme schlimmer wurden, wenn er Milch trank. Weniger ausgeprägt galt das auch für Mais, Weizen und Soja. Nach einiger Zeit stellte seine Mutter fest, daß seine glucksenden Geräusche in der Kehle durch

Milch ausgelöst wurden. Seine Kopfschmerzen hingen mit Unkrautvernichtungsmitteln zusammen.

Wie geht es Julius heute?

Das letzte Mal habe ich ihn drei Jahre nach unserer Allergiebehandlung gesehen. Es ging ihm ständig bis zu 90 Prozent besser, dementsprechend verbesserten sich auch seine Schulleistungen. Wenn er plötzlich wieder Ticks bekommt, wissen seine Eltern für gewöhnlich, warum. Ein typisches Beispiel hierfür ist eine Begebenheit, die zwei Jahre nach seinem ersten Praxisbesuch bei uns geschah.

Er besuchte ein sehr stark schimmelbelastetes Museum, und innerhalb einer Dreiviertelstunde kamen seine schlimmen Ticks wieder. Sie verschwanden eine halbe Stunde, nachdem er das Museum verlassen hatte. Vor allem Schimmelpilze scheinen Allergene zu sein, die sehr häufig mit dem Auftreten von Muskelzuckungen zu tun haben.

Ohnmacht und epileptische Anfälle

Bereits 1904 gab es eine wissenschaftliche Arbeit darüber, daß Nahrungsmittel im Gehirn Veränderungen hervorrufen können. 1911 berichtete der Arzt Dr. H. Batty Shaw über einen Patienten, dessen Krämpfe durch Eier und Milch hervorgerufen wurden. Viele Ärzte haben in den letzten sechzig Jahren über ähnliche Beobachtungen berichtet. Nicht nur Nahrungsmittel, sondern auch Impfstoffe, Haus-tiere, Pollen, Hausstaub und Schimmelpilze scheinen diese Anfälle auslösen zu können.

Der Arzt Dr. M. Brent Campbell hat die medizinische Literatur zu diesen Thema gesichtet. Er fand heraus, daß derartige Ausfälle durch Allergien manchmal abnormale Gehirnströme auslösen.

Die Sache wird auch deshalb so kompliziert, weil die Hirnstrommessung bei Kindern unnormal sein kann, die eigentlich keine Anfälle haben, wogegen die Messung bei Kindern mit Anfällen unauffällig bleibt. Obwohl es hilfreich ist, liefert eine Hirnstrommessung nicht immer eindeutige Antworten.

Dr. Hal Davidson hat die medizinische Literatur 1952 durchgesehen und herausgefunden, daß epileptische Anfälle durch Allergien auf Milch, Eier, Weizen, Schokolade, Rind, Schwein, Kalb, Mais, Zitrusfrüchte, Käse, Nüsse, Kartoffeln, Zucker, Ananas, Pollen und Katzen ausgelöst werden können. Häufig war von den Epileptikern bereits bekannt, daß sie Allergiker waren.

Einige Epileptiker haben vor ihren Anfällen Magen-Darm-Beschwerden, und andere haben typische Allergie-Symptome vor oder während ihrer Krämpfe. Einige hatten die epileptischen Anfälle nur während der Pollenflugsaison. Viele Patienten hatten ihre ersten Anfälle bereits als Kinder, dann schien es ihnen für viele Jahre gutzugehen, und dann bekamen sie sowohl Allergien als auch epileptische Anfälle.

Der deutsche Mediziner Dr. Joseph Egger, Leiter der Münchner Universitätsklinik, führte 1985 eine Studie zusammen mit dem englischen Arzt Dr. Jonathan Soothill zum Thema Hyperaktivität durch.

Ihre Ergebnisse deckten sich bemerkenswert stark mit meinen, die ich 1978 veröffentlicht habe. Sie fanden heraus, daß Nahrungsmittel das Verhalten und den Aktivitätsgrad von einigen Kindern beeinflussen. Im Rahmen dieser Studie fiel ihnen aber auch auf, daß bei einigen hyperaktiven Epileptikern die Anfälle zurückgingen, während sie eine bestimmte Diät einhielten. Sie beschlossen deshalb, eine weitere Studie mit epileptischen Kindern zu machen.

An dieser Studie nahmen 45 Kinder mit Epilepsie teil, die im Zusammenhang mit ihrer Krankheit auch Kopfschmerzen, Hyperaktivität und Magen-Darm-Beschwerden hatten. Die Forscher fanden heraus, daß 25 der 45 Kinder keine Anfälle mehr hatten, nachdem problematische Lebensmittel aus ihrer Ernährung gestrichen wurden. Genauso verschwanden die anderen medizinischen Probleme.

Weitere elf der 45 Kinder hatten weniger Anfälle. Die andere Gruppe von 18 Kindern jedoch, die zwar an Epilepsie litten, diese aber nicht mit weiteren Symptomen einherging, zeigten durch eine Ernährungsumstellung keine Besserung.

Unglücklicherweise gab es eine Verzögerung von mehreren Jahren, bis ein Fachblatt die Doppelblind-Studie dieser außergewöhnlichen Wissenschaftler veröffentlichte. Schließlich konnten die amerikanischen Kinderärzte die Ergebnisse dieser gut durchgeführten Studie im „Journal of Pediatrics“ (1989) nachlesen.

Ein Kind mit epileptischen Anfällen – Daniel

Die meisten Eltern (und Ärzte) würden niemals auch nur in Betracht ziehen, daß epileptische Anfälle etwas mit Allergien zu tun haben könnten. Daniels Eltern jedoch waren eine Ausnahme. Sie brachten Daniel zu uns, als er sechzehn Monate alt war, weil er seit dem ersten Lebensjahr epileptische Anfälle hatte.

Beide Eltern waren sehr allergisch. Noch vor der Geburt trat Daniel mehr als normal. Als Säugling hatte er schwere Koliken und schrie ab dem Alter von zwei Monaten ohne Unterlaß. Er war nach der Geburt so überaktiv, daß seine Mutter sagte, er konnte mit zwei Tagen auf seinen Beinen stehen und lief mit neuneinhalb Monaten. Er machte komische glucksende Geräusche, bis ihm seine Mutter keine Milch mehr gab. Er bekam Ausschlag, wenn er Wegwerfwindeln trug, Baumwollwindeln aber vertrug er.

Daniel erhielt im ersten Lebensjahr Flaschenmilch. Einmal versuchten es seine Eltern mit einer Sojamilch, aber die lehnte er ab. Er hatte mit vier Monaten typische allergische Symptome an der Nase und mit sechzehn Monaten Asthma. Er bekam auch auf Orangensaft Ausschläge.

Seinen ersten Anfall bekam er mit zwölf Monaten. In den nächsten acht Monaten blieb es bei einem Anfall pro Monat, dann traten schon zwei bis drei monatlich auf. Seine Anfälle folgten einem bestimmten Muster. Er wurde reizbar und seltsam, würgte und erbrach sich, dann bekam er seine Krämpfe. Seine Anfälle dauerten meistens nur ein paar Sekunden, aber manchmal auch bis zu zwanzig Minuten.

Seine Mutter stellte fest, daß seine Attacken meistens auftraten, wenn er Huhn, Eier oder Milchprodukte gegessen hatte. Ein anderes Mal gingen sie Hand in Hand mit der Exposition auf ein bestimmtes Parfüm.

Seine Familie lebte in einer Kleinstadt im Staat New York nahe einer Käserei. Seine Mutter stellte fest, daß es ihrem Sohn solange gut ging, wie sie streng seine Ernährung kontrollierte und die verdächtigen Lebensmittel strikt mied.

Solange hatte sie seine Anfälle ganz gut im Griff, aber dann kamen sie scheinbar grundlos wieder. Nach einigem Nachdenken bemerkte sie, daß seine Anfälle auftraten, nachdem die Käserei nachts ihre Molke in einen kleinen Fluß geleitet hatte. Dies ließ die Luft in ihrer Wohngegend faul und käsig riechen. Daniel beklagte sich immer über diesen Geruch, bevor ihn der Rest der Familie überhaupt wahrnahm. Wir fragten uns damals, ob dies nicht auch ein anderes Beispiel für den extrem ausgeprägten Geruchssinn von Allergikern war, der sie schützen soll. Daniel war immer der erste, der warnte, wenn die Fabrik wieder Molke ins Wasser abließ. Die ganze Familie rannte dann los, um die Fenster zu schließen und benutzte lieber Ventilatoren, um die Wohnung zu kühlen. Daniel durfte in diesem Sommer nicht sehr häufig draußen spielen, weil seine Eltern einen neuen Anfall fürchteten. Er hatte aber weiterhin ein- bis zweimal wöchentlich Anfälle, bis die Fabrik mit der Abwassereinleitung aufhörte und sich die Luftqualität verbesserte.

Trotz der vielen Bemühungen seiner Eltern, diejenigen Lebensmittel zu meiden, die sie verdächtigten, die Anfälle auszulösen, gab es doch immer wieder unvermeidliche Irrtümer. Diese bestätigten aber nur noch ihren Verdacht. Sein letzter Anfall trat auf, als er zweieinhalb war. Seine Mutter warnte die Serviererin noch, daß auf dem belegten Brot, das sie für Daniel bestellt hatte, keinerlei Käse sein dürfte. Diese vergaß die Warnung aber wieder und streute Käse darüber. Ein paar Stunden später hatte Daniel seinen Anfall. Dies war der erste seit über sechs Monaten.

Sein IgE RAST-Bluttest auf eine Eier- und Huhnallergie ergab kein Ergebnis, und der gleiche Test auf Milch war nur schwach positiv. Der an sich weniger verläßliche IgG RAST-Test dagegen zeigte überraschenderweise eine extreme Empfindlichkeit auf Milch und eine mittelschwere Reaktion auf Eier.

Dies zeigt wieder einmal, daß ein IgE-RAST-Test auf Allergien auch in die Irre führen kann und wirklich nicht immer das endgültige Ergebnis liefert. Wiederholte Gehirnstrommessungen und ein CAT-Scan-

Test erbrachten ebenso kein Ergebnis. Dies wiederum zeigt, daß unsere Testmethoden zur Dokumentation bestimmter medizinischer Probleme derzeit wegen fehlender Technologien noch lückenhaft sind.

Zukünftige Entwicklungen und präzisere, fortschrittlichere Methoden zur Untersuchung von Gehirnfunktionen sollten es uns möglich machen, zu bestätigen oder auszu-schließen, daß spezielle Nahrungsmittel oder Gerüche epileptische Anfälle hervorrufen.

Heute sind Daniels Anfälle unregelmäßig, außer er ißt Nahrungsmittel, von denen anzunehmen ist, daß sie seine Epilepsie auslösen. Seine Mutter zog es vor, ihn lieber durch völliges Vermeiden dieser Lebensmittel zu behandeln und keine Allergenextrakt-Therapie durchführen zu lassen. Sie hatte damit wirklich einigen Erfolg.

Kriminelle Jugendliche – allergische Jugendliche?

Veröffentlichungen der Wissenschaftler Alexander Schauss und Stephen Schoenthaler sowie Bücher von Barbara Reed und Schauss zeigen, daß inakzeptables, kriminelles Verhalten tatsächlich mit der Ernährung zusammenhängen kann. Beispielsweise zeigte der Abschlußbericht einer einjährigen Studie mit neunzehn kriminellen Jugendlichen, die in Kalifornien zu Bewährungsstrafen verurteilt worden waren, daß eine Ernährungsumstellung sowohl die Gesundheit als auch das Verhalten dieser Jugendlichen deutlich beeinflußte.

Der Bericht schlußfolgert, daß der Verzicht auf Zucker und Milchprodukte dazu führte, daß die Betroffenen unter weniger Schleimhautschwellungen und krankhaften Hautveränderungen litten, dafür aber mehr Lebensenergie hatten und weniger feindselig, aggressiv, reizbar und niedergeschlagen waren.

Von den Jugendlichen, die an dieser Studie teilnahmen litten 80 Prozent an Unterzuckerung, und über 90 Prozent hatten Allergien auf Nahrungsmittel und Umweltschadstoffe. Auch ihre Krankengeschichte aus der frühen Kindheit war sehr aufschlußreich: der allergrößte Teil hatte schon als Säugling folgende Symptome: eine ständig verstopfte Nase, Koliken, Asthma, dunkle Augenringe, Knochenschmerzen, Hyperaktivität, extrem langes Bettnässen, wiederholte Entzündungen der Mandeln und der Ohren, Müdigkeit, Kopfschmerzen, schlechte Konzentrationsfähigkeit, Schlaflosigkeit, Reizbarkeit, extremer Durst und zerstörerisches Verhalten. Die meisten dieser Beschwerden sind typisch für viele allergische Kinder.

Wir müssen uns fragen, ob nicht routinemäßig alle kriminellen Jugendlichen und Erwachsenen auf mögliche Allergien oder ungewöhnliche Überempfindlichkeiten auf Umweltschadstoffe untersucht werden sollten. Vielleicht könnte dies einige irrationale, inakzeptable Verhaltensweisen erklären, die in unerklärlichen Anfällen von Vandalismus oder Kriminalität enden. Bereits veröffentlichte Daten legen auf jeden Fall nahe, daß die Rückfallrate von kriminellen Straftätern gesenkt werden kann, wenn Nahrungsmittelallergien ausfindig gemacht und entsprechend behandelt werden. Dies gilt für Menschen, die sich einfach nicht an die Konventionen unserer zivilisierten Gesellschaft halten können. Es hat sich gezeigt, daß es häufig nichts nützt, Kriminelle einfach nur einzusperren, und dies ist sicherlich auch nicht die ideale und letzte Antwort auf derartige Probleme.

Wenn Allergien ein Teil des Kriminalitäts-Problems sind, sollte es unser Ziel sein, diese zu erkennen und zu behandeln. Einige Kinder, die körperlich oder auch verbal aggressiv sind, scheinen einem bestimmten Muster zu folgen. Anders als viele allergische Kleinkinder, die normalerweise für ein oder zwei Jahre beißen, spucken oder schlagen, verletzen diese Kinder auch andere, wenn sie älter werden. Sie schlagen und treten nach ihren Geschwistern, ihren Müttern oder ihren Freunden. Die Bilder, die sie malen, sind dunkel, schwarz und zeigen in irgendeiner Weise eine Art Feindseligkeit.

Nachdem sie eine Allergiebehandlung erhalten haben, stellen ihre Zeichnungen meist glückliche Szenerien in bunten Farben dar. Während ihrer Reaktion auf eine Allergietestung wechseln ihre Bilder schnell von hellen zu dunklen Farben und zeigen aggressive Motive. Nach der Neutralisationsbehandlung zeigen sich dann wieder die frohen Farben.

Wir wissen nicht, wie es einigen unserer Patienten heute ginge, wenn ihre Allergien auf Nahrungsmittel oder andere Substanzen schon während ihrer Säuglings- oder Kleinkindzeit entdeckt worden wären. Die nun folgenden Kinder scheinen aber ganz klar auf einem Pfad gewesen zu sein, der sie in ernste Verhaltensprobleme oder sogar in die mögliche Kriminalität geführt hätte.

Ein extrem aggressiver und zerstörerischer Jugendlicher – Jack

Jack war acht, als wir ihn das erste Mal sahen. Seine Mutter war völlig erschöpft, aufgewühlt, verzweifelt und hatte wegen seiner immer wiederkehrenden gewalttätigen Episoden am ganzen Körper blaue Flecke. Er griff sie sehr häufig an, genau wie seinen jüngeren Bruder und seine Schwester. Er war dafür bekannt, daß er seine Klassenkameraden mit gespitzten Bleistiften und scharfen Steinen traktierte.

Wir haben einen Anfall ganz extremer Feindseligkeit und inakzeptablen Verhaltens festhalten können, kurz nachdem Jack zu uns kam. Während eines Provokationstests auf Erdbeeren biß er seine Mutter mehrmals in den Arm. Sein Gesicht sah fast aus, als wäre er besessen. Er stierte seine Mutter an, und trotz unserer Versuche, ihn festzuhalten und seine Mutter zu beschützen, entwischte er uns und schlug sie auf ein Auge.

Als sie sich das Auge hielt und leise weinte, sagte er nur sehr befriedigt „Gut so!“ Er weinte manchmal, aber seine hauptsächliche Beschäftigung während seiner Reaktion auf Erdbeeren war es, in irgendeiner Form seine Mutter anzugreifen. Nachdem er die richtige neutralisierende Dosis mit einem Erdbeer-Allergenextrakt bekommen hatte, war er wieder normal – ein freundlicher, kooperativer Jugendlicher.

Unglücklicherweise war dies genau die Art von unkontrollierbarem Verhalten, das auch schon in der Vergangenheit aufgetreten war. Fünf Tage zuvor hatte er zum Frühstück Erdbeermarmelade gegessen. Darauf folgte ein ungewöhnlich heftiger Anfall von Gewalttätigkeit in der Schule. An diesem Morgen weigerte er sich, sich anzuziehen und trat seinen Bruder.

Nachdem er in der Schule angekommen war, war es seinem Lehrer sofort klar, daß er noch schwieriger war als normalerweise. Er war völlig ablehnend und weigerte sich, auch auf nur einfache Bitten überhaupt zu reagieren. Völlig verzweifelt warf ihn der Lehrer aus dem Unterricht und schickte ihn zum Schuldirektor.

Dort schnappte er sich sofort von dessen Schreibtisch so viele Unterlagen, wie er tragen konnte, und riß sie in der Mitte durch. Dann wischte er mit einer ausholenden Armbewegung alle Gegenstände vom Schreibtisch, und alles andere innerhalb seiner Reichweite purzelte auf den Fußboden. Die Aufsicht wurde gerufen. Sie hatten Schwierigkeiten, ihn zu halten. Sie drängten darauf, daß er ins Krankenhaus eingewiesen werden sollte, weil es auch für seine Mutter zu gefährlich schien, sie allein mit ihm in einem Auto fahren zu lassen. Seine Mutter versuchte, ihm sein Histamin-Allergen-extrakt unter die Zunge zu plazieren, aber er spuckte es aus. Das gleiche tat er mit der Alkali-Tablette. Schließlich gelang es ihr dann doch, ihm sein Allergenextrakt zu geben. Innerhalb von einer Viertelstunde war er wieder ruhig, zufrieden und angenehm. Sie hatte keine Schwierigkeiten damit, ihn mit nach Hause zu nehmen. Sein Verhalten und sein Benehmen waren für den Rest des Tages tadellos.

Jack als Säugling

Als Säugling war Jack ruhig und zufrieden. Er war zwar gelegentlich wund, aber er schien alles in allem in Ordnung zu sein. Er wurde das ganze erste Lebensjahr voll gestillt. Trotzdem bekam er sofort Probleme mit den Ohren, als er Milch zu trinken begann. Mit eineinhalb mußte er an den Trommelfellen operiert werden, weil er dort ständig Infektionen hatte.

Jack als Kleinkind

Mit fünfzehn Monaten aß er das erste Mal Süßes. Seine Mutter sagte, daß sich Jack daraufhin in einen „Tasmanischen Teufel“ verwandelte. Später war er so wund am Po, daß er nur schlecht einschlafen konnte. Später, als Junge, waren seine Anfälle von Feindseligkeit, Hyperaktivität, Weinen und Aggression keine Ausnahme. Mit vier hatte er auch noch vulgäres Fluchen mit in sein Repertoire aufgenommen.

Er hieb auf einmal mit karateähnlichen Bewegungen nach seiner Mutter und seinen Geschwistern. Diese garnierte er noch mit einigen wohlgezielten Tritten, Schlägen und Püffen. Die anderen Kinder in der Schule weigerten sich, mit ihm zu spielen. Er hatte keine Freunde.

Seine Mutter hatte häufig festgestellt, daß er ein richtig liebes und süßes Kind wurde, wenn er wegen einer Infektion nichts aß. Sie fragte sich deshalb, ob ein Zusammenhang mit einer Allergie bestehen könnte. Als sie ihren Kinderarzt dazu fragte, sagte der ihr, sie sollte lieber lernen, ihren Sohn richtig zu erziehen.

Sie hatte wirklich Angst vor ihrem Sohn, weil er so widerspenstig war und so haßerfüllt schien, wenn er wütend wurde. Er sagte oft, er wolle sie am liebsten töten. Obwohl er nur acht Jahre alt war, hatte sie richtige Angst, wenn er sie angriff. Er war so extrem stark. Der Job seines Vaters brachte es mit sich, daß dieser oft auf Reisen war, so daß er für gewöhnlich nicht da war, um seinen Sohn unter Kontrolle zu bringen.

Ein Freund wußte von den Problemen mit Jack und schickte seiner Mutter mein erstes Buch „Das unmögliche Kind". Dieser Freund hatte dort die Fallgeschichte eines Jungen entdeckt, der sich so ähnlich wie Jack benahm. Völlig verzweifelt versuchte es seine Mutter mit der zweiwöchigen mehrfachen Weglaßdiät. Sein Conner'scher Hyperaktivitäts-Wert fiel innerhalb der ersten Woche von einem abnormalen Wert von 27 auf einen gerade noch normalen Wert von 15.

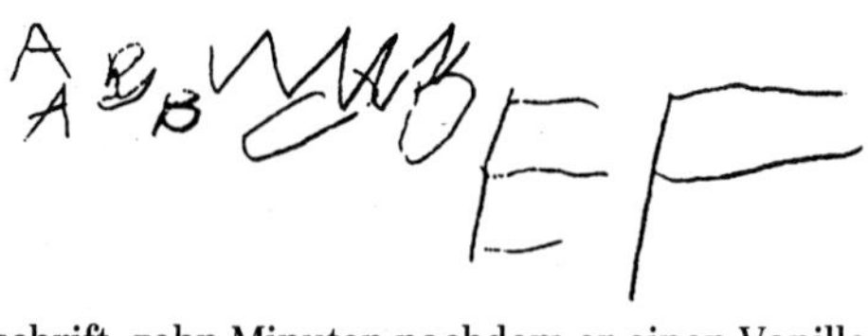

Jacks Handschrift, zehn Minuten nachdem er einen Vanille-Milchshake getrunken hat. Er wurde rotzfrech, aggressiv und schlug, schrie und trat um sich.

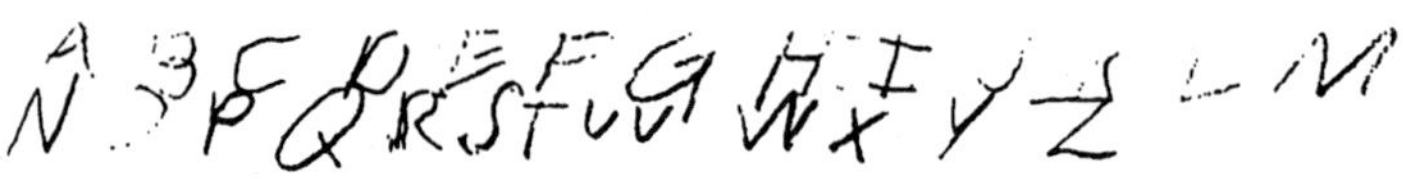

Jacks Handschrift zwanzig Minuten, nachdem er eine Alkali-Zubereitung bekommen hat.

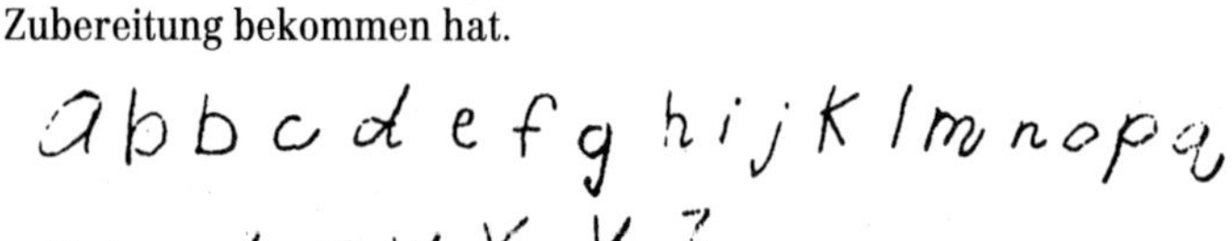

Jacks Handschrift weitere fünf Minuten später.

Ein Kind flippt aus. Grund: Ein Vanille-Shake.

Diese Besserung stellte sich ein, trotzdem Jack während dieser Zeit sehr unkooperativ war. Seine Mutter sagte, sein Verhalten habe sich zu etwa 20 Prozent verbessert, und auch sein extremer Mundgeruch verschwand. Während der zweiten Woche der Diät, als er Milch zu sich nahm, vollführte er wieder seine Karateschläge, und er wurde völlig unkontrollierbar und wild. Auch sein Mundgeruch kehrte wieder.

Ein paar Wochen später löste ein Vanille-Milchshake einen weiteren schweren, gewalttätigen Ausbruch aus. Seine Mutter fand heraus, daß eine Alkali-Tablette sein unmögliches Verhalten häufig schnell zum Abklingen brachte.

Jacks Reaktion auf eine Allergiebehandlung

Nach einem Monat Behandlung ging es ihm zu 40 Prozent besser und nach fünf Monaten zu 75 Prozent. Dann hörte er langsam auf, sich an die Diät zu halten. Er kam auch nicht mehr zur Testung und zur Neueinstellung seiner Allergenextrakte, weil seine Familie Schwierigkeiten hatte, das Geld für die Behandlung von der Versicherung erstattet zu bekommen und Jack deshalb nicht mehr kommen wollte.

Er ging im Herbst wieder zur Schule, ohne eine Behandlung gegen seine Unkrautpollenallergie durchzuführen. Sein Verhalten war einfach unbeschreiblich. Zu Hause benahm er sich völlig unmöglich. Er stülpte sich seine Unterwäsche über den Kopf und rannte dann so auf die Straße. Er wiederholte immer wieder, daß er dumm sei und sich wünschte zu sterben. Einmal rannte er wie ein Wilder mit einem Gürtel in der Hand durch sein Zimmer und versuchte herauszufinden, wie man ihn festmachen müßte, damit man sich an ihm erhängen könnte. Er drohte, aus dem Fenster zu springen. Er zerriß seine Hausaufgaben, ging anderen Kindern an die Kehle und trat und stieß sie.

Seine Schulpsychologin wußte nichts von seinen Allergien und gab ihm in einer Morgens- und einer Nachmittagssitzung Süßigkeiten, die Mais enthielten. Am Ende dieses Tages warf Jack große Steine nach einem anderen Kind. Seine Mutter mußte ihn die Straße hinunterjagen, ihn niederhalten und ihm sein Allergenextrakt aufzwängen, bevor er sich beruhigte. Innerhalb weniger Minuten war er liebenswert und ruhig.

Ein wild entschlossener junger Mann, der sich nicht helfen läßt – John

John war erst sechzehn, als von der Schule flog. Er lief von zu Hause weg, aber seine Eltern fanden wieder. Ein paar Tage danach erfuhren sie, daß er vor ein paar Monaten ein Waffengeschäft ausgeraubt hatte. Als das Munitionsversteck gefunden wurde, kam er ins Gefängnis. Dies war nicht das erste Mal, daß er stahl. Seine Mutter sagte, daß sie schon jahrelang alles Wertvolle wegschließen und ihr Portemonnaie verstecken mußte. Er hatte in der Vergangenheit wertvolle Familiengegenstände gestohlen und sie verkauft, und das Geld verspielt.

Versuchen wir, einige offensichtliche Fragen zu beantworten: Wann hatte dies alles angefangen? Hätte man irgend-etwas tun können, um diesem Problem vorzubeugen? Kann irgend etwas getan werden, um das Steuer in seinem jungen Leben herumzuwerfen?

Wann hat dies alles angefangen?

In Johns Familie gab es viele Allergiker. Seine Mutter trank während ihrer Schwangerschaft jeden Morgen ein Übermaß an Milch, und John trat heftig in ihrem Bauch, speziell am Morgen.

Als Säugling zerstörte er seine Wiege, weil er so heftig darin schaukelte. Genauso erging es seinem Hochstuhl. Er knallte den Kopf gegen Gegenstände, bis er blau und grün war. Er schrie Stunde um Stunde, Nacht für Nacht, bis er drei war. Seine Mutter sagte, sie konnte manchmal sein Geschrei nicht aushalten. Dann brachte sie ihn in den Keller, in die Nähe der Ausgangstür ihres Bauernhauses, so daß sein Geschrei nach draußen verklingen würde.

Sie ging dann nach oben, damit sie ihren Kopf unter Kissen und Decken verstecken und sich ausweinen konnte. Sie sagte, sie hatte Angst, die Kontrolle über sich zu verlieren und ihm weh zu tun. Er schlief nur in kurzen Intervallen und aß nie gut.

Als er zwei Jahre alt war, hatte er Heuschnupfen, Asthma und ständig wiederkehrende Ohrenentzündungen. Er konnte nicht länger als zehn Minuten am Stück spielen. Als Kind beschrieben ihn seine Eltern als „nicht zu tolerieren" und „sehr schwierig". Alpträume und Stimmungsschwankungen waren jahrelang häufige Probleme.

Mit vierzehn machten sich seine Eltern Sorgen, weil er nur so selten lächelte. Er war hyperaktiv, ruhelos, reizbar, feindselig und streitlustig. Er klagte über Schmerzen im Nacken, in den Beinen und über Kopfschmerzen. Um die Feiertage herum ging es ihm immer schlechter, weil er dann besonders viel Süßigkeiten aß.

Er war einmal akut selbstmordgefährdet und hatte mit zehn sein Testament verfaßt. Seine Mutter sagte, daß er manchmal richtig besessen ausgesehen habe. Sie hatte wirklich vor ihm Angst, wenn er einen bestimmten „schrecklichen, haßerfüllten Blick" bekam. Er trug nur schwarze oder graue Kleidung und liebte es, Bilder von Totenschädeln, Messern, Hinrichtungen und Blut zu malen.

Er respektierte nicht das Eigentum anderer und nahm sich einfach in der Regel, was er wollte. Er half nie im Haushalt oder auf dem Hof. Er hatte viele Schulprobleme, und mit sechzehn flog er dreimal in einem Monat von der Schule.

Hätte man dies alles verhindern können?

Als ich John das erste Mal in meiner Praxis sah, weil er auf seine Allergien untersucht werden sollte, war er vierzehn. Er sah aus wie achtzehn und war an dem Praxisbesuch völlig desinteressiert, auf den seine Eltern bestanden hatten. Er atmete meistens durch den Mund, hatte dunkle Augenringe und war so müde, daß er herumhing und nicht aufrecht in seinem Stuhl sitzen konnte. Nach der ersten Reihe von Allergietestungen und Behandlungen war er weniger zappelig und hatte ein angenehmeres Wesen. Er lächelte und atmete schon durch die Nase.

Nach einem Monat ganzheitlicher Allergiebehandlung, die neben der Extraktbehandlung auch eine Ernährungsumstellung und eine Verbesserung des Wohnumfeldes einschloß, ging es ihm schon zu 70 Prozent besser. Er blieb weiterhin glücklicher und weniger negativ. Das Ritalin, das im ersten Jahr nicht geholfen hatte, konnte abgesetzt werden. Seine Schulleistungen verbesserten sich, wenn er auch weiterhin nicht gut war. Er wurde kooperativer. Es blieb bei einer siebzigprozentigen Besserung während des ganzen folgenden Jahres.

Dann, mit fünfzehn, beschloß er, daß er die Behandlung nicht länger brauche, weigerte sich, sich an irgendeine Diät zu halten und nahm nur selten sein Allergenextrakt richtig ein. Innerhalb der nächsten Monate wurde sein Verhalten langsam aber sicher wieder katastrophal. Er stahl und rauchte. Er wurde ablehnend und streitsüchtig. Mit sechzehn landete er dann wegen des Waffenraubes im Gefängnis.

Zunächst zeigte er auch keine Reue. Er sagte, daß das Gefängnis ein echter „Aufstand" war und daß er seinen Aufenthalt dort genoß. Nach ein paar Tagen aber gab er zu, daß er doch lieber wieder mit seiner Allergiebehandlung weitermachen wollte, wenn dies einen weiteren Gefängnisaufenthalt verhindern könnte.

Was kann ihm helfen?

Der Richter, der über Johns Zukunft zu entscheiden hatte, ließ sich von Folgendem beeindrucken: Johns Eltern brachten ihn wieder zu mir in die Praxis, um ihn noch einmal untersuchen und testen zu lassen. Er hatte einen sauertöpfischen Gesichtsausdruck und sah immer weg oder zu Boden, wenn er Fragen beantwortete. Er malte ein Bild von einem Totenschädel mit Werwolfzähnen.

Nach dem zweiten Allergietest auf Schimmelpilze hellte sich sein Gesichtsausdruck plötzlich auf, und seine Eltern bemerkten, daß er das erste Mal seit ungefähr einem Jahr lächelte. Er begann, in seinen Zeichnungen leuchtende Farben zu benutzen, und am Ende des Tages lächelte er nur noch und malte sogar ein lächelndes, bewegtes Motiv mit mehreren Farben. Seine Eltern waren einfach begeistert. An diesem Abend war sein Verhalten merklich besser.

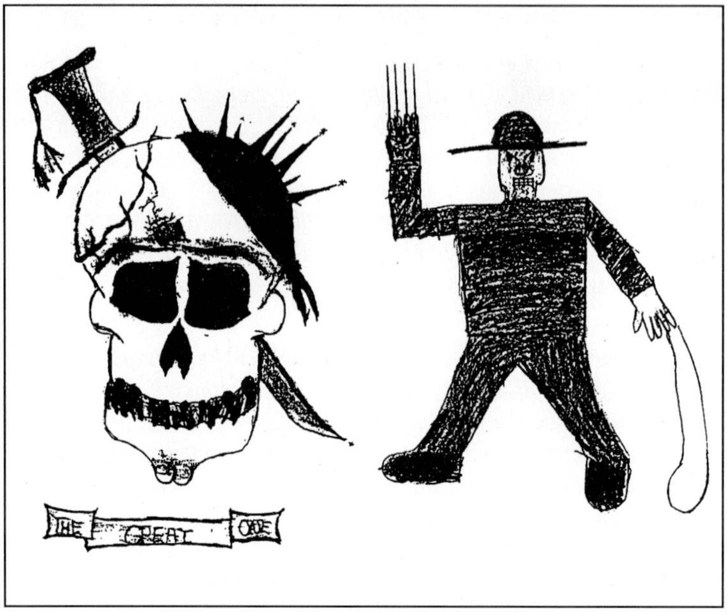

Bilder sagen mehr als Worte:
So fühlen sich manche allergische Kinder

Er konnte still vor dem Fernseher sitzen, ohne alle paar Minuten aufzustehen. Er war angenehm und lächelte. Er ging ohne Probleme ins Bett. Am nächsten Tag lächelte er noch immer und kaufte sich ein paar rot-weiße Straßenschuhe. Sie waren nicht wie sonst üblich grau oder schwarz!

Nach vier Wochen einer ganzheitlichen Allergiebehandlung waren seine Eltern schier fassungslos. Er lächelte mehr als je zuvor, und sein Verhalten war exzellent. Sein Zimmer war sauberer als je zuvor. Nachdem sein alter Teppich entfernt und ein Luftfiltergerät aufgestellt worden war, atmete er leichter, und seine Nase war weniger verstopft. Er schien auch weniger Atemprobleme zu haben, nachdem er eine Allergenextrakt-Therapie bekommen hatte.

Am Morgen war er aufmerksamer und ging nun gern zur Schule. Er trug hellere Kleidung, und seine Zeichnungen waren nicht mehr so aggressiv. Seine Stimmungsumschwünge und seine Niedergeschlagenheit waren nicht mehr so auffällig. Trotzdem blieb vieles in seinem Leben noch desorganisiert.

Nach einiger Zeit beschloß er, die praktische Rotationskost abzubrechen, und innerhalb einer Zeitspanne von nur zwei Wochen lächelte er nicht mehr so häufig, wurde wieder streitlustig, launisch und ablehnend.

Er kam wieder wegen neuer Allergietests in meine Praxis und reagierte darauf sehr schnell und sehr gut. Einige Monate später kam der nächste Patzer. Er aß wieder Lebensmittel, die sein Verhalten negativ beeinflußten, nahm seine Allergenextrakte nicht richtig ein und weigerte sich, mit uns zusammenzuarbeiten. Es wirft ihn jedesmal wieder zurück, wenn er auf seine Unabhängigkeit besteht.

Wenn kriminelle Tendenzen im Ansatz verhindert werden sollen, müssen Eltern, Ärzte und Erzieher dieser Kinder sehr auf die vielen frühen Hinweise achten, die darauf deuten, daß Aggressivität und unangepaßtes Verhalten vielleicht etwas mit einer Allergie zu tun haben könnten. Dann kann man viel früher nötige Maßnahmen ergreifen, um mögliche spätere Kriminalität zu verhindern. Viele Kinder, wie auch John, liefern leuchtende und wiederholte Hinweise darauf, daß Allergien ein Aspekt ihrer Probleme sind und daß sich die Richtung, die ihr Leben zu nehmen scheint, drastisch ändern muß. Trotzdem wir in unserer Praxis John im Alter von vierzehn Jahren das erste Mal sahen, konnten wir ihm nur noch immer für begrenzte Zeitabschnitte helfen.

Es ist schwierig, Allergien bei Heranwachsenden zu behandeln, weil es in der Natur von Teenagern liegt, unabhängig sein zu wollen, vieles abzulehnen und sich in sich selbst zurückzuziehen. Wir können ihnen nur den Weg zeigen, aber wir können es nicht für sie tun. Selbst wenn eine Allergie nur ein kleiner Teil des ganzen Bildes ist, sollte eine angemessene Behandlung dieses Teilproblems diesen Kindern bis zu einem gewissen Grad helfen.

Je früher Sie herausfinden, ob Ihr schwieriges Kind eigentlich ein Allergieproblem hat, umso größer ist die Chance, seinem Leben eine drastische Wendung zu geben. Diese typischen Hinweise sind bei so vielen Kindern klar zu sehen, und ich habe sie Ihnen in diesem Buch immer wieder vorgestellt. Vorbeugung ist ein Schlüssel, und dieser hängt von einer möglichst frühen Problemerkennung und einer angemessenen Behandlung ab.

Allergien und Selbstmord – gib es einen Zusammenhang?

Dr. Albert Rowe hat schon in den späten zwanziger Jahren über den Zusammenhang von Depressionen als Ausdruck einer Allergie berichtet. Der Arzt Theron Randolph hat in den Vierzigern ähnliche Beobachtungen gemacht. Seitdem ich die neuere Miller-Testmethode verwende, habe auch ich zweifelsfrei beobachten können, daß man einige Kinder dergestalt „provozieren" kann, daß sie sich durch die Allergietests depressiv benehmen.

Wir haben immer wieder gesehen, wie dramatisch, schnell und reproduzierbar dann die Stimmungslage von Kindern umschlagen kann. Diese Kinder sind während vieler Allergietests normal, bis man sie mit einer bestimmten Substanz testet, die ihnen Probleme macht. Dann scheinen sie plötzlich unglücklich zu sein und beginnen zu weinen. Manchmal rollen sie sich wie ein ungeborenes Kind zusammen, ziehen sich in sich zurück, schreien und zucken zurück, wenn sie jemand zu berühren versucht. Wenn man sie dann mit der richtigen neutralisierenden Dosis behandelt, kehrt ihr verspieltes Wesen und ihre Anteilnahme zurück. Wir haben viele dieser Reaktionen auf Video festgehalten, und zwar sowohl bei älteren Säuglingen, Kleinkindern, Kindern und Jugendlichen. Ihre Reaktionen ähneln sich bemerkenswert.

Wir bitten die Kinder routinemäßig, vor, während und nach dem Test zu malen und/oder zu schreiben. Wenn sie depressiv reagieren, weigern sie sich häufig völlig, schreiben sehr klein und eng, schieben den Block beiseite, schmeißen den Stift und die Schreibunterlage durch das Zimmer oder zerbrechen den Stift und zerknüllen das Papier. Wenn sie niedergeschlagen oder wütend sind, malen sie Messer, Blut und Totenschädel.

Manchmal sehe ich auch Kinder in meiner Praxis, deren Eltern anmerken, daß sie sich wie irgendein Verwandter benehmen, der Selbstmord begangen hat. Einige Eltern sagen auch, daß ihre drei-, fünf- oder achtjährigen Kinder ständig wiederholen, sie wünschten sich zu sterben oder sie wollten sich umbringen.

Es gibt unzählige Kinder, die sagen „Niemand mag mich", „Ich hasse mich", „Ich bin niemals gut genug", und es gibt welche, die drohen, von zu Hause wegzulaufen. Es gibt sogar Kinder, die reden nicht nur darüber; in irgendeiner Weise versuchen sie tatsächlich, sich umzubringen. Einige wenige Kinder haben versucht, sich mit einem Kissen zu ersticken, oder sie setzten sich absichtlich mitten auf die Straße, damit sie ein Auto überfährt. Einige haben versucht, aus dem Fenster zu springen oder haben mit so viel Entschlossenheit ein Messer mit ins Bad genommen und sich eingeschlossen, daß ihre Eltern die Tür aufgebrochen haben, um ihre Kinder zu retten. Einige haben auch ihr Testament gemacht.

Selbstmord nach Jahreszeit

Ich beobachte immer wieder, daß es Kinder gibt, die auf Pollen oder Schimmelpilze allergisch sind und als Reaktion auf eine solche Exposition depressiv werden, statt beispielsweise Heuschnupfen oder Asthma zu bekommen. Einige Eltern haben auch schon beobachtet, daß ihre Kinder immer zu einer bestimmten Jahreszeit Selbstmordgedanken haben. Einige dieser Kinder benehmen sich im Frühjahr oder Sommer so, wenn Baum- oder Gräserpollen durch die Luft schwirren oder im Herbst, wenn die Unkrautpollen fliegen. Andere wiederum benehmen sich so an trüben, regnerischen Tagen, wenn die Luftbelastung mit Schimmelpilzsporen im und außer Haus besonders hoch ist.

Die Krankengeschichte dieser Betroffenen beginnt nur selten kurz vor ihrem ersten Besuch in unserer Praxis. Ähnlich wie die anderen Kinder in diesem Buch gibt es häufig schon in sehr früher Kindheit Hinweise auf eine versteckte Allergie, manchmal gehört auch schon Niedergeschlagenheit zu diesen ersten Anzeichen.

Depressionen im Mai – ein Vater und sein Sohn

Den offensichtlichsten Hinweis darauf, daß Selbstmord und Allergien zusammenhängen und daß beides gehäuft in bestimmten Familien vorkommt, gab die Geschichte eines Jungen namens Bruce. Wir haben ihn das erste Mal in unserer Praxis gesehen, als er zwölf war. Seine Familie lebte in Süd-Pennsylvania.

Bevor er zu uns kam, hatte seine Mutter schon bemerkt, daß er jedes Jahr Anfang Mai sehr wütend und zornig wurde. Dann schlurfte er nur noch, hörte auf zu lächeln und bekam Kopfschmerzen. Auch im Mai 1988 war dies wieder der Fall.

Er beklagte sich über Kopfschmerzen, benahm sich depressiv, und sein Verhalten wurde einfach katastrophal, besonders wenn er draußen war. Manchmal benahm er sich einfach seltsam, trotzig, wütend und machte einen schier „weggetretenen" Eindruck. Sein Benehmen und seine geringe Aufmerksamkeit machten ihm dann in der Schule schwere Probleme.

Im Mai 1989 sagte er plötzlich: „Dies ist das schlimmste Jahr in meinem ganzen Leben" und „Ich wünschte, ich wäre tot". Er sagte „Ich hoffe, ich werde nicht wieder aufwachen." Gerade eine Woche vorher hatte ich seine Mutter angerufen, um mich nach ihm zu erkundigen, weil ich ja vom Vorjahr her seine Mai-Depressionen kannte.

Sie versicherte mir aber, daß es ihm gutging und daß er nicht die Spur einer Depression zeigte. Eine Woche später rief sie mich an, um mir zu sagen, daß er nun doch wieder sehr depressiv war. Nach der Provokations-/Neutralisationstestung auf Gras- und Baumpollen war er wieder genauso fröhlich wie ansonsten den Rest des Jahres.

Der Vater von Bruce

Als Kind weigerte sich Bruces Vater, angezogen zu bleiben. Er zerbrach all seine Spielzeuge, konnte nicht still sitzen und sich nicht konzentrieren. Er hatte drastische Stimmungsschwankungen und wurde manchmal gewalttätig. Er raufte sich mit jedem. Bruces Vater hatte eine lange Geschichte von Stimmungsproblemen und mißhandelte sowohl seine Frau als auch seinen Sohn, besonders im Mai. Dies geschah Jahr für Jahr, und obwohl seine Frau dieses ständig wiederkehrende Verhaltensmuster erkannte, wußte sie doch nicht, warum dies so war. Bruces Vater haßte Milch, hatte aber einen Heißhunger auf Käse und Eis. Dies legt eine Überempfindlichkeit auf Milchprodukte nahe. Genauso liebte er Bier und Fast food. Mit achtzehn hatte er versucht, sich umzubringen. In einem Mai, als er nur 45 Jahre alt war, gelang es ihm dann auch. Vor der Tragödie hatte er Unmengen von Milchprodukten und Bier in sich hineingeschlungen.

Bruce als Kleinkind

Bruces Geschichte legte nahe, daß es viele allergische Verwandte sowohl väterlicher- als auch mütterlicherseits gab. Seine Probleme begannen nicht mit zwölf, als er zu uns kam. Als er noch nicht geboren war, bemerkte seine Mutter schon, daß er mehr trat und häufiger Schluckauf hatte als normal. Später, als Säugling, ließ er nie richtig mit sich schmusen und seine Mutter beschrieb ihn als „ständig auf dem Absprung".

Als er dreieinhalb war, hatte er schwere Verhaltensstörungen. Während seiner ersten Sitzung bei einer Psychologin trat er ihr gegen das Bein und weigerte sich, mit ihr zusammenzuarbeiten. Seine Mutter wurde daraufhin ermahnt, ihn besser zu disziplinieren.

Bruce als Sechs- bis Zwölfjähriger

Als er sechs war, brachte sich sein Vater um. Kurz nach dessen Tod befand man Bruce als knapp an der Grenze zur geistigen Behinderung und bescheinigte ihm in einem Test einen Intelligenzquotienten von 80. Vier Jahre später korrigierte man dieses Ergebnis auf 140, und mit zwölf hatte er 110 bis 120.

Als Bruce sieben war, bekam er Ritalin verschrieben, weil er so extrem hyperaktiv war. Als er es jedoch nahm, konnte er einfach nicht schlafen. Er durchwachte alle Nächte, verlor Gewicht und benahm sich wie ein Zombie.

Das Medikament mußte wieder abgesetzt werden. Damals waren seine Schulleistungen so schlecht, daß ihn seine Lehrer durchfallen lassen wollten. Obwohl er intelligent schien, gab es doch Zeiten, in denen er noch nicht einmal einen Satz zu Ende bringen konnte. Im Alter von neun Jahren hatte er häufige Kopfschmerzen und sagte „Ich will mich umbringen, so wie mein Vater."

Im Alter zwischen sieben und zehn Jahren trank er Unmengen Milch, und seine Hyperaktivität und seine Verhaltensstörungen waren die Hauptprobleme. Er klagte auch über Schmerzen in den Beinen, die so typisch für Kinder sind, die eine Allergie auf Milch haben. Seiner Mutter wurde gesagt, daß sowohl sie als auch ihr Sohn „unangepaßt und verrückt" seien. Die Ärzte machten seine Mutter dafür verantwortlich, weil er sich einfach nicht benehmen konnte.

Mit neun wurde noch einmal versucht, sein Verhalten zu ändern, weil er zu aktiv war und ständig redete. Mit zehn fiel er von der Schule und wurde von verschiedenen Experten für „geistig zurückgeblieben, behindert, lerngestört und gefährlich" befunden. Auch wurde bei ihm die Diagnose eines ADD, einer „Aufmerksamkeitsstörung" gestellt. Seiner Mutter wurde gesagt, er sei verdorben, und sie solle „härter durchgreifen" und „etwas Verstand in das Monster hineinprügeln". Ein Psychologe begutachtete ihn.

Er befand, daß Bruce unreif war, es ihm an Selbstvertrauen mangele und er eine schlechte Selbstkontrolle habe. Seine Mutter wurde gedrängt, es nochmal mit Ritalin zu versuchen, um seine Hyperaktivität zu kontrollieren.

Mit elf wurde alles noch schlimmer. Er fiel in der Schule in jeder erdenklichen Hinsicht durch. Er hatte ein unsägliches Verhaltensproblem, einen Ruf als Schläger und konnte einfach nicht still sitzen. Obwohl Bruce in der fünften Klasse war, konnte er nur wie ein Zweitkläßler lesen.

Als er zwölf war, war Bruce zappelig, reizbar, benahm sich plump, feindselig und war kreuzunglücklich. Es war nicht ungewöhnlich für ihn, auf den Tisch zu schlagen, mit den Füßen zu stampfen und gegen Türen zu treten. Er klagte über häufige Blähungen, Aufstoßen und Durchfall. Nach einem Allergietest stellten wir fest, daß seine Magen-Darm-Beschwerden verschwanden, wenn er völlig auf Milch verzichtete.

Bruces Mutter hat die Wahl

Im Frühjahr 1988 wies man Bruces Mutter wieder an, mit Ritalin weiterzumachen, nachdem Bruce zwei Wochen lang in einer staatlichen Klinik untersucht worden war. Er verlor völlig die Kontrolle und benahm sich höchst inakzeptabel, kurz nachdem er vor einem dieser psychologischen Tests zwei Gläser Orangengetränk bekommen hatte. Nur seine Mutter bemerkte die Ursache-Wirkungs-Beziehung.

Ein Arzt prophezeite ihr, daß ihr Sohn mit 50prozentiger Wahrscheinlichkeit mit zwanzig ein Drogenabhängiger, Krimineller oder ein Alkoholiker sein würde. Der Klinikchef versicherte ihr, daß Nahrungsmittel wie etwa Lebensmittelfarben oder Zucker keine Verhaltensprobleme auslösen könnten.

Zu dieser Zeit sah seine Mutter zufällig eine Talkshow im Fernsehen, zu der ich eingeladen war und in der die Beziehung zwischen Nahrungsmitteln und der Krankheit von Kindern dargestellt wurde. Sie beschloß, lieber Milch und Milchprodukte aus Bruces Speiseplan zu streichen, als es noch einmal mit Ritalin zu versuchen. Innerhalb eines Tages ging es Bruce besser.

Nach zwei Tagen war die Veränderung so dramatisch, daß seine Lehrerin anrief. Sie sagte, daß seine Handschrift auf einmal akzeptabel geworden sei, und daß er nunmehr sehr kooperativ sei. Er war so nett, aufmerksam und ruhig, daß seine Lehrerin dachte, er sei krank, oder er nähme irgendein neues Medikament gegen seine Verhaltensstörungen. Sein Conner'scher Hyperaktivitäts-Wert fiel in der ersten Woche von einem abnormal hohen Wert von 28 auf ein Normalmaß von 3. Er konnte „das erste Mal in seinem Leben" ruhig sitzen.

Seine Mutter war völlig perplex. In den nächsten Wochen hörte er in der Schule auch damit auf, irgendwelche Antworten herauszuposaunen. Seine Lehrerin sagte „Ich kann gar nicht genug gute Dinge über die Veränderungen berichten, die ich bei Bruce beobachtet habe."

Bruces Mutter findet Antworten

Als seine Mutter auch andere Nahrungsmittel testete, fand sie heraus, daß besonders Milch, Äpfel und Eier dazu führten, daß er sich wie ein Berserker benahm. Er begann dann auch immer, ohne Punkt und Komma zu reden und wurde hyperaktiv und reizbar.

Seine Stimme wurde einen Kieks höher, wenn er Milch trank. Innerhalb einer Stunde, nachdem er Milch getrunken hatte, konnte er nicht mehr buchstabieren.

Er wiederholte immer wieder weinerlich „Nein", schüttelte seine Hände und schlug auf den Tisch. Er warf sich gegen einen Stuhl, warf mit seinem Stift und sagte, er sei dumm. Seine Augen wurden glasig. Sein Kopf fiel auf seine Schultern, und wenn man ihn bat, sich hinzusetzen, ballte er seine Fäuste nur umso fester – fertig für den Kampf.

Sechs Wochen später sagte seine Mutter, er würde seine gesamte Umwelt in Erstaunen versetzen. Bruce selbst sagte, er sei glücklich und erleichtert, weil ihm das erste Mal klargeworden war, daß er nicht irre oder dumm war. Sein Auftreten war viel netter. Seine Noten verwandelten sich alle in Einser und Zweier. Er blieb weiterhin sehr kooperativ.

Innerhalb weniger Monate nach der Allergiebehandlung gewann Bruce einen Wissenschaftspreis in seiner Schule. Seine Noten und sein Verhalten verbesserten sich dramatisch.

Seine Sprach- und Verständnistests zeigten, daß er sich innerhalb von nur einem Jahr um zwei Schuljahre gesteigert hatte. Er machte seine Schulaufgaben in der Hälfte der sonst üblichen Zeit und löste sie trotzdem gut. Ein Jahr später sagte seine Mutter, daß sie eine wunderschöne Zeit zusammen hatten, wogegen sie es früher nicht ertragen hatte, ihn überhaupt um sich zu haben.

Bruce war Teil einer Pilotstudie, in der wir die Veränderungen im Gehirn und im Blut von Kindern beobachten wollten, die auf Nahrungsmittel reagieren. Seine Gehirnstrommessungen zeigten nur eine minimale Veränderung in einem bestimmten Gehirnbereich, während er auf rote Gelatine reagierte.

Sein Bluttest zeigte, daß seine Serotonin-Werte stetig anstiegen, wenn er Lebensmittelfarbstoffe zu sich nahm. Serotonin stellt der Körper aus einer anderen Substanz, dem Tryptophan, her.

Serotonin wird von bestimmten Blutbestandteilen ausgeschüttet und verursacht eine Verengung der Blutgefäße. Dies könnte teilweise erklären, warum Bruces Beinmuskeln immer während und nach dem Test so verkrampft waren und schmerzten.

Wir untersuchten sein Blut auch auf dreißig verschiedene Aminosäuren. Dreizehn von ihnen waren unnatürlich erhöht, bevor wir ihn auf Lebensmittelfarbstoffe testeten. Während der Reaktion waren dann 22 erhöht, und nach der Behandlung waren es nur noch sieben.

Diese Veränderungen bei bestimmten Aminosäuren weisen auf außergewöhnlichen Streß hin. Genauso zeigten sich Veränderungen bei Substanzen, die die Reizübertragung im Gehirn beeinflussen.

Ein Mädchen mit Frühjahrsdepressionen – Lalena

Lalena war erst sechs Jahre alt, als ihre Mutter mit ihr zu uns aus Michigan angereist kam. Lalenas Lehrer bemerkten, daß sie jedes Jahr zur Pollenflugsaison sehr depressiv schien. Sie benahm sich dann für zwei bis drei Wochen so, und dann ging es ihr wieder gut.

Lalena hatte viele andere Symptome, die zu einer Allergie paßten, beispielsweise das ganze Jahr verschwollene Nasenschleimhäute, juckende und verschwollene, rote Augen, dunkle Ringe um die Augen, heftigen Husten und Keuchen während des Herbstes und des Winters, ständige Infektionen, Ekzeme, Bauchschmerzen, Reizbarkeit.

Sie weinte leicht, und sie hatte auch Verhaltensprobleme. Ihre sehr belesene und gut informierte Mutter brachte sie vor allem wegen ihrer besonderen Traurigkeit und Verzagtheit zu uns.

Mit acht, als wir sie noch einmal auf Baumpollen testeten, baten wir sie, ihren Namen zu schreiben und zu malen.

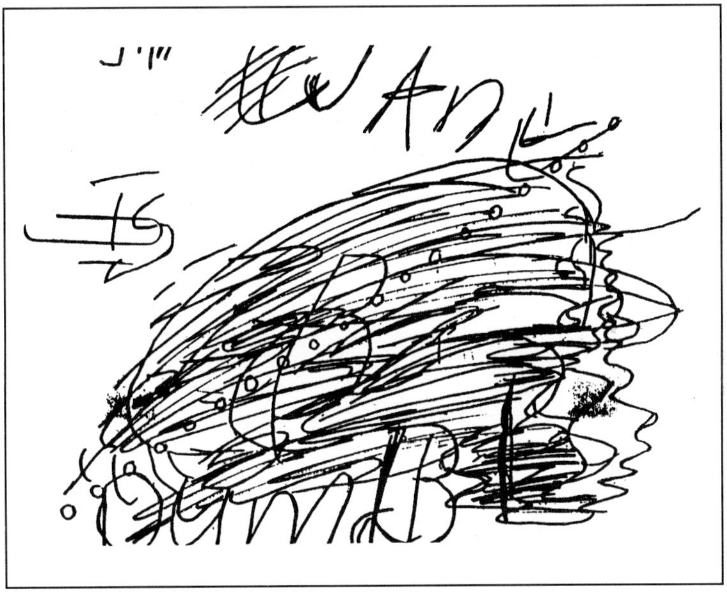

So malte Lalena während des Testes auf Baumpollen – sie schrie und weinte dabei.

Auf das erste Bild schrieb sie noch „Jan ist doof." Jan war damals die Schwester, die sie auf ihre Allergien testete. An den Bildern kann man leicht erkennen, wieviel besser sie sich nach der Neutralisationsbehandlung fühlte.

Auch im nächsten Jahr um die gleiche Zeit benahm sie sich wieder mürrisch, melancholisch und depressiv. Die Dosis, die für ihre Neutralisationsbehandlung nötig war, hatte sich geändert. Nachdem wir sie

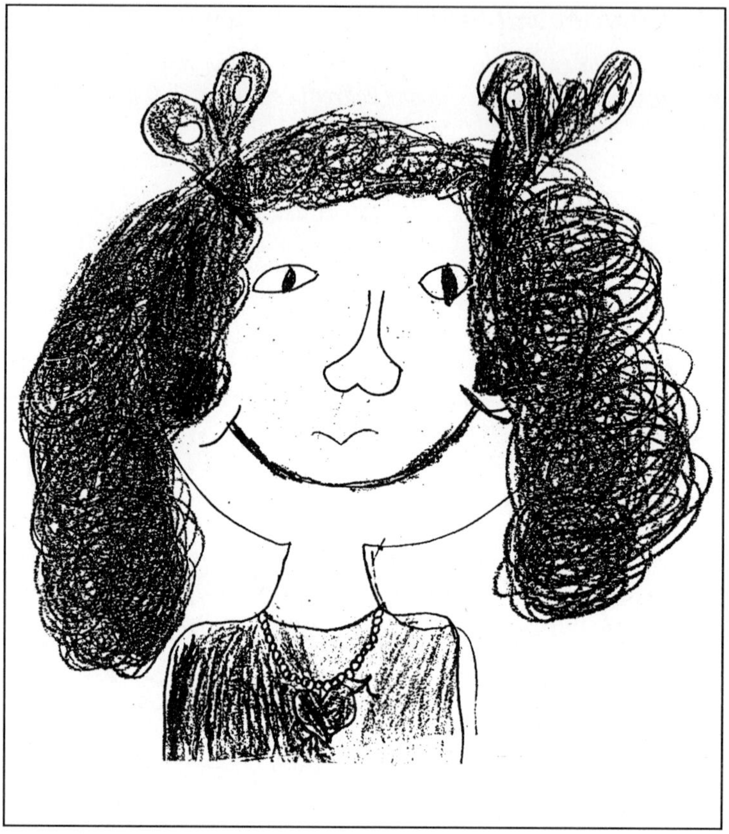

Diese Zeichnungen stammen auch von ihr – sie malte sie zehn Minuten, nachdem sie die richtige Neutralisationsdosis bekam.

Dasselbe Bild auch bei ihrer Handschrift: Während des Tests ...

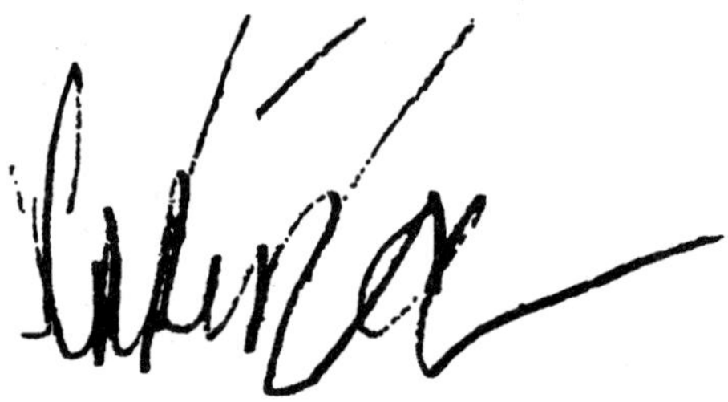

...und zehn Minuten nach der Neutralisationsbehandlung.

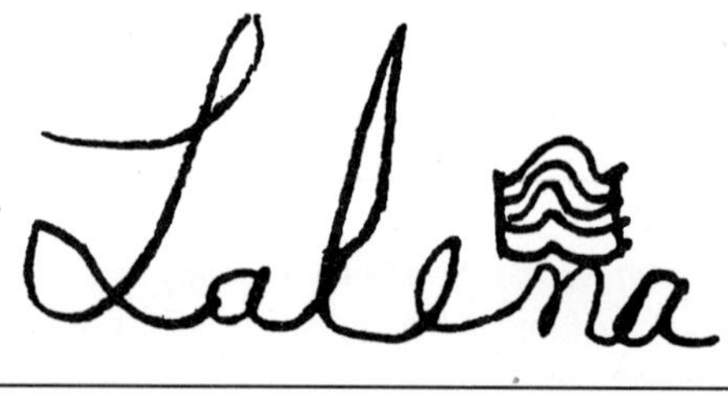

noch einmal auf Baumpollen getestet hatten und die Dosierung angepaßt hatten, ging es ihr auch wieder gut. Seitdem versuchen wir, sie vor jeder Pollenflugsaison erneut zu testen, und es geht ihr seitdem sehr gut.

Auch Allergie-Hauttests auf Schimmelpilzsporen verursachten bei Lalena immer wieder Persönlichkeitsveränderungen. Während des Tests veränderte sich ihre Handschrift. Sie weinte, wurde aufgeregt und weigerte sich dann, überhaupt zu schreiben oder zu malen. Ihre Stimmung war explosiv. Als wir ihr eine Verdünnung des Allergenextraktes gaben, die schon dicht bei ihrer neutralisierenden Dosis lag, ging es ihr merklich besser. Langsam ließ ihr Zorn nach, sie hörte auf zu weinen, und ihre Hände schmerzten nicht mehr so.

Es wird allgemein anerkannt, daß Schimmelpilze etwas mit Gelenkschmerzen zu tun haben. Es ist weithin bekannt, daß es Menschen mit chronischen Gelenkentzündungen an Regentagen schlechter geht und daß sie trübes Wetter voraussagen können. Vielleicht weist Lalenas Schreibunfähigkeit aufgrund ihrer Schmerzen schon auf Schwierigkeiten hin, die sie sonst in Zukunft mit ihren Gelenken haben könnte. Kann man vielleicht sogar Arthritis mit einer Allergiebehandlung auf Schimmelpilze oder andere Allergene verhindern?

Wir wissen es einfach nicht. Aber einige Veröffentlichungen legen nahe, daß eine bestimmte Ernährungsumstellung einigen Menschen mit Arthritis hilft. Ich mache mir große Sorgen um jedes der Kinder, die ich gerade vorgestellt habe und die vielen anderen, die ähnliche Probleme haben. Ihre Depressionen sind beängstigend, und selbst die älteren Kinder haben meist nicht genügend geistige Reife, um zu erkennen, was alles passieren könnte.

Wenn Allergien ein Teil der Probleme dieser Kinder sind, dann müssen sie und ihre Eltern akzeptieren, daß sie sich an eine bestimmte Ernährung halten müssen, ihr Zuhause umweltmedizinisch so günstig wie möglich gestalten, den Kontakt mit Chemikalien vermeiden und auch ihre Allergenextrakt-Therapie genau befolgen müssen. Manchmal ist dies nur für ein oder zwei Jahre nötig. Manchmal aber brauchen einige Kinder diese ganzheitliche Behandlung für immer.

Eine fast fatale Therapieunterbrechung – Tom

Tom Teenager ging exzellent. Doch dann beschloß er, seine Rotationskost nicht mehr genau einzuhalten und sich auch nicht mehr darum zu scheren, seine Allergenextrakte einzunehmen. Er meinte, er sei erwachsen und bräuchte keine Behandlung mehr.

Zur gleichen Zeit ging er auch nicht mehr zum Psychiater und nahm auch das Medikament nicht mehr, das der ihm verschrieben hatte. Nach drei Monaten wurde er wieder depressiv und nahm eine Überdosis Schlaftabletten, aber glücklicherweise gelang ihm dieser Selbstmordversuch nicht.

Heute hat er wieder seine alte glückliche und positive Lebenseinstellung. Dies stellte sich aber erst wieder ein, nachdem dieser Teenager seine frühere ganzheitliche Allergiebehandlung wiederaufgenommen hatte. Er weigerte sich jedoch, wieder das Medikament zu nehmen, das ihm der Psychiater verschrieben hatte.

Als wir ihn erneut auf seine Allergien hin testeten, wurde es offensichtlich, daß die Konzentration seiner Allergenextrakte völlig neu bestimmt werden mußte. Möglicherweise hat dies schon allein dazu geführt, daß er die Behandlung auf eigene Faust abbrach, was dann zum Selbstmordversuch führte.

Wenn das Allergenextrakt von Kindern neu eingestellt werden muß, werden sie häufig zuvor wieder übellaunig und ablehnend. Sie beginnen, sich wieder so zu benehmen, wie es vor der Behandlung der Fall war.

Ihre Heißhungerattacken auf Nahrungsmittel kehren zurück, und sie langen dann genau bei den Dingen wieder richtig zu, von denen sie eigentlich genau wissen, daß sie ihnen Probleme machen. Sie leugnen aber mit aller Inbrunst, daß sie sich anders fühlen oder anders benehmen als normal und bestehen darauf, daß sie keine weiteren Allergietests oder eine neue Behandlung brauchen. Als Ergebnis können ihre Probleme in einer neuen Krisensituation enden und selbst achtsame Eltern sind manchmal machtlos und können dies nicht verhindern.

Obwohl Toms Probleme nicht allein auf Allergien zurückzuführen waren, fühlt er sich heute dennoch wohl und benimmt sich auch normal, solange seine Allergien gut unter Kontrolle sind. Eine lange psychotherapeutische und medikamentöse Behandlung konnte seine Depressionen nicht lösen, als er ein Kind war. Sein Leben erfuhr keine Wandlung bis zu dem Zeitpunkt, an dem seine Allergien schließlich erkannt und behandelt wurden, als er zwölf war.

Ältere Teenager stellen eine ganz besondere Herausforderung dar. Sie wollen alles allein entscheiden, aber sie sind eigentlich noch gar nicht in der Lage, die volle Verantwortung für ihr Tun zu übernehmen. In diesem Alter können die Eltern ihre Kinder nicht zwingen, die richtigen Lebensmittel zu essen, bestimmte Gerüche oder den Kontakt mit Chemikalien zu vermeiden, und sie können die Kinder auch nicht anweisen, immer ihr Allergenextrakt richtig einzunehmen.

Soweit ich weiß, gibt es keine guten wissenschaftlichen Untersuchungen, die darauf hinweisen, daß Allergien ein möglicher Grund für Selbstmorde bei Jugendlichen oder Erwachsenen sind. Ich bin mir aber dennoch sehr sicher, daß einige der zaghaften Selbstmordversuche von Kindern gräßliche Wahrheit werden, sobald sie älter werden.

Die Ärzte Dr. Albert Rowe, Herbert Rinkel und Theron Randolph beziehen sich in ihren Schriften genau auf diesen Sachverhalt. Dr. Theron Randolphs Buch „An Alternative Approach to Allergies" beschreibt sehr präzise die Fälle von selbstmordgefährdeten Erwachsenen, die in bemerkenswerter Weise denen der hier vorgestellten Kinder ähnelten. Wenn man die neueren ganzheitlicheren Methoden benutzt, um Allergien und Überempfindlichkeiten auf Chemikalien aufzuspüren und zu behandeln, dann kann es keinen Zweifel daran geben, daß so wertvolles Leben gerettet werden könnte.

Auf jeden Fall müssen schwer depressive, allergische Kinder, die einmal selbstmordgefährdete Erwachsene werden könnten, psychotherapeutische Hilfe bekommen. Zusätzlich kann man aber nur hoffen, daß sie ihren Weg in die Praxis eines klinischen Ökologen finden werden, der ihre eigentlichen Probleme erkennen und ihnen wirksamere Behandlungsmethoden anbieten kann.

Eine Methode, die dazu geeignet scheint, akute psychotische Anfälle aufgrund von Allergien zu diagnostizieren und sie zu behandeln, publizierte Dr. Randolph in den späten fünfziger Jahren: Wenn man diesen Patienten Natriumbikarbonat (also Backpulver) intravenös verabreicht, geht es einigen von ihnen deutlich besser. Innerhalb von zehn bis dreißig Minuten später werden viele dieser Patienten wieder völlig normal, besonders wenn ein Nahrungsmittel der Grund für ihr abartiges, irrationales oder psychotisches Verhalten ist. Es könnte für einen Arzt ganz besonders lohnenswert sein, dies zu versuchen, wenn ein schwer gestörter Patient allergisch aussieht, Heuschnupfen oder Asthma hat oder Verwandte von ihm an typischen Allergien leiden.

Wenn das Bikarbonat hilft, legt dies nahe, daß der Vorfall auf etwas zurückgeht, das der Patient einige Minuten bis zu einer Stunde zuvor gegessen hatte. Wenn ein Geruch oder eine Überempfindlichkeit auf Chemikalien solche psychotischen Anfälle hervorrief, kann auch das Einatmen von reinem Sauerstoff dazu beitragen, entweder ein seltsames Verhalten oder auch physische Beschwerden zu lindern. Man muß sich wirklich fragen, warum diese einfachen und sicheren diagnostischen und therapeutischen Methoden nicht standardmäßig in den Notfallambulanzen angewendet werden.

Kliniker oder wissenschaftlich orientierte Psychiater, Neurologen, Allergologen, Kinderärzte oder Verhaltensforscher brauchen bloß die Möglichkeit in Betracht zu ziehen, daß Staub, Pollen, Schimmelpilze, Nahrungsmittel, Gerüche und Hormonschwankungen Depressionen und Selbstmordversuche auslösen können, um dann dem Leben einiger Kinder und auch Erwachsenen eine völlig neue Richtung zu geben.

Ich glaube fest daran, daß viele allergische Kinder und junge Erwachsene die Hilfe eines Psychotherapeuten brauchen – genauso wie die Erkennung und Behandlung ihrer Allergien. Die meisten müssen sich jahrelang damit herumschlagen, ein stark eingeschränktes Leben zu führen, sich nicht wohl zu fühlen und abgelehnt zu werden. Diese Kinder und ganz besonders diese Teenager haben häufig ein zu geringes Selbstwertgefühl und wissen nicht, was sie wirklich wert sind und was sie können.

Man kommt nicht umhin zu fragen, warum die Ärzteschaft noch immer nicht zuhört. Dr. Albert Rowe schrieb schon vor über fünfzig Jahren über derartige Persönlichkeitsveränderungen und Depressionen aufgrund von Allergien. Dr. Theron Randolph schrieb viel vor vierzig Jahren darüber und veröffentlichte exzellente Studien, die seine Beobachtungen belegten.

Einmal zeigte ich einem Professor einen Film von einer Frau, die während eines Allergietests mit geradezu unglaublichen Persönlichkeitsveränderungen reagierte. Nachdem wir ihr einen winzigen Tropfen des Allergenextraktes in den Oberarm gespritzt hatten, schwollen ihre Lippen und Augen zu, sie schwankte vor und zurück, und dann zog sie sich in sich zurück, ließ sich nicht mehr anfassen und schrie fürchterlich. Während dieser Reaktion kringelte sie sich wie ein Fötus zusammen, ihre Sprache reduzierte sich auf die eines kleinen Mädchens, und sie fragte nach ihrer „Mami".

Es war offensichtlich, daß sie nicht klar oder schnell denken konnte. Als wir ihr die neutralisierende Dosis gespritzt hatten, wurde sie wieder normal, und die Schwellungen verschwanden langsam. Nachdem ich diesen herzzerreißenden Film gezeigt hatte, war die einzige Frage des Mediziners die nach dem Fabrikat und der Typenbezeichnung des Filmprojektors.

Auch Tests mit Östrogenen können ähnliche deutliche Persönlichkeitsveränderungen hervorrufen. Bei dieser Frau hatten wir während eines Provokations-/Neutralisationstests auf Progesteron mit einer Gehirnstrommessung deutliche Veränderungen nachweisen können. Auch die Endorphinproduktion war verändert.

Das Prämenstruelle Syndrom (PMS)

In diesem Zusammenhang soll nicht unerwähnt bleiben, daß viele Frauen während ihrer Monatsblutung und des vorangehenden prämenstruellen Syndroms wirklich unnötig leiden. Zur Zeit ihrer Monatsblutung können sie über alle Maßen depressiv werden, sind ständig müde, haben Weinkrämpfe, starren ins Leere und werden reizbar, zurückgezogen und lassen sich nicht mehr berühren. Ihr Verhalten reicht von hyperaktiv bis zu extremer Depression und Apathie oder manchmal bis zur Grenze der Hysterie.

In seinem Buch „Relief at Last" beschreibt Dr. Joseph Miller, wie ein Tropfen einer schwachen Verdünnung mit Progesteron beispielsweise manchmal eine enorme Erleichterung bringen kann. Frauen, die völlig neben sich stehen, höchst berührungsempfindlich werden und nicht einmal das Bett verlassen können, weil sie so an Krämpfen und Blutungen leiden, fühlen sich nach einer solchen Mini-Neutralisation häufig deutlich besser.

Das Verrückte an dieser Situation ist, daß sich die meisten Mediziner für diese Methoden einfach nicht interessieren oder sie sie überhaupt in Betracht ziehen. Die derzeitige Haltung der Fachwelt ist die des totalen Desinteresses. Der Mediziner, der persönlich die dramatischen Veränderungen bei Patienten beobachten möchte, die ich beschrieben habe, ist die absolute Ausnahme. Vielleicht ist es so, daß sie nicht erklären müssen, was sie nicht sehen. Die Haltung entspricht der der totalen Verweigerung, selbst wenn es offensichtlich ist, daß es einigen ihrer ganz besonders schwierigen Patienten auf einmal deutlich bessergeht.

Viele klinische Ökologen haben wirklich dramatische Filme von Patienten auf Konferenzen vorgestellt, die deren Reaktionen vor, während und nach einer Allergietestung zeigten. Sie haben immer wieder belegt, wie ein Tropfen eines Allergenextraktes oder ein problematisches Nahrungsmittel die Schrift, die Art zu malen, die Gehirnströme und verschiedene immunologische Parameter im Blut beeinflussen können, was sich dann auch während eines Allergietests reproduzieren läßt. Es ist einfach unbegreiflich, daß die Haltung dieser totalen Ablehnung trotzdem bestehenbleibt, auch wenn es so vielen Patienten durch diese Behandlung bessergeht. Ist etwas damit zu gewinnen, daß man die Belegung der psychiatrischen Kliniken auf einem hohen Niveau erhält? Ist eine einfache, billige zweiwöchige Allergie-Diät zu umständlich, als daß man sie einmal ausprobieren könnte? Wenn das Blut des Patienten schon untersucht wird, warum kann man dann nicht auch Bikarbonat spritzen und versuchen, ob man damit das möglicherweise nahrungsmittelbedingte psychotische Verhalten eines Patienten lindern kann?

Es ist sehr enttäuschend, daß die Versicherungsgesellschaften nicht aktiv diese Art der Behandlung von chronisch kranken Patienten vorantreiben. Diese neuen Methoden könnten das Leben von so vielen Menschen verändern. Zusätzlich könnten so viele Kosten für Notfallbehandlungen, Krankenhausaufenthalte, endlose Sitzungen bei verschiedenen medizinischen Spezialisten und intensive Diagnostik vermieden werden.

Man muß sich auch fragen, warum die Regierung nicht den Weg ebnet, der dazu führen könnte, diese neuen Methoden allen zugänglich zu machen. Die sehr ökologisch orientierte und offene kanadische Regierung hat eine enorme Menge Zeit und Geld darin investiert, diese Methoden bewerten zu lassen und stellt gigantische Summen zu ihrer weiteren Erforschung zur Verfügung. Kanada ist auch das einzige Land, daß „saubere" Klassenzimmer in den Schulen hat, die frei von allen herkömmlichen Allergenen und Chemikalien sind. Vielleicht liegt die Antwort im kanadischen Sozialsystem. Wegen der staatlichen Krankenversorgung kann die Regierung viel dadurch gewinnen, daß der Grund für die Krankheit der Bürger erkannt und beseitigt werden kann.

Hefepilze – ein Teil des Problems

Was sind Hefen?

Hefen sind mikroskopisch kleine, eiförmige Organismen, die den Brotteig schön locker machen. Hefen findet man sowohl außerhalb als auch innerhalb unseres Körpers. Diese Hefen nennt man in der Fachsprache Candida, ein älterer Begriff dafür lautet „Monilia". Hefen finden sich auch normalerweise auf unserer Haut, in unseren Ohren, auf den Nägeln. Sie können sich auch auf den Schleimhäuten gut vermehren. Dazu gehört der Mund, der Darm, die Genitalien oder der Anus.

Hefen, Schimmelpilze und andere Pilze gehören botanisch zusammen. Wir haben schon häufig festgestellt, daß Kinder, die sich an muffigen Orten einfach schlecht fühlen oder sich unmöglich aufführen, auch Probleme bekommen, wenn sie Brot oder hefehaltiges Gebäck essen. Sie haben zusätzlich zu ihrer Schimmelpilzallergie auch ein Hefeproblem. Die Überempfindlichkeit auf Hefen und Schimmelpilze scheint häufig zusammen aufzutreten.

In unserem Darm haben wir natürlicherweise viele Bakterien wie etwa die Milchsäurebakterien. Manchmal leben dort auch Hefen. Es scheint, als würden sie in friedlicher Koexistenz leben, solange wir dieses natürliche Gleichgewicht nicht durcheinander bringen. Dies geschieht, wenn wir zuviel von einem bestimmten Nahrungsmittel essen oder Medikamente wie Antibiotika einnehmen. Jede Art von Ungleichgewicht in der normalen Darmflora kann uns krank machen.

Hefen können eine giftige Substanz ausscheiden, die dann über das Blut zu jedem Körperbereich wandern kann. Beispielsweise kann eine Scheidenpilzinfektion zu einer Entzündung im gesamten Scheidenbereich führen. Zusätzlich kann eine Hefepilzinfektion gerade Mädchen und junge Frauen depressiv und reizbar machen. Man nimmt an, daß die giftigen Substanzen der Hefen den Bereich des Gehirns beeinträchtigen, der für die Stimmungslage zuständig ist.

Die Hefepilzbesiedelung eines Körperbereiches und die Pilzgifte, die am ganzen Körper wirken können, scheinen eine ganze Reihe von Symptomen oder bei besonders empfindlichen Menschen sogar eine echte Krankheit hervorrufen zu können. Diese Krankheit nennt man im Englischen „Yeast-Related-Complex", was frei übersetzt „Der Hefepilz-Komplex" bedeutet. Dieser Begriff bezeichnet eine wahrscheinliche Überwucherung des Darmes oder eines anderen Körperteils mit Hefepilzen.

Pilzinfektionen – warum?

Wenn Kinder und Erwachsene immer wieder und für längere Zeit Antibiotika einnehmen, töten diese Medikamente die normale Darmflora wie etwa die Milchsäurebakterien ab. Antibiotika werden häufig verschrieben, um ständige Infektionskrankheiten oder Akne zu behandeln. Weil die Hefen durch Antibiotika aber nicht abgetötet werden, beginnen sie nun, rasant zu wachsen. Antibiotika reduzieren auch die Anzahl von normalen Darmbakterien, die wir brauchen, da sie Vitamin B_{12} und Folsäure produzieren.

Antibiotika verursachen ein Problem, das man mit einem Rasenteppich vergleichen könnte, auf dem zuviel Unkraut und zu wenig Gras wächst. Hier muß die normale Balance wiederhergestellt werden. Zunächst muß man das „Unkraut" – also die Hefepilze – reduzieren und dann das „Gras" – also die normalen Darmbakterien – wieder ansiedeln. Gegen die Hefepilze gibt es gleich eine ganze Reihe von Substanzen. Der gängigste Wirkstoff ist das „Nystatin". Dann muß man die Darmflora mit verschiedenen Bakterienarten wieder aufforsten.

Man nimmt auch an, daß eine Überwucherung des Darmes mit Hefepilzen das Immunsystem schwächen kann. So werden Kinder anfällig für Infektionskrankheiten. Eine Veränderung im normalen Gleichgewicht der Darmflora kann auch die natürliche Darmbarriere schwächen. Dann können mehr Pilzgifte durch die beschädigte Darmschleimhaut in das Blut gelangen und möglicherweise auch Symptome am Nervensystem hervorrufen.

Außer Antibiotika gibt es noch eine ganze Reihe anderer Gründe für eine mögliche Hefepilzinfektion. Dazu gehört:

- Eine Ernährung mit zuviel Süßem, Naschzeug, Keksen, Kuchen, Obst und Obstsäften. Jeder Amerikaner ißt pro Jahr im Durchschnitt 100 Pfund raffinierten Zucker.* Das entspricht pro Woche etwa zwei Pfund. Den meisten Zucker nehmen wir in versteckter Form zu uns, wie etwa in Ketchup, Erdnußbutter, gesüßten Flakes und Müsli, Fertigsuppen, Wurst und so weiter. Süße Nahrungsmittel wirken auf Hefen wie Dünger. Zusätzlich lähmt Zucker auch noch die Fähigkeit unserer weißen Blutzellen, uns zu schützen. Diese Beobachtung hat zu der Feststellung geführt, daß zuviel Zucker uns infektionsanfällig macht.
- Die Aufnahme von Süßstoffen die Aspartam enthalten.
- Eine Ernährung mit viel hefehaltigen und schimmeligen Nahrungsmitteln wie Käse und Brot. Auch Nüsse, Obst und Gemüse können manchmal mit Schimmel durchzogen sein, was zum Hefeproblem beiträgt.
- Eine schlechte Ernährung mit viel Fast-Food und wertlosen Nahrungsmitteln. Dies ist ein ganz wichtiger Faktor, der zur Überwucherung des Darmes mit Hefepilzen beiträgt. Deshalb scheinen auch Nahrungsergänzungsmittel für Menschen so hilfreich zu sein, die ein Hefepilzproblem haben.
- Die Verwendung von Kortison und anderen Steroiden.
- Die Verwendung der „Pille".
- Wiederholte Schwangerschaften.
- Diabetes.
- Behandlungen, die das Immunsystem unterdrücken wie etwa Chemotherapie oder Bestrahlung bei einer Krebstherapie.

* *Gemeint sind amerikanische Pfund. Ein US-Pfund entspricht 453,59 Gramm.*

- Alles, was das natürliche Immunsystem angreift oder schwächt. Dazu gehören verschiedenste Innenraum- und Außenluftschadstoffe und Umweltgifte.
- Andere Faktoren wie Streß, zuviel Magensäure und so weiter.

Symptome einer Pilzinfektion

Eine Hefepilzinfektion des Darmes kann eine ganze Reihe von höchst unterschiedlichen Beschwerden auslösen. Natürlich gibt es auch immer andere Ursachen für diese Symptome, aber man sollte eine Pilzinfektion in Betracht ziehen, wenn eine gründliche medizinische Untersuchung kein anderes Ergebnis gebracht hat. Ärzte, die sich mit dem Pilzproblem beschäftigen, halten eine Hefepilzinfektion nur für die Spitze eines Eisberges. Wir müssen noch viel mehr über die Beziehung zwischen Hefen, Allergien, Immunsystem, Infektionen und dem Hormonsystem wissen.

Eine Hefepilzinfektion kann folgende typische Symptome auslösen.

Bei Säuglingen:

- Windeldermatitis, die in den Hautfalten besonders schlimm ist. Die Entzündung hat eine tiefrote Farbe und es zeigen sich häufig viele kleine weiße Sprenkel an den Begrenzungen zur gesunden Haut.
- Soor oder weiße Flecken auf dem Gaumen und den Innenseiten der Wangen.
- Eine weiß überzogene Zunge.
- Der Drang des Babys, sich ständig an den Genitalien zu berühren.

Bei Kindern:

- Eine dick belegte oder fleckige weiße Zunge.
- Ein roter Ring um den Anus oder im gesamten Anusbereich.
- Ein starker Juckreiz im Genitalbereich, der dazu führt, daß sich die Kinder häufig anfassen. Kleine Kinder können manchmal noch nicht ausdrücken, daß es sie juckt.
- Ein ständiger abstoßender Geruch in den Haaren oder an den Füßen.
- Ein aufgeblähter Bauch und Bauchbeschwerden.

Bei Jugendlichen und Erwachsenen:

- Eine besonders starke Rötung der Vagina oder ein Juckreiz, besonders vor der Monatsblutung oder nachdem man Süßes gegessen hat.
- Beckenschmerzen.
- Eine brennende oder weißbelegte Zunge.
- Verdauungsbeschwerden wie Blähungen usw.
- Eine juckende Haut ohne Ausschlag.
- Niedergeschlagenheit, Müdigkeit und Reizbarkeit.
- Ein ganz bestimmter Geruch oder Schweiß an Füßen und Haaren.

Wenn besonders hefeempfindliche Frauen jemanden anfassen, der ein Hefepilzproblem hat, können einige von ihnen allein dadurch regelrecht fast in Ohnmacht fallen oder ein starkes Jucken auf der Haut verspüren.

So bieten Sie den Pilzen Paroli

Töten Sie die Pilze ab

Keine Angst: Wenn Sie ein Hefepilzproblem haben, können Sie es in den Griff bekommen. Die Behandlung sieht zunächst eine Reduktion der überwuchernden Hefen im Darm vor. Dazu gibt es verschiedene Medikamente. Die bekannteste Wirksubstanz in Deutschland ist „Nystatin“, daneben gibt es auch noch das „Amphotericin B“ und das „Natamycin“. Dies sind die Wirkstoffnamen, das Medikament selbst, das Sie dann in der Apotheke bekommen, kann einen anderen Namen haben. Trotzdem finden Sie den Substanznamen auch auf der Packung, nur kleingedruckter.

Es ist wichtig, daß Sie das Medikament immer sowohl als Tablette als auch als Flüssigkeit bekommen. Von den Tabletten nehmen Sie dreimal täglich nach den Mahlzeiten zwei Stück. Mit der Flüssigkeit spülen Sie sich den Mund und schlucken Sie anschließend in kleinen Portionen herunter. Am besten legen Sie sich dazu hin, damit die Flüssigkeit auch die Speiseröhre benetzen kann. Wenn Sie den Mund nicht mit der Flüssigkeit behandeln und nur die Tabletten schlucken, kommen die Pilze bald zurück, weil sie immer auch im Mund leben und von dort aus wieder beim Schlucken in den Darm gelangen können.

Nystatin gibt es von vielen verschiedenen Herstellern. Wenn Sie oder Ihr Kind überempfindlich auf Farbstoffe oder Milchzucker sind, sollten Sie vorher den Beipackzettel genau lesen. Die verschiedenen Anbieter mischen ihren Präparaten häufig derartige Substanzen bei. Wenn Sie keine für Sie passende Zubereitung des Medikamentes finden, können Sie sich auch eine Spezial-Rezeptur anfertigen lassen (Siehe Anhang).

Nystatin ist nicht schädlich, weil es der Körper nicht aufnehmen kann. Nur manchmal können große Mengen davon Durchfall, Magenbeschwerden, Übelkeit und Erbrechen hervorrufen.

Es gibt auch Medikamente gegen Pilze, die im Darm aufgenommen werden und über das Blut im ganzen Körper wirken. Diese sind verschreibungspflichtig und können auch Nebenwirkungen haben. Besonders bei Kindern muß man deshalb mit diesen Substanzen sehr, sehr vorsichtig sein. Ein Arzt muß dann mit regelmäßigen Bluttests untersuchen, ob beispielsweise die Leber nicht in Mitleidenschaft gezogen wird.

Für Scheidenpilzinfektionen gibt es Nystatin und andere Substanzen wie das Clotrimazol als Zäpfchen oder als Creme. Wenn ein Betroffener oder eine Betroffene Geschlechtsverkehr hat, muß auch immer der Partner mitbehandelt werden.

Wenn andere Hautstellen betroffen sind, gibt es diese Anti-Pilz-Substanzen auch in Form von Pudern oder Salben. Wenn das Problem allerdings sehr schlimm ist, sollten Sie zu einem Hautarzt gehen.

Nystatin ist in Deutschland nicht verschreibungspflichtig und Sie können es frei in der Apotheke kaufen. Dann kann eine solche Hefepilzbehandlung allerdings sehr teuer werden. Es ist besser, Sie gehen zu einem pilzkundigen Arzt, der Ihnen die Medikamente verschreibt. Er kann auch ausschließen, ob nicht andere Ursachen hinter Ihren Problemem oder denen Ihres Kindes stecken. Wenn Ihr Arzt es ablehnt Sie oder Ihr Kind auf Pilze zu untersuchen, kann Ihnen die Deutsche Candida Hilfe e.V. eine Therapeuten-Adresse aus Ihrem Postleitzahlenbereich nennen (siehe Anhang).

Eine Behandlung gegen Hefepilze scheint in einigen Fällen die Symptome der Patienten deutlich zu lindern und ein echtes Wohlbefinden bei diesen Betroffenen wiederherzustellen. Manchmal allerdings versagt auch die Therapie. Dies liegt dann meist an besonders widerstandsfähigen Pilzen, an einer ungenügenden Therapielänge – oder aber der falschen Diagnose.

Forsten Sie die Darmflora auf

Wenn die normale Anzahl von gutartigen Darmbakterien durch eine Antibiotikabehandlung oder durch Kortison reduziert ist, sollte ihre Anzahl wieder erhöht werden. Es gibt in Deutschland verschiedene Medikamente, die Milchsäurebakterien enthalten, und die sich dann im Darm vermehren können. Fragen Sie am besten Ihren Apotheker danach. Wichtig ist nur, eine ausreichende Bakterienmenge aufzunehmen. Viele Ärzte sagen, daß man täglich eins bis zehn Millionen Keime schlucken sollte. Wenn Sie allerdings zuviel davon nehmen, könnten Sie auch Durchfall bekommen.

Vorsicht ist bei einer Überempfindlichkeit auf Milch geboten. Dann achten Sie darauf, daß Sie ein milch- und milchzuckerfreies Präparat kaufen. Wenn Sie es vorziehen, die Milchsäurebakterien über regelmäßigen Joghurtkonsum aufzunehmen, achten Sie darauf, daß der Joghurt nicht sterilisiert oder auf eine andere Art haltbar gemacht wurde. Das bedeutet dann, daß die Bakterien darin abgetötet sind und sich nicht mehr vermehren können.

Vermeiden Sie in Zukunft eine Infektion

Wenn Ihr Kind in der Vergangenheit ein Hefepilzproblem hatte, fragen Sie Ihren Kinderarzt danach, ob man nicht nach Abschluß jeder Antibiotikabehandlung auch Milchsäurebakterien geben sollte. Wenden Sie die Antibiotika genau nach den Anweisungen des Arztes an, aber besprechen Sie Ihre Bedenken bezüglich eines nachfolgenden Hefepilzproblems mit ihm.

Einige Kinder könnten sehr davon profitieren, wenn sie nach jeder Antibiotikabehandlung eine zehntägige Anti-Pilz-Behandlung und Milchsäurebakterien bekommen. Wenn Ihr Kind diese Art der Behandlung braucht, werden Sie feststellen, daß bestimmte Symptome nach jeder Antibiotikabehandlung wieder auftreten. Diese werden dann nach einer Pilzbehandlung auch wieder verschwinden.

Achten Sie ganz besonders auf die Symptome, die typisch für eine Hefepilzinfektion bei Kindern sind. Diese können über Jahre bestehen bleiben, wenn zufällig mehrere Antibiotikabehandlungen innerhalb einer kurzen Zeitspanne nötig wurden.

Milchsäurebakterien reduzieren auch deshalb das Infektionsrisiko mit Hefen, weil sie Substanzen herstellen, die schädliche Bakterien und Hefen bekämpfen. Der Lebensmittel-Wissenschaftler Dr. Khem Shanani, Professor für Lebensmitteltechnologie an der Universität von Nebraska, hat beobachtet, daß bestimmte Milchsäurebakterien die Reaktion des Immunsystems bei Pilzpatienten verbessern.

Reduzieren Sie Medikamente, die das Pilzwachstum fördern

Antibiotika sollten immer in der richtigen Dosierung und der absolut korrekten Zeit eingenommen werden, es sei denn, es gibt wegen irgendwelcher Nebenwirkungen schwerwiegende Bedenken. Wenn man aber den Grund für immer wiederkehrende Infektionen finden kann, braucht man zum Teil die Antibiotika nicht mehr. Dies läßt sich manchmal mit einer richtigen Allergenbehandlung und oder Ernährungsumstellung erreichen. Wenn Sie auf Medikamente angewiesen sind, die das Immunsystem unterdrücken, wie etwa Kortison, dann kann das Hefepilzproblem eine ständige Herausforderung bleiben. Ziehen Sie zumindest eine Alternative zu Antibiotika oder der „Pille" in Betracht.

Begrenzen Sie hefehaltige Nahrungsmittel

Generell ist eine hefefreie Ernährung auch eine, die wenig Kohlenhydrate enthält. Dabei sollte man diejenigen Nahrungsmittel, die zum Pilzproblem beitragen, möglichst meiden. Dies betrifft Käse, Sour Cream, Buttermilch, Erdnußbutter, Bier, Wein, Most, Pilze, Sojasauce, Tofu, Essig, sauer eingelegtes Gemüse, getrocknete Lebensmittel, Melonen, Nüsse, kohlensäurehaltige Getränke und alle Gebäckarten mit lockerem Teig. Einige Ärzte verbieten auch Getreide. Auch die Oberfläche und die Innenseite vieler Gemüsesorten, wie etwa von roter Bete sind schimmelig.

Sie müssen auf Nahrungsmittel verzichten, die das Hefewachstum stimulieren, wie etwa Süßigkeiten. Einige Jugendliche und erwachsene Frauen haben solch schwere Hefeprobleme, daß sie immer einen starken Juckreiz an der Vagina verspüren, wenn sie Süßes gegessen haben. Sie haben dann gerade ihren Hefen ein Festmahl bereitet. Andere bemerken einen weißen Belag auf der Zunge oder Mundgeruch, wenn sie an einem Tag zuviel genascht haben.

Versuchen Sie eine abgemilderte hefefreie Kost

Sprechen Sie mit einem Ernährungswissenschaftler, wenn Sie die Ernährung Ihres Kindes wegen eines Hefepilzproblems drastisch umstellen müssen. Es ist unabdingbar, daß heranwachsende Kinder eine gute Ernährung bekommen. Wir wollen ja schließlich die Hefen verhungern lassen und nicht das Kind. Kohlenhydrat-reduzierte Ernährungsformen machen in der Regel nicht satt, stopfen und können zu einem erhöhten Cholesterinspiegel führen.

Es ist eine sehr große Herausforderung, eine hefefreie Ernährung und eine Ernährung nach dem vier-Tages-Rotationsplan durchzuführen. Es ist einfach für einige Kinder unmöglich, sich daran zu halten, wenn sie nicht richtig wachsen.

Mütter solcher Kinder werden den Rat eines erfahrenen Ernährungswissenschaftlers brauchen, der sich sowohl mit der Ernährung als auch mit diesen speziellen Allergien auskennt und ihnen hilft festzulegen, wie in diesem speziellen Fall die Ernährung aussehen sollte.

Ernähren Sie sich langfristig gesünder

Wenn jemand an einem Hefepilzproblem leidet, müssen Sie auch aus ernährungswissenschaftlicher Sicht den Versuch unternehmen, den Körper gesünder zu machen. Dies sollte im Umkehrschluß das Immunsystem stärken und die Anfälligkeit für Infektionen, Allergien und einer Hefepilzüberwucherung des Darmes reduzieren.

Viele B-Vitamine werden mit Hilfe von Hefen hergestellt und dies kann die Symptome einiger Betroffener sogar noch verschlimmern. Suchen Sie in einem solchen Fall nach hefefreien Produkten. Eine Überempfindlichkeit auf Hefen ist auch ein Hauptgrund dafür, warum einige Patienten einfach keine normalen Multivitaminpräparate nehmen können.

Diese Patienten können überempfindlich auf Bäcker- und Brauerhefe reagieren, genauso wie auf die Hefe, die den Körper befallen hat. Selbst der Geruch einiger hefehaltiger Vitaminpräparate kann einigen Menschen Schwierigkeiten machen.

Versuchen Sie es mit einer Allergenextrakt-Behandlung

Wenn Ihr Kind Allergien hat, sollten eine Provokations-/Neutralisationstestung und die Behandlung auf Hefen helfen, seine Hefeprobleme in den Griff zu bekommen. Wenn Medikamente gegen Pilze allein das Problem nicht lösen können, sollten sie die Medikamente plus einer leicht modifizierten hefefreien Kost probieren. Eine Behandlung gegen Hefepilze hat auch schon einigen Asthma-Patienten gegen ihre Atembeschwerden geholfen, genauso wie bei Ekzemen, Ausschlägen und Heuschnupfen.

Die Extrakt-Behandlung mit einem Hefepilzextrakt kann manchmal sehr schwierig sein, weil man den Patienten genau mit derjenigen Hefeart behandeln muß, mit der er infiziert ist. Zusätzlich ändern sich hier die Konzentrationen der nötigen neutralisierenden Dosis so häufig, daß eine häufige Neutestung und damit viele Arztbesuche verbunden sind.

Ärzte für Homöopathie und Naturheilkunde nehmen für sich in Anspruch, daß auch ihre Behandlungsansätze einigen hefeempfindlichen Patienten helfen. Ich selbst habe keine Erfahrung mit dererlei Therapieverfahren.

Die Behandlung – zu Beginn häufig schwer

Wenn man eine Anti-Pilz-Behandlung beginnt, sterben plötzlich eine riesige Menge Hefen im Darm ab und schütten ihre Gifte aus. Dies verursacht bei den meisten Patienten zunächst eine Verschlimmerung ihrer Beschwerden und sie fühlen sich noch schlechter als vorher. Diese Reaktion setzt normalerweise ein bis zwei Tage nach Behandlungsbeginn ein und kann einige Tage dauern. Wenn man mit der Anti-Pilz-Behandlung langsam beginnt und zunächst nur geringere Mengen des Medikamentes einnimmt, ist diese Reaktion nicht ganz so schlimm. Wenn die Verschlechterung durch die absterbenden Hefen erst einmal vorbei ist, geht es vielen Patienten häufig dramatisch besser. Später kann man dann die Dosis des Anti-Pilz-Medikamentes deutlich erhöhen, das macht dann keine Schwierigkeiten mehr.

Wenn man diese Behandlung nicht lange genug durchführt, werden die ursprünglichen Symptome ein bis zwei Wochen nach Therapieende zurückkehren. Dann sind wohl noch ein oder zwei Monate Behandlung nötig. Manchmal sind mehrere und lange Behandlungszyklen gegen Pilze erforderlich, bis einige Patienten nach dem Ende der Behandlung keine Symptome mehr bekommen.

Hefepilze können krankmachen – müssen aber nicht

Hefen kommen in vielen Bereichen unseres Körpers vor. Wenn man sie im Mund, im Genital- und im Analbereich feststellt, ist dies völlig normal, außer der Laborbefund zeigt, daß es zuviele geworden sind. Ergeben aber Abstriche von diesen Körperstellen, daß keine Pilze da sind, sind sie höchstwahrscheinlich auch nicht der Grund für die Probleme eines Patienten. Hefen sollten aber nie im Urin, im Blut oder in der Knochenmarksflüssigkeit nachweisbar sein. Dies ist unnormal und deutet darauf hin, daß der Patient unbedingt ärztliche Behandlung braucht.

Der Hauttest auf Hefen ist normalerweise immer positiv, weil wir alle uns schon seit frühester Kindheit mit Hefen auseinandersetzen. Klinische Ökologen aber glauben, daß eine Provokations-/Neutralisationstestung auf Hefen dennoch hilfreich sein kann. Manchmal kann man mit einem solchen Test genau die medizinischen Beschwerden eines Patienten reproduzieren, über die er klagt.

Dies legt nicht nur die mögliche Ursache-Wirkungsbeziehung nahe, sondern zeigt auch, daß eine neutralisierende Allergenextrakt-Behandlung eine hilfreiche Ergänzung einer Hefepilzbehandlung ist. Normalerweise muß man eine solche Behandlung immer mit Anti-Pilz-Medikamenten und einer Ernährungsumstellung kombinieren um eine ganzheitliche Behandlung des Pilzproblems zu erreichen.

Weil alle Menschen normalerweise dem Kontakt mit Hefen ausgesetzt sind, haben auch die meisten von uns Antikörper gegen diese Pilze. Viele Ärzte glauben, daß die Messung der Menge von Hefe-Antikörpern im Blut deshalb nicht viel aussagt. Eine Studie des Arztes Dr. John Crayton von der Universität Chicago aber legt nahe, daß diese Tests doch wertvoller sind, als ursprünglich angenommen. Eine Gruppe von Patienten mit verschiedenen medizinischen und psychologischen Problemen, die mit dem Pilzproblem einhergehen, hatten im Rahmen dieser Studie höhrere Antikörperspiegel gegen Hefen im Blut als eine Gruppe von gesunden Menschen.

Es gibt heute noch keinen zuverlässigen Nachweis für ein Hefepilzproblem des Darmes. Deshalb sollte man ein solches Problem immerhin einmal ins Kalkül ziehen, wenn ein Patient verschiedene typische Symptome für eine solche Infektion hat und eine herkömmliche medizinische Behandlung keine Besserung bringen konnte. Beispielsweise haben viele Kinder eine wirklich umfassende Diagnostik wegen ihrer Magen-Darm-Beschwerden hinter sich, aber es wurde keine Antwort für ihre Probleme gefunden. Manchmal ist dann der Grund einfach eine Überwucherung mit Hefen. Dies trifft insbesondere dann zu, wenn bestimmte sichtbare Veränderungen für eine solche Infektion sprechen. Dazu gehören eine weiß belegte Zunge oder ein roter Bereich um den Anus. Auch wenn das Kind in der Vergangenheit mehrfach Antibiotika erhalten hatte, spricht dies dafür.

Manchmal findet sich ein Schlüssel für die Diagnose schon, wenn der Arzt nur einen Abstrich von der Zunge, der Scheide oder anderen infizierten Hautbezirken nimmt. Auch Fingernägel und Speichel lassen sich auf Pilze untersuchen. Diese Proben kann man dann unter dem Mikroskop begutachten. Wenn dann eine große Anzahl von Hefezellen sichtbar sind, ist ein Behandlungsversuch vielversprechend. Wenn dann die medizinischen Probleme eines Patienten innerhalb von sechs Wochen verschwinden, legt dies doch nahe, daß Hefen ein Faktor sind, der mit den Beschwerden des Patienten zu tun hat. Wenn die ursprünglichen Symptome innerhalb einer Woche nach Beendigung der Behandlung wiederkehren, legt dies wiederum nahe, daß die vorangangene Therapie hilfreich gewesen war und daß man sie eben noch ein wenig ausdehnen muß.

All dies jedoch sind nur Hinweise. Vielleicht stammt ein Ausschlag bei Ihrem Kind ja auch nur von einem besonders starken Waschmittel und sie benutzen zufällig gleichzeitig mit dem Beginn einer Pilzbehandlung nun ein milderes. Dann könnte man fälschlicherweise annehmen, die Pilze waren Schuld. Es ist so leicht, in der Medizin in die Irre geführt zu werden.

Hefen und Allergien

Auch ein Hefepilzproblem reicht häufig bis in die frühe Kindheit zurück. Säuglinge kommen schon im Geburtskanal mit Hefen in Kontakt, es sei denn, sie kommen per Kaiserschnitt zur Welt. Mundsoor und eine Windeldermatitis sind bei Säuglingen nichts seltenes. Wenn Kinder später dann Infektionen haben, die den Einsatz von Antibiotika nötig machen, macht dies den Weg für den Wildwuchs des Pilzes frei.

Wie kann man also allergischen Kindern helfen, die häufig Antibiotika bekommen haben? Die Antwort ist, Ihren Arzt zu bitten sowohl die Allergie als auch das Hefeproblem zu behandeln, wenn beides auftritt. Wenn eine Allergiebehandlung gut anschlägt, sollten auch die Schleimhäute gegen Infektionen widerstandsfähiger sein und intakt bleiben. Das Endergebnis ist dann, daß keine Antibiotika mehr nötig sind und auch das Hefeproblem kleiner wird.

Bei manchen Patienten verschwinden auch die Allergien, wenn sie eine Anti-Pilz-Behandlung hinter sich haben, wir wissen wirklich nicht warum. Dies legt nahe, daß in unserem Wissen ein gewaltiges Loch klafft und zeigt, daß wir dringend klären müssen, welche Rolle Hefen in Bezug auf unser Immunsystem und Allergien spielen.

Klinische Ökologen sind immer wieder darüber erstaunt, wie skeptisch andere Ärzte dem Hefepilzproblem gegenüber stehen, weil dieses Problem doch so verbreitet zu sein scheint und es so befriedigende Behandlungserfolge damit gibt. Besonders viele umwelterkrankte Frauen sind häufig müde, niedergeschlagen und reizbar. Diese Frauen wissen vielleicht nicht, daß eine Hefepilzinfektion ihr eigentliches Problem ist.

Ärzte, die die Behandlung von Pilzen ablehnen, sagen, daß das ganze Thema sowohl unwissenschaftlich als auch unbewiesen ist. Sie glauben, daß die Patienten, die gut auf eine entsprechende Behandlung ansprechen, eigentlich nur ein psychologisches Problem haben. Sie sagen, daß Ärzte, die diese Menschen gegen Pilze behandeln, würden eigentlich nur die Psyche dieser Patienten kurieren und ihrer Krankheit einen wohlklingenden Namen geben. Wir brauchen ganz dringend gut durchgeführte wissenschaftliche Studien, die dieses Problem bewerten.

In der Zwischenzeit sollten die Patienten sicherstellen, daß ihre Anti-Pilz-Behandlung von einem Arzt und einem Ernährungswissenschaftler überwacht wird, weil einigen Menschen eine solche Behandlung und eine hefefreie Ernährung körperliche und auch ernährungsmedizinische Probleme machen kann. Für diejenigen, die mehr über das Pilzproblem lesen wollen, gibt es eine ganze Reihe von Büchern, die die ganze Bandbreite des Themas behandeln.*

* *Eine gute Einführung in das Thema und einen großen Ernährungs- und Rezeptteil für die Anti-Pilz-Diät bietet das Buch von G. Guzek/E.Lange: „Pilze im Körper – krank ohne Grund?“ Südwest Verlag, 29,80 DM*

Die Rotationskost

Bisher haben Sie viel darüber erfahren, wie man mit zwei einfachen, leicht durchzuführenden Ernährungsfahrplänen unerwartete Nahrungsmittelallergien ausfindig machen kann und wie Sie viele häufige Allergene innerhalb und außerhalb Ihres Hauses aufspüren können.

In diesem Kapitel stelle ich Ihnen die praktische Rotationskost vor. Sie hilft Kindern und Familien häufig langfristig. Einigen Kindern geht es damit so gut, daß eine Allergiebehandlung überflüssig wird.

Andere aber brauchen diese Allergenextrakt-Behandlung nicht nur gegen Schimmelpilze, Staub oder Pollen sondern eben auch gegen Nahrungsmittelallergien, damit sie eine größere Auswahl an Lebensmitteln essen können.

Manchmal werden damit auch verschreibungspflichtige Medikamente gegen die verschiedensten Krankheiten überflüssig oder man kann die nötige Menge drastisch reduzieren.

Essen im Vier-Tages-Takt

Bei der praktischen Rotationskost nehmen Sie jedes Nahrungsmittel in einem Vier-Tages-Rhythmus zu sich. Es kann aber auch häufiger gegessen werden, wenn Sie es wirklich gut vertragen.

Ein solches Rotationskost-Schema kann beispielsweise so aussehen:

1. Tag (Montag/ Freitag usw.)	*2. Tag* (Dienstag/ Samstag usw.)	*3. Tag* (Mittwoch/ Sonntag usw.)	*4. Tag* (Donnerstag/ Montag usw.)
Rind	Truthahn	Schwein	Huhn
Kartoffeln	rote Bete	Brokkoli	Bohnen
Erdbeeren	Bananen	Apfel	Orangen
Weizen	Mais	Reis	Hafer

Ein Beispiel dafür, wie so ein Rotationskost-Plan im wirklichen Leben aussehen könnte, finden Sie in der Übersicht auf den Seiten 272/273. Darin sind alle Nahrungsmittel zu Gruppen und zu ihren botanischen Familien zusammengefaßt, so daß Sie den Plan leichter abwandeln können.

Rotationskost – Spürhund unsd Hilfe

Der Hauptvorteil dieser Ernährungsform liegt darin, daß sie für alle Nahrungsmittel das leistet, was die einfache Weglaßkost mit einem Lebensmittel tut. Das Ergebnis ist, daß Sie häufig schnell herausfinden können, welches Nahrungsmittel Beschwerden auslöst. Jedes mal, wenn sie ein problematisches Lebensmittel in einem Vier-Tages-Rhythmus essen, werden auch die damit zusammenhängenden medizinischen- oder psychischen Probleme oder Lernschwierigkeiten wieder auftauchen. Das Ziel ist es zu sehen, ob diese Symptome einem typischen Vier-Tages-Intervall folgen.

Der zweite Vorteil dieser Ernährung ist, daß man von ihr annimmt, daß sie Nahrungsmittelallergien vorbeugen kann. Wenn man ein Nahrungsmittel nur in geringen Mengen und nicht häufiger als alle vier Tage ißt, reduziert dies auch die Neigung des Einzelnen, neue Nahrungsmittelallergien zu entwicklen. Für diese Aussage gibt es auch genügend wissenschaftliche Beweise. Sie werden von entsprechenden Beobachtungen vieler Patienten gestützt.

Der dritte Vorteil ist, daß diese Methode schnell neu hinzukommende Nahrungsmittelallergien entlarvt. Wenn Sie einen Heißhunger auf ein Nahrungsmittel verspüren und davon alle vier Tage zu viel essen, wird Ihnen diese Ernährungsform schnell die Quittung dafür präsentieren.

Sie werden sich regelmäßig alle vier Tage krank fühlen, wenn Sie das entsprechende Lebensmittel gegessen haben. Dann werden Sie wahrscheinlich dieses Nahrungsmittel für einige Zeit stark einschränken müssen. Beispielsweise kann es Sinn machen, dann nur noch ganz geringe Mengen dieses Lebensmittels zu essen und dann auch nur alle acht oder zwölf statt alle vier Tage.

Wenn allerdings die Reaktion auf dieses Lebensmittel ganz besonders stark war, könnte es auch sein, daß Sie es für einige Wochen oder Monate ganz meiden müssen, bevor Sie es wieder damit versuchen.

Nahrungsmittelallergien – so behandeln sie klinische Ökologen

Viele klinischen Ökologen behandeln Nahrungsmittelallergien bei Kindern mit einem Allergenextrakt, so daß die Kinder die meisten problematischen Lebensmittel gleich oder nach kurzer Zeit wieder essen können. In der Regel scheinen sie dann Nahrungsmittel wieder in einem Vier-Tages-Rhythmus gut zu vertragen, wenn man ihnen das Allergenextrakt als Tablette oder als Injektion gibt.

Viele neue Patienten in meiner Praxis reagieren mit starken Verhaltensproblemen, wenn sie nur ein wenig Milch zu sich genommen haben oder ein wenig Getreide, wenn sie von einem Hamburger abgebissen oder vom Brot genascht haben. Mit der praktischen Rotationskost und mit einem Allergenextrakt kann man diese Nahrungsmittel nach ein paar Wochen bis Monaten wieder in der normalen Menge essen. Mit einer Allergenextrakt-Behandlung, so scheint es, steigert man die Toleranz für viele Lebensmittel manchmal sehr rasch.

Einige hervorragende klinische Ökologen glauben aber auch, daß die meisten Nahrungsmittelallergien überhaupt nicht mit einem Allergenextrakt behandelt werden müssen. Diese Einstellung reduziert natürlich die Kosten für eine solche Behandlung enorm. Sie halten dann die Patienten dazu an, diejenigen Nahrungsmittel für einige Monate völlig aus der Ernährung zu streichen, die die Hauptprobleme verursachen. Sie erlauben dann die Aufnahme der anderen Lebensmittel im Vier- oder Fünf-Tages-Rhythmus. Manchmal kehrt dann die Toleranz des Patienten für ein bestimmtes Nahrungsmittel zurück. Dann verursachen auch die früher problematischen Lebensmittel keine Symptome mehr. Trotzdem kann es sein, daß Sie einige Nahrungsmittel, auf die Sie extrem empfindlich reagieren, nie vertragen werden und Sie sie deshalb auch nie werden essen können.

Vorsicht mit extremen Allergien

Die wenigsten klinischen Ökologen würden es wagen, Patienten mit einer extremen Allergie auf Erdnüsse, Eier, Buchweizen oder Fisch zu testen oder zu behandeln, weil ein solcher Test sehr gefährlich sein könnte. Dies gilt ganz besonders, wenn ein Kind einen stark erhöhten IgE-RAST-Test auf ein bestimmtes Nahrungsmittel hat.

Es gibt aber auch einen Fallbericht von einem Kind mit einer solchen extremen Nahrungsmittelallergie, das man in einem Krankenhaus erfolgreich mit den Methoden der klinischen Ökologen getestet und behandelt hat. Ein ganz besonders hervorragender, emeritierter Professor für Kinderheilkunde – John Gerrard von der Universität Saskatoon, Saskatchewan in Kanada – hat die erfolgreiche Behandlung einer lebensbedrohlichen Erdnußallergie dokumentiert.

In Bezug auf ganz besonders schwere Nahrungsmittelallergien scheint es einfach logischer und sinnvoller zu sein, die Provokations-/ Neutralisationstestung und die Behandlung in einer medizinischen Einrichtung vorzunehmen und nicht die Eltern vor die Situation zu stellen, zu Hause eine vielleicht lebensbedrohliche Situation zu meistern.

In jedem Fall sollten Eltern von Kindern mit einer so heftigen Allergie immer ein Antihistaminikum bei sich tragen und auch genau wissen, wie man eine Spritze mit Adrenalin gibt.

Es ist fast unmöglich, hochallergische Kinder immer zu beschützen, wenn sie eingeschult sind. Viele problematische Lebensmittelsubstanzen sind in Fertignahrungsmitteln versteckt oder aber in Party-Naschereien auf Kindergeburtstagen wie etwa Kuchen, Keksen und Eiscreme.

Einige Nahrungsmittel kann man einfach nicht im Vier-Tages-Rhythmus essen, auch nicht in winzigen Mengen, ohne daß sie eine Reaktion auslösen. Manchmal aber, wenn man bestimmte Lebensmittel für einige Wochen total aus dem Speiseplan streicht, kann man sie dann ganz behutsam wieder anfangen zu essen ohne Probleme zu bekommen.

Die Herausforderung besteht darin, mit einer so kleinen Menge zu beginnen, daß dieses Lebensmittel keinen medizinischen Notfall auslöst. Ein Bissen kann am Anfang schon zuviel sein. Selbst der Geruch von problematischen Lebensmitteln kann bei einigen Kindern schon lebensbedrohliche Symptome hervorrufen. Deshalb sprechen sie immer mit ihrem Arzt, wenn sie ein hochallergisches Kind haben.

Die Rotationskost – schwerer Anfang, reiche Belohnung

Die Tabelle auf den Seiten 272/273 gibt Ihnen eine Übersicht darüber, welche Lebensmittel Sie an welchem Tag essen dürfen. Dies mag am Anfang sehr verwirren. Hier sind einige Tips, wie sie diese Anfangsschwierigkeiten besser in den Griff bekommen und so diesen Ernährungsplan erfolgreich durchführen können.

• Alle Nahrungsmittel, die Sie essen dürfen, sind in vier verschiedenen Spalten aufgeteilt. Eine Säule steht für einen Tag. Jede Spalte enthält verschiedene Früchte, Gemüse, Fleischsorten, Getreide, Gewürze, Süßungsmittel, Öle, Nüsse und Getränke, die jeweils nicht an den anderen Tagen verzeichnet sind.

Die Speisenauswahl für jeden Tag treffen Sie dann innerhalb einer Spalte. Beispielsweise würde man demzufolge am Montag alle Lebensmittel von Tag 1 essen. Diese würden dann erst wieder am Freitag auf dem Speiseplan stehen dürfen und so weiter. Mit anderen Worten:

- Die Lebensmittel von Tag 1 ißt man am Montag und am Freitag der einen Woche, in der nächsten dann am Dienstag und Samstag und so weiter
- Die Lebensmittel von Tag 2 ißt man am Dienstag und am Samstag und in der nächsten Woche am Mittwoch und am Sonntag und so weiter
- Die Lebensmittel von Tag 3 ißt man am Mittwoch und am Sonntag und dann in der nächsten Woche am Donnestag und dann erst wieder am Montag und so weiter
- Die Lebensmittel von Tag 4 ißt man am Donnerstag und am Montag und dann wieder am Freitag und Dienstag und so weiter

• Beginnen Sie langsam! Zunächst rotieren sie nur das Obst im Vier-Tages-Rhythmus. Dann, nach etwa acht bis sechzehn Tagen, behalten Sie dies bei und rotieren Sie vier Gemüsesorten. Nach weiteren acht bis sechzehn Tagen, nehmen Sie noch vier Fleischsorten dazu. Mit anderen Worten: Schleichen Sie sich in diesen Ernährungsplan ein. Wenn Sie sofort beginnen, alle Lebensmittel durchzutauschen, achten Sie auf den fünften bis achten Tag! Das bedeutet, daß alle Nahrungsmittel in Ihrer Ernährung auf einmal im kritischen Vier-Tages-Rhythmus gegessen werden. Dann läßt sich eine noch verstärkte allergische Reaktion auf eventuell problematische Nahrungsmittel erwarten.

Erinnern Sie sich: wenn man Lebensmittel im Vier-Tages-Rhythmus ißt, so entlarvt dies versteckte Allergien. Dieser Ernährungsplan hilft Ihnen, bislang vielleicht unverdächtige Lebensmittel aufzuspären, die Ihre Familie krank machen. Damit werden Sie schnell sehen, wenn ein Nahrungsmittel alle vier Tage immer wieder die gleichen medizinischen Beschwerden auslöst.

• Es könnte sein, daß es bis zu einem Monat dauert, bis sie ein spezifisches Verhaltensmuster in der Reaktion Ihres Kindes auf die Ernährungsumstellung feststellen. Mit anderen Worten: Solange könnte es dauern, bis sie sehen, daß es immer am „Milchtag“ ins Bett macht oder daß immer am „Weizentag“ seine Gelenke schmerzen.

• Nachdem Ihr Kind oder die anderen Familienmitglieder vier Sorten Obst, Gemüse, Fleisch und Getreide im Vier-Tages-Rhythmus essen ohne Probleme zu bekommen, dehnen Sie den Ernährungsplan auf weitere Obst und Gemüsesorten aus, aber halten Sie sich strikt an den Vier-Tages-Plan. Beispielsweise: Wenn am dritten Tag Äpfel kein Problem waren, nehmen Sie auch Birnen zu den Obstorten dazu, die sie am „Apfeltag" essen. Sie sind in der Tabelle auch deshalb zu Gruppen zusammengefaßt, weil sie sich botanisch ähneln. Wenn also eines aus der Gruppe gut vertragen wurde, sollten die anderen auch kein Problem sein. Hier kann es aber auch Ausnahmen geben.

- Bewahren Sie die Nahrungsmittel und Getränke für einen Tag in Behältern mit bestimmten Farben auf oder kleben Sie bunte Sticker daran. Sie können auch die Fächer im Kühlschrank und die Regale in der Speisekammer mit Farben versehen. Beispielsweise erklären Sie den Tag 1 zum „roten Tag". Tag 2 kann dann blau sein, Tag 3 orange und Tag 4 grün. Dann kann man auch Kindern sagen, daß heute der „rote" oder „blaue" Tag ist und sie könnten nun alles essen, was die jeweilige Farbe trage. Das macht es jedem einfacher, sich an den Ernährungsplan zu halten.
- Wenn ein Nahrungsmittel Probleme macht, versuchen Sie es mit einer Alkali-Mischung. Bei einigen Patienten lindert dies schnell diese Symptome.

  Wenn Sie ein Allergenextrakt gegen das problematische Nahrungsmittel oder ein Histaminextrakt haben, könnte eines oder auch beides eine Reaktion auf ein Lebensmittel abkürzen oder unterbrechen.
- Sie können ein Nahrungsmittel auch häufiger als einmal täglich essen, aber nur, wenn Sie es wirklich gut vertragen. Mit anderen Worten: Wenn Milch einmal täglich kein Problem ist, versuchen Sie sie zweimal täglich. Wenn auch dies keine Symptome hervorruft, versuchen Sie es dreimal täglich damit. Kinder können normalerweise nach einiger Zeit wieder alle vier Tage normale Portionen der meisten Lebensmittel essen.

  Wenn aber ein Kind bei einem Nahrungsmittel zu oft und zu heftig „zuschlägt", rechnen Sie damit, daß die Symptome wiederkehren. Selbst wenn Milch gut vertragen wird, ist der gesunde Menschenverstand gefragt. Die meisten allergischen Kinder können einfach nicht an einem Tag ein halbes Kilo Eis und Unmengen Käse essen und sechs Gläser Milch trinken – selbst wenn sie auf ihre Allergien behandelt werden.
- Versuchen Sie es mit vier Fruchtsäften aus den vier verschiedenen erlaubten Obstgruppen jeweils zusammen mit je einer Getreidesorte. Am ersten Tag tun Sie Erdbeersaft auf Weizenflocken. Am Tag 2 geben Sie Bananensaft oder Aprikosennektar über Maisgries, am dritten Apfel oder Traubensaft auf Reisflocken. Am vierten Tag geben Sie Orangensaft auf Haferflocken.

Am ersten Tag können Sie auch Kuhmilch mit aufnehmen. Am zweiten Tag machen Sie aus Wasser und Bananen ein Pürree. Am dritten Tag können Sie es sogar mit Ziegenmilch versuchen, wenn diese keine Probleme macht. Einige Kinder können Ziegenmilch problemlos trinken, obwohl sie Kuhmilch nicht vertragen. Am vierten Tag versuchen Sie es mit Sojamilch, sprechen Sie mit Ihrem Arzt, wenn Sie sich Sorgen machen, daß eine dieser Milchsorten vielleicht nicht vertragen wird.

Die Haltung der Eltern beeinflußt die Einstellung des Kindes zu dieser neuen Ernährungsform ganz entscheidend. Wenn Sie sich begeistert über roten oder farblosen Traubensaft äußern, den man über das Müsli gießen kann, wird sich auch ihr Kind dafür erwärmen. Wenn aber ein Elternteil diese Ernährung ablehnt, können Sie damit rechnen, daß auch das Kind eine ähnliche Einstellung annehmen wird.

- Wenn die ganze Familie die Rotationskost ausprobiert, hilft sie manchmal auch Familienmitgliedern, die niemals glaubten, eine Allergie zu haben. Es ist nicht ungewöhnlich, daß eine ganze Reihe von Verwandten die gleiche Allergie haben. Wenn einmal eine Familie die ganze Bandbreite des Problems versteht, kann sie manchmal auch entfernteren Verwandten helfen, die vielleicht die typischen „Befindlichkeitsstörungen" verspüren und gelernt haben, damit zu leben. Manchmal haben auch Herzbeschwerden, Bauch- und Gelenkschmerzen oder psychische Probleme mit versteckten Allergien zu tun. Wenn Milch für verschiedene Familienmitglieder ein Problem ist, sagen Sie dies auch Ihren kranken Verwandten. Vielleicht ist ein Nebeneffekt Ihrer Rotationskost, daß Sie ihnen helfen können.

Manchmal weigern sich Väter oder ältere Kinder, sich an die Ernährungsumstellung zu halten. Tun Sie Ihr Bestes. Sie können häufig zumindest das Frühstück und das Abendessen kontrollieren und wenn Sie dies sehr vorsichtig tun, muß nicht einmal auffallen, daß Sie diese Dinge rotieren. Wenn sie sich aber trotzdem verweigern, werden sie auch zum Mittag oder sonstwann essen, was sie wollen. Wenn sie dabei die falsche Auswahl treffen, werden auch ihre Nahrungsmittelallergien vielleicht versteckt bleiben, aber wir leben nun einmal in einer Welt, in der jeder die Wahl hat. Sie werden sich dann vielleicht in der Zukunft anders entscheiden, wenn sie sehen, wie gut es den anderen Familienmitgliedern geht.

- Die Nahrungsmittelfamilien sind bei der Rotationsdiät sehr wichtig. Sie sind in der Tabelle auf den Seiten 272/273 zusammengefaßt. Beispielsweise stammen Orangen, Grapefruits, Zitronen und Limonen aus einer botanischen Familie. Wenn Sie meinen, daß Orangen kein Problem sind, können Sie auch die anderen Zitrusfrüchte in einem Zwei-Tages-Rhythmus durchtauschen. Wenn Grapefruit also auch kein Problem ist, können Sie Orangen und Limonen an einem Tag ausprobieren und zwei Tage später auch Grapefruits und Zitronen an einem Tag testen. Dies ist ein Weg, wie Sie Ihren Ernährungsplan erweitern und so eine größere Vielfalt erreichen können.

Mit anderen Worten: Wenn eine botanische Familie keine Symptome hervorruft, kann je die Hälfte alle zwei Tage gegessen werden. Das bedeutet, daß sie die einzelnen Lebensmittel doch nur im Vier-Tages-Rhythmus essen, aber Sie erhalten so eine größere Lebensmittelauswahl. Wenn aber beispielsweise Orange doch ein Problem macht und sei es nur ein kleines, dann müssen Sie volle vier Tage warten, bis sie Grapefruit oder eine andere Zitrusfrucht essen können.

- Versuchen Sie, Rind und Milch immer am gleichen Tag zu essen, genauso Huhn und Ei. Obwohl sich viele Allergologen darüber nicht einig sind und es auch keine wissenschaftlichen Studien dazu gibt, finden wir sehr häufig, daß Patienten, die empfindlich auf das eine reagieren, auch das andere nicht vertragen. Einige sagen sogar, daß Hahn besser verträglich ist als Henne.
- Sie können Ihre vier Lebensmittellisten auch abändern, um den Vorlieben ihrer Familie gerecht zu werden. Die hier vorgeschlagene Rotationskost ist nicht in Stein gemeißelt. An jedem Tag sollte es Nahrungsmittel geben, die ihre Familie wirklich mag. Wenn Sie einen Tag haben, der einfach wundervoll ist und einen Tag, den ihre Familie haßt, wird sie dem Ernährungsplan niemals folgen. Wechseln sie die guten Dinge ab, so daß jeder Tag Nahrungsmittel enthält, die jeder gerne ißt.
- Ja, Sie können die Diät auch mal zu besonderen Anlässen unterbrechen. Wenn Sie sich die meiste Zeit daran halten, können Sie sich auch ein oder zwei Patzer leisten und sich trotzdem wohlfühlen. Wenn Sie allerdings den Ernährungsplan ständig durchbrechen, könnten einige Familienmitglieder krank bleiben. Dann werden auch keine Ursache-Wirkungs-Beziehungen offensichtlich.
- Jeder Mensch ist anders und obwohl es in der Regel den meisten Patienten mit der Vier-Tages-Rotationskost besser geht, ist sie doch nicht die Antwort für jeden und für jedes Nahrungsmittel. Einige allergische Kinder müssen bestimmte Nahrungsmittel im Acht-Tages-Takt austauschen, wogegen andere und unproblematischere Lebensmittel auch häufiger gegessen werden können. Menschen, die Schwierigkeiten mit der Rotationskost haben, brauchen ganz sicher die Hilfe eines erfahrenen Arztes oder Ernährungswissenschaftlers, der sich mit der Rotationskost auskennt.

Diese Ernährungsform ist wirklich einfach, wenn man sie einmal verstanden und man sie einmal für ein paar Wochen ausprobiert hat. Viele Eltern aber brauchen Hilfe, wenn sie diese Ernährung das erste mal versuchen.

- Sprechen Sie mit Ihrem Arzt über einen Kalzium-Ersatz. Kinder über achtzehn Monate brauchen kein extra Kalzium wenn sie eine gut ausgewogene Ernährung erhalten. Ein Glas Milch enthält etwa 250 Milligramm. Schwangere, Stillende oder Frauen nach den Wechseljahren brauchen extra Kalzium.
- Wenn Ihr Kind Limonaden liebt, mischen Sie Mineralwasser und puren Saft. Sie können daraus auch leckere Limonaden herstellen.
- Wenn Ihr Kind Heißhunger auf ein bestimmtes Lebensmittel hat, suchen Sie einen Arzt, der Nahrungsmittelüberempfindlichkeiten behandeln

	1. Tag	2. Tag	3. Tag	4. Tag
Getreide	*Weizen* Mehl Brot Brötchen Graham-Mehl Weizenflocken *Kartoffeln* Mehl Stärke Brot *Gerste* Mehl Graupen Flocken	*Mais* Stärke Popcorn Maischips *Roggen* Mehl Brot Nudeln *Hirse* Mehl Flocken *Amaranth* Mehl Flocken *Artischocken* Mehl	*Reis* Mehl Kuchen Nudeln Puffreis Reispudding *Buchweizen* Nudeln Brot *Quinoa* Flocken Mehl	*Hafer* Flocken Brot Mehl Plätzchen *Soja* Mehl Bohnenmehl Mungobohnen Nudeln *Leinsamen*
Fleisch	Rind Lamm Kalb Hase Wild Elch	Pute Ente Gans	Schwein Schinken	Huhn Fasan Wachtel
Fisch	Tintenfisch Muscheln Austern	Krabben Flußkrebs Hummer Shrimps Lachs Hering Sardinen Anchovis	Kabeljau Dorsch Schellfisch Flunder Heilbutt Scholle Seezunge Steinbutt Thunfisch Makrelen	Wels Forelle Barsch Hecht
Obst	Erdbeeren Himbeeren Brombeeren Boysenbeeren Brotfrucht Feigen Mango Papaya Ananas	Melonen Blaubeeren Heidelbeeren Cranbeeren Bananen Aprikosen Kirschen Nektarinen Pfirsich Pflaume Backpflaume	Weintrauben Rosinen Äpfel Birnen Rhabarber Guave Kiwi	Zitronen Orangen Limonen Kumquat Tangerinen Datteln Granatäpfel Johannisbeeren Stachelbeeren Avocado
Gemüse	Kartoffeln Tomaten Auberginen	Karotten Sellerie Petersilie	weiße Rüben Kohl rettich	Bohnen* Erbsen Linsen*

	1. Tag	2. Tag	3. Tag	4. Tag
Gemüse (Fortsetzung)	Paprika Spargel Knoblauch Zwiebeln Porree Schnittlauch Salat Endivien Artischocken Löwenzahn Pilze Hefe	Pastinaken Rüben Mangold Spinat Mais Okra	Kresse Blumenkohl Brokkoli Kohlrabi gelbe Rüben Süßkartoffeln Oliven Bambussprossen	Sojabohnen** Bohnensprossen Alfasprossen Alfa alfa Carob Gurke Kürbis Zucchini Kürbis Eicheln
Süßungs-mittel	Rohrzucker Melasse Gerstensirup Malzzucker Malzsirup	Maissirup Rübenzucker	reiner Ahornsirup Reissirup Buchweizenhonig	Honig
Nüsse und Samen	Cashew Haselnüsse Pinienkerne Sonnenblumenkerne Mohn Pistazien	Mandeln	Walnüsse Pecanüsse Sesamsamen	Erdnüsse** Kastanien Kürbiskerne Macadamia-Nüsse
Fette und Öle	Butter Saflor-Öl Sonnenblumenöl	Maiskeimöl Baumwollsamenöl Mandelöl Kürbiskernöl	Sesamöl Walnußöl Olivenöl	Sojaöl Erdnußöl Leinsamen oder Leinöl Kokosnußöl
Verdickungs-mittel	Weizenstärke Kartoffelstärke Gelatine	Maisstärke Agar-Agar	Guarkernmehl	Hafermehl Tapioca
Gewürze	Chili Cayenne Piment Tabasco Knoblauch Schnittlauch	schwarzer Pfeffer weißer Pfeffer Basilikum Oregano Majoran Rosmarin Pfefferminz Petersilie Dill Fenchel	Meerrettich Senf Ingwer Kardamon Nelken Paprika	Zimt Muskat Safran Kumin Anis

* *Bohnen gehören alle in eine Familie, wenn sie aber gut vertragen werden, versuchen Sie jeden Tag eine andere.*
** *Wenn Soja und Erdnüsse gut vertragen werden, teilen Sie beides auf, so daß eines davon am zweiten und eines am vierten Tag gegessen wird*

kann. Wenn Ihr Kind schon behandelt wurde, aber er oder sie ißt immer wieder heimlich von dem problematischen Lebensmittel, muß man die Behandlungsdosis des Allergenextraktes noch einmal überprüfen. Der Heißhunger auf Nahrungsmittel verschwindet in der Regel nach einer Allergiebehandlung.

- Im Rahmen einer Rotationskost können Kinder einfach nicht an Schulessen teilnehmen. Sie müssen ihnen das Mittagessen für jeden Tag sehr individuell zusammenstellen. Ihr Kind muß an jedem Tag Nahrungsmittel bekommen, die es auch wirklich mag. Sprechen Sie mit einem Ernährungsfachmann darüber.
- Rufen Sie sich ins Gedächtnis, daß Gras und Getreide in der gleichen botanischen Familie stehen. Menschen, die überempfindlich auf Getreide sind, haben in der Pollenflugsaison mehr Probleme. Mit anderen Worten: einige Kinder können nicht soviel Brot und anderes Gebäck essen, wenn viele Pollen in der Luft liegen. Die Behandlung gegen Graspollen und gegen eine Getreideallergie hilft meistens, einige typische „Sommersymptome“ zu bessern.
- Überprüfen Sie einmal im Monat auch die Vitaminpräparate und die Zahnpasta Ihres Kindes in einem Vier-Tages-Rhythmus. Wenn eine Überempfindlichkeit auf diese Dinge auftritt, müssen Sie wahrscheinlich die Marke wechseln oder sie auch im Vier-Tages-Takt austauschen.
- Erinnern Sie sich: Wenn Sie mit der Rotationskost beginnen, werden Sie bezüglich ihrer Nahrungsmittelallergien zunächst die großen Nägel finden, dann die kleinen und dann die Reißzwecken. Die hauptsächlichen Nahrungsmittel, die die größten Probleme bereiten, sind die großen Nägel – und die werden Sie auch leicht erkennen. Später finden Sie die kleinen. Wenn Sie dann auch noch die Reißzwecken ausfindig machen, werden einige entmutigte Eltern erst erkennen, was für ein Gottesgeschenk ihr Kind wirklich ist. Einige Eltern sagen dazu, es sei fast so wie „ein neues Kind im alten Körper“ zu haben.

Auch sie muß man rotieren: Getränke

Die Getränkeauswahl der jeweiligen Tage richtet sich vor allem nach den Lebensmitteln, die an diesem Tag erlaubt sind. Stehen beispielsweise Äpfel auf dem Tagesplan, können Sie auch Apfelsaft zu sich nehmen.

Aber Vorsicht vor eventuellen anderen Zusätzen wie Zucker oder Glukosesirup! Auch Milch darf nur alle vier Tage auf dem Plan stehen, genauso wie Milchprodukte. Gut ist immer Mineralwasser. Vorsicht auch mit verschiedenen Teesorten. Auch sie sollten Sie dann nur im Vier-Tages-Takt trinken.

Getreide – ein wirkliches Problem

Zum Getreide gehören vor allem Weizen, Hirse, Roggen, Reis, Mais, Hafer und Gerste. Weizen, Hirse und Roggen sind einander so ähnlich, daß einige Allergologen sagen, sie seien eigentlich ein und das selbe Getreide.Das Hauptproblem bei der Rotationskost ist, daß alle Getreide in einer botanischen Familie stehen. Das heißt theoretisch, daß man nur alle vier Tage ein Getreide essen darf. Montags könnten Sie dann Ihrem Kind Weizen geben, aber dann wäre Dienstag, Mittwoch und Donnerstag überhaupt kein Getreide erlaubt. Erst am Freitag könnten Sie dann beispielsweise wieder Mais geben – dann wieder für drei Tage kein Getreide.

Es ist leicht einzusehen, daß dies für die meisten Kinder einfach unmöglich ist. Sie wollen das Getreide nicht nur, sie brauchen es manchmal auch um sich satt zu fühlen und sich normal zu entwickeln. Glücklicherweise muß man mit den meisten allergischen Kindern nicht so rigide verfahren.

Einige wenige Erwachsene jedoch müssen sich sicherlich so ernähren, wenn sie stark auf Getreide reagieren und sich wohlfühlen wollen. Beispielsweise streichen einige Erwachsene alle Getreidesorten für eine Woche aus ihrer Ernährung und auf einmal sind ihre Schmerzen in Knien und im Nacken wie weggeblasen, der Juckreiz in der Scheide ist weg oder sie fühlen sich plötzlich energiegeladen und nicht ständig hungrig. Anders als viele Kinder ist es für getreideempfindliche Erwachsene häufig sehr leicht, Getreide nur im Vier-Tages-Rhythmus zu essen, wenn sie zu beginn ein wenig Hilfe von einem Ernährungsexperten bekommen.

Weil eine Vier-Tages-Rotation von Getreide eine echte Herausforderung sein kann, schlagen viele klinischen Ökologen einen kleinen Kompromiß vor, auch wenn er nicht ideal ist: Kinder sollten demzufolge an jedem Tag eine andere Getreideart essen. Beispielsweise kann man dann am ersten Tag Weizen, am zweiten Mais, am dritten Reis und am vierten Hafer.

Täglich Brot muß nicht sein

Es scheint so, als könnten wir – und vor allem Kinder – auf Brot nicht verzichten. Aber dem ist nicht so. Viele Kinder beispielsweise lieben auch Obst, Sellerie, Gurke, Möhren, Erdnüsse oder andere Nüsse, Rosinen, Kartoffel- oder Maischips und das „Fleisch des Tages", das man ihnen in eine Cellophanfolie wickelt.

Man kann ihnen auch selbstgemachte Suppe in einer Thermoskanne mitgeben. Mit einiger Kreativität, gewöhnen sich viele Kinder rasch an die Ernährungsumstellung und scheinen damit auch sehr zufrieden zu sein.

Eine andere Variante ist es, ein getreidefreies Brot zu backen, wie etwa ein Bananen-Nuß-Brot. Wenn man dies in Scheiben schneidet, sieht es auch aus, wie normales Brot. Tun Sie dann noch hausgekochtes, aufgeschnittenes Huhn darauf, hat ihr Kind ein Pausenbrot, das genauso wie alle anderen aussieht. Sie können auch andere Brotsorten probieren wie Pita oder Waffeln, die sie selbst aus verschiedenen Getreidesorten herstellen.

Selber backen ist enorm hilfreich

Wenn Ihr Kind einen Rotationskost-Plan einhalten muß, ist es eine enorme Erleichterung, wenn Sie backen lernen. Wenn Sie dies auch Ihrem Kind nahebringen können und es Ihnen bei ihren kulinarischen Kreationen wie Keksen, Kastenkuchen, Waffeln und Brot hilft, wird dies jedermanns Leben versüßen. Jüngere Kinder essen Unbekanntes viel lieber, wenn Sie helfen, diese Dinge zu dekorieren oder etwa den Kuchen aufzuschneiden.

Wenn Sie Schwierigkeiten damit haben, Backwaren aus verschiedenen Getreiden zu kaufen oder nicht backen können, ziehen Sie doch folgendes in Betracht: Eilige Eltern können vielleicht die Großeltern des Kindes um Hilfe beim Backen bitten. Anderen hilft vielleicht ein Freund oder ein Nachbar gegen ein kleines Entgeld.

Sie können dann im Gefrierschrank einen kleinen Vorrat anlegen und die Dinge entnehmen, wie Sie sie brauchen. Einige geben sogar in der Lokalzeitung eine kleine Anzeige auf und finden eine dankbare Frau, die glücklich darüber ist, Geld dafür zu erhalten, daß sie zuhause bäckt.

Schwerer Alltag

Die Übersicht auf den Seiten 272/273 kann Ihnen natürlich nur einen ersten Überblick darüber geben, wie eine solche Rotationskost funktioniert. Im Alltag werden Sie sicherlich trotzdem auf Probleme stoßen, wenn es daran geht, auf Dauer eine schmackhafte Kost für sich und Ihre Familie zusammenzustellen.

Eine gute Hilfestellung bietet Ihnen dafür das Buch „Hilfe aus dem Kochtopf" der Ernährungsberaterin Elfriede Sommerfeld, das nicht nur viel mehr Details zur Rotationskost, sondern auch eine Menge Rezepte, Tips zur Küchenpraxis und zum Alltag enthält (siehe Anhang).

Die Rotationskost – (k)eine Ernährung für die Ewigkeit

Theoretisch wäre es sicherlich am besten, wenn Kinder mit einer Nahrungsmittelallergie für immer die Rotationskost einhielten. Aber im wirklichen Leben ist dies fast nie der Fall, es sei denn, daß dies absolut unvermeidlich ist. Einige Eltern stellen fest, daß die Symptome ihres Kindes sofort zurückkehren, wenn sie mit der Ernährungsumstellung aufhören. Diese Familien haben wohl keine Wahl. Sie müssen sich einfach an diesen Ernährungsplan halten um sich wohlzufühlen. Andere halten sich für lange Zeit daran, damit ihr Kind nicht immer wieder neu auf seine Allergien getestet und behandelt werden muß.

Generell würde ich sagen, daß die meisten wirklich ernsthaft kranken Kinder sich für mindestens sechs Monate bis zu einem Jahr an die Rotationskost halten sollten, während sie gleichzeitig gegen ihre Allergien behandelt werden. Nach dieser Zeit mögen die Eltern vielleicht beschließen, mit der Allergenextrakt-Behandlung auf Nahrungsmittel aufzuhören. Andere ziehen es vielleicht eher vor, es mit der Rotationskost nicht mehr so genau zu nehmen. Beispielsweise könnten sie dann weiterhin Milch und Weizen durchtauschen, wenn dies die beiden problematischsten Nahrungsmittel waren, aber die anderen Nahrungsmittel wieder ganz normal essen. Lebensmittel, die nur geringe Probleme machen, muß man vielleicht auch nicht immer im Vier-Tages-Rhythmus esen, besonders dann, wenn das Kind eine Allergenextrakt-Behandlung bekommt.

Es ist eher die Ausnahme, daß jemand nur auf ein einziges Nahrungsmittel allergisch reagiert. Die meisten Kinder und Erwachsene scheinen gleich mehrere Allergien auf Nahrungsmittel und auch auf Staub, Schimmel und Pollen zu haben. Die meisten sind auch auf Chemikalien überempfindlich.

Medikamente – mal nötig, mal überflüssig

Jeder klinische Ökologe hofft natürlich, daß sein Patient keine Medikamente mehr braucht. Dies ist aber nicht immer möglich, aber es ist wirklich ein erstrebenswertes Ziel. Die meisten neuen Patienten benötigen noch für eine Weile weitere Rezepte, weil sie meist richtig krank sind, wenn wir sie das erste mal zu Gesicht bekommen. Es dauert auch eine Weile, bis die Patienten unsere Ratschläge befolgen können. Einige Zeit vergeht auch, bis man den Patienten getestet und ihm sein Allergenextrakt zubereitet hat. In dieser Zwischenzeit müssen immer Medikamente greifbar sein, um die Krankheitssymptome unter Kontrolle behalten zu können.

Später müssen Medikamente für Notfälle da sein oder aber für den Fall, daß die Allergenextrakttherapie nicht auf Dauer hilft. Wenn ein solches Extrakt nur für eine gewisse Zeitspanne hilft, deutet dies darauf hin, daß nochmals eine Allergietestung nötig ist und daß man noch einmal das Zuhause und die Ernährung des Patienten genauer unter die Lupe nehmen sollte.

Einigen Patienten geht es aber auch vielleicht wegen einer ganzen Reihe anderer Gründe nicht wirklich besser. Auch sie brauchen dann Medikamente, um ihre Krankheit im Griff zu behalten. Manchmal kann eine Familie einfach nicht aus einem schimmeligen Haus ausziehen oder eine chemisch belastete Stadt verlassen. In anderen Fällen arbeiten beide Eltern soviel, daß sie ihr Zuhause nicht allergenfreier machen oder aber die Rotationskost nicht einhalten können. Und schließlich können auch klinische Ökologen gelegentlich nicht den Grund für die Krankheit eines Kindes finden.

Die klinische Ökologie hat keine Wunderrezepte und Allheilmittel. Sie ist nur ein gigantischer Schritt in die richtige Richtung, um die Symptome von einigen allergischen Kindern deutlich zu lindern, die medizinische, psychische und Verhaltensprobleme haben.

Bunte Pillen und Säfte – Für viele Allergiker ein Problem

Einige Kinder scheinen auf Zucker, Mais, Farbstoffe, künstliche Aromen und Süßstoffe wie Aspartam allergisch zu reagieren, die man häufig in Kautabletten und Säften für Kinder findet. Andere farblose Flüssigkeiten sind wiederum mit Maissirup gesüßt, was bei maisempfindlichen Kindern Symptome hervorrufen kann. Trotzdem sind sie für die meisten Kinder, gegenüber denen mit Farbstoffen oder Aspartam, die bessere Alternative. Klinische Ökologen drängen wann immer es möglich ist darauf, daß allergische Kinder nur farblose Säfte, weiße Pulver oder zerstoßene weiße Tabletten bekommen sollten. Seien Sie wachsam, weil bestimmte Geschmacksrichtungen eines einzigen Produktes Symptome hervorrufen können.

Beispielsweise nahm einmal ein Sechsjähriger problemlos weiße Fluortabletten ohne Geschmack. Als es einmal nur diejenigen mit künstlichem Ananasgeschmack zu kaufen gab, machte er jedesmal ins Bett, wenn er eine genomen hatte. Dieses Kind vertrug das künstliche Ananas-Aroma nicht. Das bedeutet, daß verschiedene Ausführungen des gleichen Produktes bei einem Kind Symptome hervorrufen können.

Man kann auch den weißen Inhalt von gefärbten Kapseln in Kartoffelbrei oder in Schoko-Brotaufstrich mischen, vorausgesetzt, daß das Kind diese Lebensmittel verträgt. Die farbige Hülle können Sie dann wegwerfen. So nehmen kleine Kinder häufig gerne Medikamente zu sich. Man muß sich wirklich fragen, warum die Pharmaindustrie nicht natürliche Farben wie rote Bete, Möhren, Trauben, Kirschen oder Chlorophyll und natürliche Aromen und Süßungsmittel in Kindermedikamenten verwendet.

Wenn Ihr Kind ein Medikament braucht, sprechen Sie mit Ihrem Arzt darüber, daß er ein entsprechendes Präparat verschreibt. Häufig kann er unter mehreren Medikamenten auswählen, von denen einige eben keine Farb- oder Geschmacksstoffe enthalten.

Am besten ist es, Sie testen die neuen Medikamente Ihres Kindes auch einmal, wenn sie eigentlich nicht nötig sind. Dann können Sie besser feststellen, ob es ein Problem mit diesen Substanzen gibt. Beispielsweise versuchen Sie ein neues Asthma-Medikament, wenn es Ihr Kind eigentlich gerade nicht braucht, um herauszufinden, ob es Ihr Kind nervös macht. Oder versuchen Sie ein Antihistaminikum an einem Wochenende um zu sehen, ob es müde macht und dann vielleicht während der Woche Ihrem Kind in der Schule Schwierigkeiten bereitet.

Nährstoffe – heilende Helfer

Heutzutage leiden viele Kinder und Erwachsene an einer unglücklichen Kombination: Sie ernähren sich schlecht und nehmen deshalb nur zu wenig Nährstoffe auf. Gleichzeitig brauchen sie aber eigentlich besonders viel davon, weil sie einer besonders starken Belastung durch Umweltchemikalien und Verschmutzung ausgesetzt sind. Manche Menschen können Nährstoffe aber auch nicht richtig aus der Nahrung aufnehmen.

Es gibt wohl keinen Zweifel daran, daß Schadstoffe unser Immunsystem beeinträchtigen können. Wir brauchen Spurenelemente wie etwa Kupfer, Zink, Magnesium, Selen und Mangan genauso wie die B-Vitamine und Vitamin C, um bestimmte Nahrungbestandteile aufschließen zu können. Ein Mangel an diesen Nährstoffen sind häufig unerkannte Faktoren, die zu einer Krankeit von Kindern und Erwachsenen beitragen.

Neue Studien des amerikanischen Arztes Dr. Gerald Ross bestätigen frühere Forschungsergebnisse, daß vielen umweltbedingt Erkrankten essentielle Vitamine und Spurenelemente fehlen. Besonders scheinen es ihnen an den Vitaminen B_1, B_2, B_3, B_6, C, D und Folsäure zu mangeln. Frauen scheint Vitamin B_6 doppelt so häufig zu fehlen wie Männern. Wir brauchen dieses Vitamin für über sechzig enzymatische Zellreaktionen. Häufige Umweltgifte wie Benzol, Kohlenmonoxid und Pestizide scheinen unseren Bedarf an Vitamin C zu erhöhen.

Es gibt noch eine ganze Reihe anderer Faktoren, die die Nährstoffversorgung des Körpers beeinflussen:

- Uns fehlen nicht zuletzt viele Nährstoffe, weil sie während der Herstellung aus Brot und Milch entfernt werden. Sie werden dann durch winzige Mengen wieder ersetzt und uns dann als „nährstoffangereichert“ für teures Geld verkauft.
- Allergiker vertragen häufig bestimmte Nährstoffpräparate nicht. Einige Kinder beispielsweise scheinen empfindlich auf Hefen zu reagieren, die wiederum eine sehr häufige Quelle für B-Vitamine sind. Andere vertragen keinen Mais, die übliche Herstellungsbasis für Vitamin C. Deshalb müssen sie es mit verschiedenen Vitamin C-Präparaten versuchen, die aus Zuckerrüben, Sago, Tapioka, Kartoffeln oder Karotten hergestellt sind, um zu sehen, ob eines von ihnen besser vertragen wird. Fischempfindliche können vielleicht keine essentiellen Fettsäuren einnehmen.
- Einige umweltbedingt erkrankte Kinder sind auf bestimmte, sehr nährstoffreiche Lebensmittel allergisch, so daß ihnen diese natürlichen Lieferanten fehlen. Dies trägt zu einem Nährstoffdefizit bei.
- Wir sind alle verschieden und unser Nährstoffbedarf schwankt und sollte immer für jeden einzeln festgestellt werden. Nur wenige Eltern und Ärzte fordern, daß im Blut des Kindes die Nährstoffversorgung untersucht wird um festzustellen, ob zuviel oder zuwenig eines Nährstoffes ein Problem macht.
- Ein Bluttest auf bestimmte Nährstoffe ist sehr teuer. Er spiegelt auch nicht immer genau die tatsächliche Versorgung der einzelnen Körperzelle mit den

gemessenen Nährstoffen wieder. Trotzdem liefern solche Untersuchungen häufig wichtige Schlüssel. Vielleicht werden auch die Krankenversicherer irgendwann verstehen, daß Kinder und Erwachsene, die auf der Ebene der einzelnen Körperzelle kerngesund sind, auch ansonsten weniger krank sind.

Langfristig sollten die Menschen, die ein gestärktes Immunsystem haben, sogar weniger Versicherungsbeiträge zahlen müssen. Wenn die Krankenkassen regulär die Blutuntersuchung auf Nährstoffe zahlen würden, um einen eventuellen Mangel rechtzeitig vorzubeugen, könnte dies auch die Entstehung vieler Krankheiten verhindern. Unser Ziel muß es doch vielmehr sein, Krankheiten vorzubeugen, anstatt sie zu behandeln.

- Manchmal werden die Vitamine im Körper nicht richtig aufgenommen. Einige Menschen nehmen sogar Nährstoffpräparate, die aber einfach den Darm passieren. Deshalb bleiben auch ihre Mangelzustände bestehen.
- Weil wir immer mehr schädlichen Substanzen ausgesetzt sind, steigt auch der Bedarf an Vitaminen, Mineralstoffen und Spurenelementen in unseren Körperzellen, um dort eine normale Funktion aufrecht erhalten zu können. Giftige Chemikalien erhöhen unseren Verbrauch an Vitaminen, weil wir diese zur Entgiftung benötigen. Überanstrengte Entgiftungssysteme können dann zu Krankheiten führen, weil unsere normalen Körperfunktionen nicht mehr im Gleichgewicht sind.

  Wir sind auch Umweltgiften ausgesetzt, die Verdauungsenzyme zerstören können und dies wiederum kann zu Nährstoffdefiziten führen. Umweltgifte erhöhen nicht nur unseren Bedarf an Nährstoffen, sondern sie können auch direkt unser Immunsystem schädigen. Die natürlichen, biologisch angebauten Ernten in der guten alten Zeit enthielten deutlich mehr Nährstoffe als unsere heutigen, pestizidbelasteten Früchte und Gemüse.
- Bestimmte Nährstoffe gelangen viel vollständiger in den Körper, wenn man sie richtig einnimmt. Beispielsweise werden Mineralstoffe wie Kalzium und Magnesium am besten aufgenommen, wenn man sie nicht mit Vitaminen kombiniert. Die Aminosäure Tryptophan hingegen braucht das Vitamin B_6, um optimal in den Körper zu gelangen. Weil diese Nährstoffaufnahme so kompliziert ist, brauchen viele Eltern die Hilfe eines erfahrenen Ernährungexperten oder eines Ernährungsmediziners um zu entscheiden, was man wann einnehmen sollte.

Machen Nährstoffe schlau?

Der amerikanische Arzt Dr. Stephen Schoenthaler aus Kalifornien hat in einer Untersuchung gezeigt, daß sich die Lesefähigkeit von 803 Schülern aus New York City, die über eine Million andere Schüler repräsentieren, nach einer Ernährungsumstellung deutlich besserte.

Vor dieser zweijährigen Studie, bei der vor allem Zucker und Lebensmittelzusatzstoffe reduziert wurden, lag die Lesefähigkeit von 21 Prozent der Schüler unterhalb ihres Klassenniveaus. Nach dieser Studie waren es nur noch 6,5 Prozent. Er konnte auch zeigen, daß die gesamte intellektuelle Leistungsfähigkeit der

Kinder deutlich anstieg, wenn die Kinder weniger Lebensmittelfarben, künstliche Aromen, Zusätze und Zucker aßen.

Dr. Schoenthaler hat eine ganze Reihe von weiteren Studien durchgeführt, die den Einfluß der Ernährung auf inhaftierte Erwachsene und jugendliche Straftäter erforschten. Er hat herausgefunden, daß die Kombination von einem verringerten Zuckerkonsum und einer Nahrungsergänzung von Nährstoffen dazu führte, daß die Inhaftierten ein deutlich sozialeres, kooperativeres und weniger aggressives Verhalten an den Tag legten.

Im Augenblick arbeitet er daran, Studien zu vervollständigen, die klären sollen, welche Rolle bestimmte Nährstoffe bei der intellektuellen Entwicklung von normalen Kindern spielen.

Widersprüchliche Studien zu diesem Thema erreichen uns bislang aus England. Einige Untersuchungen besagen, daß Vitamine und andere Nährstoffe die schulische Leistungsfähigkeit von Kindern deutlich erhöhen, während andere genau das Gegenteil besagen. Bis wir mehr Daten haben, können wir uns also nicht sicher sein. Es scheint aber nicht so abwegig zu sein anzunehmen, daß die Ernährung von Kindern nicht nur ihr Verhalten und ihre Gefühle beeinflußt, sondern auch ihre Lernfähigkeit.

Wenn die Ernährung eines Kindes beispielsweise zu wenig Zink enthält, gibt es keinen Zweifel daran, daß dies die Intelligenz, das körperliche Gedeihen und auch die Geschlechtsentwicklung deutlich negativ beeinflußt. Weiße Pünktchen unter den Fingernägeln oder Streifen auf der Haut zeigen einen solchen Zinkmangel an. Noch einmal: seien Sie vorsichtig. Mehr ist nicht notwenigerweise besser. Wenn Sie Ihrem Kind Zink geben wollen, sprechen Sie zunächst mit Ihrem Arzt.

Essentielle Fettsäuren

Es gibt im wesentlichen zwei Arten von essentiellen Fettsäuren, genannt Omega-3 und Omega-6-Fettsäuren. Viele Menschen scheinen beide zu brauchen. Vor allem Erwachsene, die sich über lange Zeit mangelhaft ernährt haben, finden diese Nährstoffe sehr hilfreich.

Ein Mangel im Überfluß

Der häufigste Grund für einen Mangel an diesen Nährstoffen ist eine Ernährung, die zu wenig essentielle Fettsäuren enthält. Auch andere Faktoren können dazu führen:

- Eine Ernährung, die zuviel Zucker enthält. Dies erhöht den Bedarf an essentiellen Fettsäuren
- zuviel Weißmehl und andere Fertignahrungsmittel. Ausgemahlenen Mehlen fehlen Ballaststoffe, Vitamine und die Keime, deshalb steigt der Bedarf an essentiellen Fettsäuren
- Zuviel Margarine, Cracker oder andere Knabbereien, die gehärtete oder teilweise gehärtete Fette enthalten, wie etwa Kokosnuß oder Palmkernöl. Die Härtung von Fetten macht das Produkt länger haltbar, aber zerstört die essentiellen Fettsäuren. Sie verändert die Molekülstruktur des Fettes.

Eine solche Härtung erlaubt es dem Hersteller, aus billigen, qualitativ minderwertigen Ölen ein Produkt herzustellen, daß sich in Geschmack und Streichfähigkeit mit Butter messen kann. Die holländische Regierung hat den Verkauf von Margarinesorten verboten, die derartige sogenannte „Trans-Fettsäuren" enthalten, weil sie so schädlich auf die Gesundheit wirken können. Die amerikanischen Margarinesorten enthalten 14 bis 40 Prozent derartige Trans-Fettsäuren.

Fehlen essentielle Fettsäuren?

Ein Mangel an diesen wichtigen Nährstoffen kann sich mit folgenden Symptomen bemerkbar machen:

- Starker Durst
- Unersättlicher Hunger
- Trockene, schuppige Haut
- Ständige „Gänsehaut" oder kleine Pickelchen auf den äußeren Oberarmen, den Oberschenkeln oder den Wangen
- Schwielen
- Weiche, brüchige oder splitternde Fingernägel
- Längsrillen auf den Fingernägeln
- Trockenes Haar
- Schuppen
- Zuviel oder sehr harter Ohrenschmalz
- Trockene Schuppen im Ohrinneren
- Hyperaktivität
- Ekzeme
- Asthma

Obwohl es viele Gründe für derartige Beschwerden gibt, kann jedes Symptom auch auf einen möglichen Mangel an essentiellen Fettsäuren hinweisen. Schuld an einem solchen Mangel können auch folgende Faktoren sein:

- Ein Mangel an Enzymen, die der Körper zum Ab- und Umbau von essentiellen Fettsäuren braucht.
- Ein Mangel an genügend nötigen Co-Faktoren wie die B-Vitamine, Vitamin E, Zink und Magnesium. Sie helfen beim nötigen Umbau von einer essentiellen Fettsäure in die nächste Stufe.
- Eine chronische Hefepilzinfektion, die den Körperstoffwechsel noch weiter beeinträchtigt.

Gehärtete Fette sind Nährstoffkiller

Viele Menschen sind verunsichert, was denn nun gehärtete und teilweise gehärtete Fette sind und in welchem Verhältnis sie zu essentiellen, ungesättigten oder zu gesättigten Fettsäuren stehen. Wir alle brauchen Fettsäuren um Körperfett aufzubauen. Gesättigte Fettsäuren sind bei Raumtemperatur fest. Sie brauchen wir für unsere Gesundheit nicht, unser Körper kann sie selbst herstellen. Dies sind die Fette, die die Blutgefäße verstopfen und unseren Körper daran hindern, die ungesättigten lebensnotwendigen Fettsäuren aus der Nahrung aufzunehmen und richtig zu verwerten.

Ungesättigte Fettsäuren sind bei Raumtemperatur flüssig. Einige sind lebensnotwendig, andere flüssige Öle aber nicht. Das bedeutet, daß alle essentiellen Fettsäuren in flüssigen Fetten stecken, aber nicht alle flüssigen Fette essentiell, also lebensnotwendig sind. Noch einmal: Unser Körper kann die nichtessentiellen Fettsäuren selbst herstellen. Man muß deshalb vor allem wissen, welche flüssigen Fette die benötigten Omega-3 und Omega-6-Fettsäuren enthalten.

Tips für die Nährstoffergänzung

Ein Kind, das an einem Mangel an essentiellen Fettsäuren leidet, muß vor allem Öle aufnehmen, die reich an Omega-3 und/oder Omega-6-Fettsäuren sind. Sprechen Sie mit Ihrem Arzt, wenn Sie es mit essentiellen Fettsäuren versuchen wollen. Behalten Sie im Kopf, daß es die Symptome ihres Kindes kurzfristig noch verschärfen kann, wenn Sie nicht die richtige Fettsäure in der richtigen Menge geben.

Quellen für Omega-6-Fettsäuren

Wenn die Symptome ihres Kindes durch einen Mangel an essentiellen Fettsäuren hervorgerufen werden, könnte ihm eine Nahrungsergänzung dieser Substanzen wirklich deutlich helfen. Einige Kinder reagieren schon innerhalb von Stunden gut darauf, bei anderen kann es aber auch mehrere Monate dauern, bis Sie eine Besserung feststellen.

Omega-6-Fettsäuren finden sich zumeist in Samen, die aus wärmeren Regionen stammen. Wichtige Quellen sind Saflor-Öl, Sonnenblumenöl, Maiskeimöl, Nachtkerzenöl und Sesamöl.

Kapseln mit Nachtkerzenöl können Sie in Reformhäusern kaufen. Eine Kapsel sollte 500 Milligramm enthalten. Für Ihr Kind gilt dann pro Tag folgende Dosierung:

Bis 1 Jahr:	*1-2 Jahre:*	*3-5 Jahre:*	*6-9 Jahre:*	*10-12 Jahre:*	*Danach:*
1 Kapsel	2 Kapseln	3 Kapseln	4 Kapseln	5 Kapseln	6 Kapseln

Beginnen Sie beim Nachtkerzenöl immer mit einer Kapsel am Tag. Jede weitere Kapsel wird im drei-Tages-Rhythmus dazugegeben. Die maximale Dosis für Erwachsene liegt bei zweimal drei Kapseln täglich. Vor allem hyperaktive Kinder reagieren häufig sehr positiv auf ein bis drei Kapeln mit Nachtkerzenöl täglich.

Quellen für Omega-3-Fettsäuren

Die zweite wichtige Fettsäure, die Omega-3-Fettsäure, steckt vor allem in frischem fettigen Kaltwasserfisch wie Lachs, Thunfisch, Makrelen, Hering und Sardinen. Eine andere gute Quelle ist Leinöl, das Sie im Reformhaus kaufen können.

Hier gilt folgende tägliche Dosierung:

Bis 2 Jahre:	*2-3Jahre:*	*3 Jahre und älter:*
Ein Teelöffel	2 Teelöffel	3 Teelöffel

Eine weitere gute Quelle ist Walnußöl. Die Dosierung für Walnußöl ist doppelt so hoch wie die für Leinöl. Das heißt mit anderen Worten, Kinder über drei Jahre sollten zweimal täglich drei Teelöffel erhalten. Walnußöl gibt es im Reformhaus und in manchen Supermärkten.

Andere natürliche Quellen für Omega-3- und Omega-6-Fettsäuren sind Kidney-Bohnen und Soja.

Wenn Sie Omega-3 und Omega-6-Fettsäuren als Nahrungsergänzung geben wollen, sollten Sie außerdem Folgendes wissen:

- Wenn Sie Ihrem Kind die erste Kapsel beispielsweise mit Nachtkerzenöl gegeben haben, könnte es innerhalb von 48 Stunden weniger durstig sein. Dies ist ein gutes Zeichen. Besserungen der Haut, von Nahrungsmittelallergien und Verhaltensproblemen können innerhalb der nächsten paar Wochen oder Monaten auftreten.

  Wenn es einem Kind bei einer bestimmten Dosierung besser geht, sollten Sie diese Menge beibehalten. Wenn Ihr Kind reizbarer wird, den Appetit verliert, Ausschlag oder Durchfall bekommt, legt dies nahe, daß es weniger Nachtkerzenöl bekommen sollte.

  Wenn Sie Zweifel haben, sollten Sie die Dosierung erst einmal stoppen und mit Ihrem Arzt Rücksprache halten.
- Wenn der Durst eines Kindes noch zunimmt, die Haut trockener wird oder sich sein Verhalten durch die Einnahme von Nachtkerzenöl sogar noch verschlimmert, versuchen Sie es mit Leinöl. Beginnen Sie mit einem Teelöffel zum Frühstück.

  Wenn dies gut vertragen wird, steigern Sie die Dosis nach ein paar Tagen auf zwei Teelöffel täglich. Nach ein paar weiteren Tagen können Sie dann drei Teelöffel probieren.

  Diese Dosierung steigern Sie, bis die Haut, das Verhalten und der Durst besser werden. Sprechen Sie mit Ihrem Arzt, wenn dazu täglich eine Dosis von mehreren Teelöffeln nötig ist.
- Riechen Sie an dem Öl, das Sie verwenden wollen. Wenn es ranzig riecht oder einen bitteren Geschmack hat, werfen Sie es weg. Man kann verhindern, daß ein Öl ranzig wird, wenn man ein oder zwei Kapseln mit Vitamin E zerdrückt und in das Öl gibt. Rühren Sie es dann aber nicht um. Frieren Sie das Öl ein. Vitamin E und das Einfrieren verzögert das Ranzigwerden deutlich.
- Einige Kinder weigern sich, Nachtkerzenöl-Kapseln zu schlucken oder Leinöl einzunehmen. Wenn dies so ist, stechen Sie die Kapsel an und drücken Sie das Öl heraus. Massieren Sie es dann abends in die Haut des Kindes am Po ein. Dann wird zwar das Bettzeug und die Unterwäsche am nächsten morgen fleckig sein, aber das Öl ist dann über die Haut aufgenommen worden.
- Meiden oder reduzieren Sie zumindest alle gehärteten Fette, alle teilweise gehärteten Fette, Margarine, Weißmehl, Fertignahrungsmittel und Zucker.

Verdauungsenzyme

Klinische Ökologen glauben, daß Nahrungsmittel-Überempfindlichkeiten sich manchmal dadurch lindern lassen, daß man die Verdauung oder die Aufspaltung von Nahrungsmitteln im Darm und dadurch auch ihre Aufnahme verbessern kann.

Wenn große Nahrungspartikel von ungenügend verdauten Lebensmitteln in den Blutstom übertreten, kann dies die Tendenz verstärken, Allergien zu entwickeln.

Fehlen Verdauungsenzyme?

Häufige Anzeichen dafür, daß einem Menschen Verdauungsenzyme fehlen sind Blähungen, Aufstoßen, Sodbrennen, Übelkeit, Verstopfung, Durchfall und unverdaute Nahrungsbestandteile im Stuhl. Auch Zahneindrücke auf beiden Seiten der Zunge können ein Anzeichen dafür sein.

Manchmal verschwinden diese Beschwerden, wenn man mit jeder Mahlzeit oder größeren Zwischenmahlzeit Verdauungsenzyme einnimmt. Wenn Sie es nicht tun, sprechen Sie mit Ihrem Arzt darüber, eventuell einen Gastroenterologen zu Rate zu ziehen. Es gibt nur wenige Wege, wie unser Darm mit uns sprechen oder sich beschweren kann und viele medizinischen Probleme können die gleichen Symptome hervorrufen. Viele Verdauungsenzyme können Sie frei in der Apotheke kaufen. Nicht jedes Enzym hat die gleichen Aufgaben. Einige spalten Fett, andere Eiweiße oder Zucker. Sprechen Sie am besten vorher mit Ihrem Arzt.

Aminosäuren

Manche Kinder fühlen sich nicht wohl und Ihr Körper kann nicht richtig funktionieren, weil ihr Stoffwechsel nicht normal klappt. Manchmal kann dann eine Blutanalyse zu bestimmten Aminosäuren Aufschluß geben und man kann dann ganz gezielt diese fehlenden Substanzen ersetzen.

Wenn wir Eiweiße oder andere Nahrungsmittel essen, werden sie von verschiedenen Enzymen aufgespalten und weiterverdaut. Dann entstehen Peptide und dann Aminosäuren. Diese werden aufgenommen, in unserem Blut weitertransportiert und schließlich eingelagert.

An verschiedenen Stellen des Körpers wie etwa der Leber und den Muskeln werden sie dann um- und neu zusammengebaut. Aminosäuren sind Bausteine, die zur Schaffung neuer Substanzen verwendet werden. Diese liefern dann wiederum Energie, bilden Antikörper, und /oder produzieren andere notwendige Substanzen wie Hormone, die unser Körper braucht.

Um es einmal sehr plastisch darzustellen nehmen wir einmal an, daß unser Körper eine Aminosäure mit dem Namen X in eine notwendige Substanz mit den Namen Y umbauen muß. Um dies zu bewerkstelligen, muß der Körper auch nötige B-Vitamine oder Vitamin C und/oder Spurenelemente wie Zink, Magnesium oder Mangan zur Verfügung haben.

Wenn ein Bluttest nun ergibt, daß der Körper zuviel an der Substanz X, aber zuwenig von der Substanz Y hat, muß man den Grund dafür herausfinden. Man muß sich zunächst fragen, ob dem Körper vielleicht die dafür nötigen Nährstoffe fehlen. Auch wenn man zu wenig Eiweiß ißt, oder dies nur unzureichend verdaut wird, kann es einen Mangel an der Substanz X geben, dann wäre allerdings zuwenig X und zuwenig Y vorhanden.

Manchmal ist die Lösung dann sehr einfach, und man muß nur genügend X aufnehmen oder ein Verdauungsenzym einnehmen, das für die richtige Aufnahme dieser Substanz X sorgt. Dann kann der Körper auch alleine genügend Y aufbauen. Manchmal funktionieren aber auch die Nieren nicht richtig, so daß die Substanz X ausgeschieden wird, bevor sie der Körper verwerten kann. Manchmal ist dann die Antwort, den Körper direkt mit der Substanz Y zu versorgen oder aber den Grund für die Nierenstörung zu beseitigen.

Wenn man den Aminosäuregehalt im Blut und im Urin untersucht, ist es manchmal möglich, den Grund dafür festzustellen, warum und an welcher Stelle der Körper nicht richtig funktioniert. Manchmal kann dann eine spezielle Aminosäuren-Therapie oder die Nährstoffergänzung von Vitaminen und Spurenelementen dem Körper helfen, wieder richtig zu funktionieren.

Nicht bei jedem allergischen Kind sind Untersuchungen von Aminosäuren nötig, aber eben für einige. Diese Untersuchungen helfen uns, bestimmte Informationen über unseren Körper zu bekommen, ob es vielleicht ganz spezielle Fehlabläufe im Stoffwechsel oder im Geschehen innerhalb der einzelnen Körperzellen gibt. Derartige Untersuchungen läßt man am besten in darauf spezialisierten Labors durchführen (siehe Anhang). Auch die Behandlung mit bestimmten Aminosäure-Präparaten gehört in die Hand eines kundigen Therapeuten.

Wenn es uns gelingt, jede Körperzelle so gesund wie möglich zu machen, wird sich auch der Körper als Ganzes viel besser fühlen. Aminosäuren-Untersuchungen liefern eine gute Einsicht in das Geschehen in jeder einzelnen Körperzelle. Manchmal liefern diese Art Untersuchungen auch ganz individuelle Hilfestellung für Kinder, die Schlaf-, Lern-, oder Verhaltensprobleme haben. Der folgende Fall zeigt, wie eine Aminosäuren-Therapie einigen Kindern offensichtlich sehr gut helfen kann.

Arthritis und ein Tryptophanmangel – Julie

Julies Mutter kam zu uns, um ihre Tochter auf Allergien untersuchen zu lassen, weil sie nicht schlafen konnte. Julie war so hochgradig auf so viele Nahrungsmittel allergisch, daß es schwierig war, für die Sechsjährige überhaupt genügend zu essen zu finden. Sie hatte viele allergische Verwandte. Vor ihrer Geburt hatte Julie im Mutterleib viel häufiger Schluckauf als normal.

Schon als Säugling schrie Julie manchmal für ungefähr zehn Minuten, als hätte sie heftige Schmerzen. Dies geschah mehrmals täglich. Nach einiger Zeit bekam ihre Mutter mit, daß Julie immer dann besonders aufgeregt und nervös wurde, wenn sie nur sechsmal an Milch genippt hatte.

Sie strich ihr daraufhin die Milch und gab dem Baby lieber Kalzium, dem es daraufhin viel besser zu gehen schien. Mit ungefähr vier Mona-

ten, als das Kind zum ersten mal feste Nahrung bekam, wurde auf einmal die Schlaflosigkeit ein ständiges Problem. Dann setzten die immer wiederkehrenden Ohrentzündungen ein. Ihre Mutter fand heraus, daß ein Milchpulver nach dem anderen Julie Probleme zu bereiten schien. Als sie es wieder einmal mit Kuhmilch versuchte, mußte sie sie ganz schnell ins Krankenhaus bringen. Innerhalb von fünfzehn Minuten waren die Nase, die Augen und die Kehle zugeschwollen und sie bekam Blasen auf der Zunge.

Mit ungefähr acht Monaten bekam Julie Schmerzen im rechten Handgelenk. Nach einer intensiven Diagnostik wurde festgestellt, daß sie Rheuma hätte. Später, als die Familie in ein feuchtes, trübes Gebiet im Süden der USA umzog, bekam Julie immer wieder an besonders feuchten Tagen rote, geschwollene Gelenke. Am Tage bevor es zu regnen begann, weinte sie immer. Ein Rheuma-Medikament half, aber die Anfälle traten noch immer auf.

Dann las ihre Mutter zufällt ein Buch des amerikanische Arztes Dr. Collin Dong zum Thema Arthritis und sie beschloß, seine Ernährungsempfehlungen bei Julie auszuprobieren als sie zwei war.

Schon einen Tag nach der Ernährungsumstellung weinte Julie nicht mehr so häufig wie sonst, sie hatte weniger Gelenkschmerzen und sie konnte viel besser schlafen. Nach einiger Zeit bemerkte ihre Mutter, daß sich Julie nach jedem Diätfehler schlechter fühlte. Sie behielt die Diät bei, bis Julie etwa vier war.

Sie versuchte es mit dieser Diät, trotzdem die meisten Arthritis-Spezialisten stark bezweifeln, daß Nahrungsmittel überhaupt Gelenkentzündungen hervorrufen können. Einigen Rheumakranken aber scheinen bestimmte Ernährungsformen zu helfen und einige wenige Studien scheinen diese Beobachtung zu unterstützen. Sprechen Sie aber auf jeden Fall mit Ihrem Arzt, bevor Sie Ihr Kind auf irgendeine spezielle Diät setzen.

Weil die immer wiederkehrenden Infektionen ein Problem blieben, brauchte Julie häufig Antibiotika. Dies führte dann zu einer Hefepilzinfektion. Auch für Julie kam der Wendepunkt, als ihre Mutter die Ferneh-Talkshow sah, zu der ich eingeladen war. Das erste Mal zog Julies Mutter in Betracht, daß die Ernährungs- und Schlafprobleme ihrer Tochter etwas mit Allergien zu tun haben könnten. Sie fand einen klinischen Ökologen, der mit einer entsprechenden Behandlung begann.

Mit vier Jahren wurde Julie auf Parasiten und Hefen behandelt, bekam ein Extrakt gegen die häufigsten Allergene und begann mit einer Aminosäuren-Therapie. Die Aminosäure-Messungen hatten bei ihr ergeben, daß sie Tryptophan brauchte. Dies ist eine natürliche, beruhigende Substanz, die normalerweise im Gehirn vorkommt. Drei Wochen nach Beginn der Therapie schlief Julie gut und das erste Mal konnte sie auch leicht von ihrer Diät abweichen ohne Probleme zu bekommen. Einmal vergaß Julies Mutter, die Aminosäuren nachzube-

stellen und ihre Schlafprobleme tauchten wieder auf. Als sie wieder damit anfing, ging es Julie nach zwei Wochen wieder besser. Mit einer Aminosäuren-Therapie tolerierte sie sogar trübe, nasse Tage ohne Gelenkschmerzen zu bekommen. Es schien also so, als würden diese Substanzen auch ihre Gelenkentzündungen lindern.

Auch nach vielen Jahren blieb Milch ein ernstes Problem für Julie. Wenn Milch auf ihre Haut kommt, entwickeln sich dort Blasen. Glücklicherweise ist diese Art extremer Überempfindlichkeit sehr selten, aber sie legt nahe, daß dieses Kind wohl niemals Milchprodukte tolerieren wird.

Als Julie fünf war, schlug der Hausarzt vor, doch nun mit den Aminosäuren aufzuhören. Die Schlafprobleme und die Schmerzen kamen zurück, und einmal wachte Julie schreiend und alptraumgequält auf.

Dieses Kind scheint sich am besten zu fühlen, wenn sie eine spezielle Ernährung beibehält, bestimmte Nahrungsmittel meidet und die anderen im Vier-Tages-Rhythmus durchtauscht. Wenn sie eine Behandlung mit unseren neueren Allergenextrakten bekommt, kann sie auch mehr Nahrungsmittel essen, ohne Probleme zu bekommen. Sie konnte die größte Auswahl an Lebensmitteln zu sich nehmen, als sie sowohl eine Allergenextrakt-Behandlung als auch eine Aminosäuren-Therapie bekam.

Psychotherapie – eine wichtige Hilfe

Viele Kinder, die eine Gehirnallergie haben und sich niemals in ihrem Leben richtig wohlfühlten, reagieren schlecht oder gar nicht auf eine Psychotherapie, bevor wir sie das erste Mal in unserer Praxis zu Gesicht bekommen. Unsere ganzheitliche Allergiebehandlung allein kann aber nicht allen helfen und viele brauchen auch später noch psychotherapeutische Beratung. Dann allerdings greifen die gleichen Empfehlungen des Therapeuten auf einmal, die vor der Allergiebehandlung so nutzlos waren.

Techniken zur Verhaltensänderung helfen einfach nicht, wenn ein Kind einen nahrungsmittelbedingten, vollausgeprägten Anfall hat. Diese Kinder können sich ja häufig nicht einmal daran erinnern, was sie während dieser Anfälle alles getan haben. Manchmal scheinen sie wirklich nicht zu hören oder zu verstehen, wenn sie auf Allergene reagieren. Es ist fast so, als wären sie nicht ganz in der Wirklichkeit angekommen.

Nachdem man diese Kinder gegen ihre Allergien behandelt hat, brauchen sie und ihre Eltern weiterhin psychotherapeutische Beratung, weil sie lernen müssen, mit den zukünftigen Ausbrüchen des Kindes besser umzugehen. Zusätzlich müssen sie auch lernen, ihre früher erworbenen Reaktionsweisen auf solche Ausbrüche zu ändern. Viele Kinder fühlen sich schon über viele Jahre minderwertig, schuldig, zurückgesetzt und wütend, und es ist dringend nötig, daß sie ein besseres Selbstwertgefühl entwickeln.

Viele haben ein Leben hinter sich, in dem sie sich nur selten wirklich wohlgefühlt haben, entweder körperlich oder seelisch. Wegen ihrer sozialen Einschränkungen haben viele nur wenig Freunde, wenn überhaupt. Viele leisten niemals das, was eigentlich ihren Fähigkeiten entspräche. Sie glauben, daß sie „dumm“ oder „schlecht“ wären und haben kein Selbstwertgefühl. Ohne eine entsprechende psychotherapeutische Beratung erkennen sie vielleicht niemals ihren wahren Wert.

Sie müssen lernen anzuerkennen, daß auch sie besondere Gaben haben, die die etwas schärferen Ecken und Kanten im Charakter wieder wettmachen. Viele Eltern haben mir gegenüber gesagt, daß ihr Problemkind zwar geliebt aber nicht gemocht wird. Häufig braucht die ganze Familie der Kinder, die ich in diesem Buch beschrieben habe, in irgendeiner Form psychotherapeutische Beratung. Die Geschwister fühlen sich vernachlässigt, weil die „alte Quaktasche“ die ganze Aufmerksamkeit bekommt. Die betroffenen Kinder und auch ihre Eltern haben bestimmte Verhaltensmuster entwickelt, die es zu ändern gilt. Der Streß in einer Familie mit einem Kind, das ständig zwischen einer Dr. Jekyll/Mr. Hyde-Persönlichkeit hin- und herschwankt, ist einfach enorm.

Einige Väter arbeiten freiwillig länger, haben zwei Jobs, werden Alkoholiker oder suchen sich einfach eine neue Frau. Die Mütter werden typischerweise mit der quälenden Vorstellung nicht fertig, sowohl eine schlechte Ehefrau als auch eine schlechte Mutter zu sein. Viele Ehemänner, Verwandte, Freunde und sogar Ärzte machen sie für das schlechte Benehmen ihres Kindes verantwortlich, und sie werden Opfer einer völlig unmöglichen Situation.

Nachdem sowohl das Kind als auch die Eltern verstehen, warum bestimmte Reaktionen auftreten, macht dies es ihnen viel einfacher, bestimmte nahrungsmittelbedingte Verhaltensweisen zu tolerieren. Das erste Mal erkennen die Eltern und die Kinder, daß es nicht ihre Schuld ist.

Die Kinder sehen, daß sie eigentlich sehr umgängliche, nette Zeitgenossen sind und die älteren von ihnen sagen sehr häufig, sie wären glücklich, zu erkennen, daß sie „nicht verrückt" seien. Nachdem es Kindern durch eine ganzheitliche Allergiebehandlung besser geht, braucht es häufig nur kleinere Verhaltensänderungen, um einen Zustand von Frieden und Zufriedenheit in ihrem Zuhause zu schaffen, den es so zuvor noch nie gegeben hat.

Glossar

ADD

(„Attention Deficit Disorder“). Ein Fachausdruck für Kinder, die leicht ablenkbar und impulsiv sind und sich nicht konzentrieren können. Wenn dies auch noch Hand in Hand mit Hyperaktivität geht, nennt man das Syndrom auch „Attention Deficit Hyperactivity Disoder (ADHD).

Alkali

Eine Substanz mit einem hohen pH-Wert wie etwa Backpulver. Das Gegenteil dazu sind Säuren wie etwa Essig, die einen niedrigen pH-Wert haben. Alkali-Zubereitungen aus Bikarbonaten eignen sich häufig dafür, allergische Reaktionen auf Nahrungsmittel zu bremsen oder zu lindern.

Allergen

Etwas, das eine allergische Reaktion auslöst. Häufige Allergene sind Hausstaub, Schimmelpilze, Pollen, Haustiere und Nahrungsmittel.

Allergologe

Ein Arzt, der sich auf die Erkennung und Behandlung von Allergien spezialisiert hat.

Aminosäuren

Kleinste Bausteine, aus denen der Körper wichtige Substanzen wie Hormone oder Enzyme herstellt. Einige kann er selbst herstellen, andere muß man mit der eiweißreichen Nahrung aufnehmen. Diese Eiweiße spaltet der Körper in immer kleinere Bausteine auf, bis er an die Aminosäuren gelangt.

Antigen

Das gleiche wie „Allergen“.

Antikörper

Ein Abwehrsoldat des Körpers. Es gibt immer spezielle Antikörper, die zu einem Antigen (oder „Allergen“) wie der Schlüssel zu einem Schloß passen. Wenn beide sich zusammenklinken, wird die Entzündungssubstanz Histamin frei und dies kann eine allergische Reaktion auslösen.

Aspartam

Künstlicher Süßstoff, den man beispielsweise in „NutraSweet“ findet.

ATFS

(„Allergic Tension Fatigue Syndrome“ oder „allergisch bedingtes Anspannungs-Müdigkeits-Syndrom). Ein medizinischen Problem, das Anspannung, Reizbarkeit, Hyperaktivität und/oder Müdigkeit, Depression und Teilnahmslosigkeit beinhalten kann.

Candida

Der Fachbegriff für mikroskopisch kleine Hefepilze. Einige von ihnen können krank machen, beispielsweise „Candida albicans“ oder „Candida krusei“.

Conner'scher Hyperaktivitäts-Wert

Das Maß für das Ausmaß eines hyperkinetischen Syndroms bei Kindern. Die Werteskala reicht von 0 bis 30. Ein Wert von 0 bis 15 ist normal. Ein Wert über 18 deutet auf Hyperaktivität hin, und je dichter der Wert an 30 liegt, umso hyperaktiver ist ein Kind. Der Wert erfaßt keine Verhaltensänderungen.

Doppelblind-Studie

Eine Methode, wie man wissenschaftliche Studien objektiver macht und von vorgefaßten Meinungen befreit. Weder der Arzt noch der Patient (deshalb „doppel“-blind) weiß, auf was der Patient gerade getestet wird – ob es tatsächlich beispielsweise das Allergen oder aber eine harmlose Substanz ist, die genauso aussieht, sich so anfühlt und genauso schmeckt.

Das letztere nennt man Plazebo und sollte auf den Patienten keinen Einfluß haben. Ziel ist es herauszubekommen, ob der Patient einen Unterschied zwischen der tatsächlich wirksamen Substanz und dem Plazebo feststellen kann oder dabei Symptome bekommt.

Dr. Jekyll/Mr. Hyde-Verhalten

Eine dramatische Veränderung im Wesen eines Menschen. Ein Kind beispielsweise, das auf ein Nahrungsmittel allergisch reagiert, kann sich innerhalb weniger Minuten von einem netten, ruhigen Kind des Typs „Dr. Jekyll“ in einen unmöglichen und unkontrollierbaren „Mr. Hyde“ verwandeln.

EEG

(Elektroenzephalogramm), Hirnstrommessung. Eine Meßmethode, die bestimmte Abweichungen aufzeigt, wenn jemand beispielsweise in Ohnmacht fällt oder das Gehirn nicht richtig arbeitet.

Einfache Weglaßkost

Ein Ernährungsfahrplan, bei dem man zunächst gezielt ein Lebensmittel aus der Ernährung streicht. Nach vier Tagen ißt man es dann wieder, um zu testen, ob es Beschwerden auslöst.

Enzyme

Körpereigene Substanz, die dort chemische Reaktionen anschiebt und erst möglich macht. Wichtig für den gesamten Stoffwechsel und deshalb auch für die Verdauung.

Gastroenterologe

Ein Arzt, der sich auf Erkrankungen des Magen-Darm-Traktes spezialisiert hat.

Gehirnallergie

Eine allergische Reaktion des Nervensystems, insbesondere des Gehirns. Klinische Ökologen beobachten häufig, daß nicht nur die klassischen Organe wie die Atemwege oder der Darm sondern eben auch die Nerven von einer allergischen Reaktion in Mitleidenschaft gezogen werden können.

Glukose-Toleranz-Test

Ein Test, mit dem sich eine Unterzuckerung des Blutes feststellen läßt. Der Patient trinkt dabei eine konzentrierte Zuckerlösung. Dann wird das Blut vier bis fünf Stunden lang alle dreißig bis sechzig Minuten darauf untersucht, ob der Blutzuckerspiegel immer normal bleibt oder ob er zu stark abfällt (also unter 60 Milligramm pro Deziliter Blut).

Hirnbotenstoff

Chemische Substanz, die Informationen zwischen den Nervenzellen weiterleitet. Besonders wichtig für das richtige Funktionieren des Gehirns.

Histamin

Ein chemischer Botenstoff, der ausgeschüttet wird, wenn sich ein Antigen wie Nahrungsmittel, Pollen, Hausstaub oder Schimmelpilze mit dem entsprechenden Antikörper verbindet.

Hypoglykämie

Unterzuckerung.

IgE

(Immunglobulin vom Typ E). Ein spezieller Antikörpertyp. Wenn hiervon zuviele im Blut vorhanden sind, legt dies eine Allergie nahe.

IgG

Immunglobulin vom Typ G. Eine besondere Art Immunzelle. Siehe auch IgE.

Inkontinenz

Unfähigkeit des Körpers, den Urin oder den Stuhl zu halten und zu kontrollieren.

Intradermaltest

Ein Allergietest, bei dem eine Lösung unter die oberste Hautschicht gespritzt wird.

Klinische Ökologen

Ärzte, die sich besonders für Umweltmedizin interessieren. Sie haben ganz besonders viel Erfahrung damit, wie Allergene oder Chemikalien aus unserer Umwelt unsere Gesundheit und unsere Psyche beeinflussen können.

Kohlenwasserstoffe

Oberbegriff für viele organische Verbindungen, die nur Wasserstoff und Kohlenstoff enthalten wie etwa Benzol und Methan.

Laktobakterien

Nützliche Milchsäurebakterien, die im Darm leben und dort bei der Verdauung helfen.

Laktoseintoleranz

Milchzuckerunverträglichkeit. Dann fehlt das Verdauungsenzym Laktase, das den Milchzucker aufspaltet und verdauen hilft.

Maskierte Allergie

Eine unerkannte Allergie, die sich erst zeigt, wenn man das auslösende Allergen mehrere Tage nicht zu sich genommen oder gerochen hat. Die Beschwerden durch eine maskierte Allergie sind sehr vielfältig, häufig werden sie von Ärzten als „Befindlichkeitsstörungen" abgetan.

Mehrfache Weglaßkost

Ein Ernährungsfahrplan, bei dem man für rund eine Woche alle Lebensmittel wegläßt, die häufig eine Allergie auslösen. Dazu zählen beispielsweise Milch oder Weizen. Dann führt man jeden Tag wieder nacheinander eines dieser Lebensmittel ein, um zu beobachten, ob es Probleme bereitet.

Metabolismus

Eine komplexe Abfolge von verschiedenen physikalischen und chemischen Reaktionen, die die Nahrung in Bestandteile aufschlüsselt, die der Körper dann verwerten kann.

Milben

Ein nadelspitzengroßes, farbloses Lebewesen, das in Betten, Kissen, Matratzen und Sofapolstern lebt. Es ist der Bestandteil des Hausstaubs, der die meisten Allergien auslöst.

Miller-Methode

Siehe Provokations-/Neutralisationstest.

Nervenbotenstoff

Siehe Hirnbotenstoff.

Neurotransmitter

Siehe Hirnbotenstoff.

Organisch

Alles was von lebenden Dingen stammt wie etwa von Pflanzen und Tieren. Das Gegenteil dazu ist anorganisch, wie beispielsweise Steine.

Ösophagus

Die Speiseröhre.

Peak-Flow-Meter (PFM)

Eine kleine Plastikröhre mit einer Skala obendrauf. Mit ihm kann man die Lungenkraft messen, indem man einmal kräftig durch das PFM ausatmet. Wenn man es richtig verwendet, kann man damit auch den Grund für das Asthma eines Kindes herausfinden.

Plazebo

Eine Substanz die aussieht wie eine andere Substanz, die man gerne an einem Patienten testen möchte. Sie schmeckt auch so und fühlt sich auch so an.

Ein Beispiel: Wenn man feststellen möchte, ob ein bestimmtes Medikament Schmerzen lindert, würde man einem Patienten mit Schmerzen zwei Tabletten geben, die genau gleich aussehen und auch genau gleich schmecken.

Dann sagt man ihm, er solle sie zu zwei unterschiedlichen Anlässen gegen seine Schmerzen nehmen. Das Ziel ist es dann festzustellen, ob die Tablette mit der Wirksubstanz etwas an den Schmerzen ändert – anders als die Plazebo-Tablette.

Praktische Rotationskost

Eine Ernährungsform, die alle Lebensmittel in vier Listen aufteilt. Die Ernährung eines jeden Tages wird aus einer der Listen zusammengestellt, so daß ein Lebensmittel erst wieder nach vier Tagen gegessen wird.

Diese Ernährung macht es möglich, Lebensmittelallergien sehr schnell festzustellen, weil bestimmte Symptome dann einem festen Vier-Tages-Schema folgen müssen.

Ein Beispiel: Wenn Milch und Milchprodukte immer am Tag 2 gegessen werden und Milch verursacht bei einem Kind Asthma und macht es hyperaktiv, dann wird das Kind immer am 2, 6 und am 10 Tag diese Beschwerden haben.

Prämenstruelles Syndrom (PMS)

Symptome von Müdigkeit, Reizbarkeit, Depression oder Verspannung, die manche Frauen an den Tagen vor ihrer Monatsblutung verspüren.

Prick-Test

Ein Allergietest. Auf die Haut wird ein Tröpfchen der zu testenden Substanz aufgebracht, durch diesen Tropfen hindurch sticht man dann mit einer Nadel in die oberste Hautschicht. Wenn diese Testregion dann ausreichend rot wird oder anschwillt, zeigt dies eine mögliche Allergie auf die getestete Lösung.

Prophylaktisch

Vorbeugend

Provokations-/Neutralisationstest

Eine neue, sehr genaue Methode zu Testung und Behandlung von Allergien, die aus zwei Schritten besteht. Die Provokation ist der Allergietest auf der Haut. Ein Tröpfchen der Testlösung wird entweder unter die Haut gespritzt oder der Patient träufelt sie sich unter die Zunge. Damit kann man dann eine Reaktion auslösen, wenn der Patient eine Allergie hat. Die Neutralisation wird mit einer stärkeren Verdünnnung der Testlösung vorgenommen. Dies ist die Konzentration, auf die der Patient gerade keine Reaktion mehr zeigt. Mit ihr kann man dann die zuvor provozierten Reaktionen wieder zum Abklingen bringen.

Man kann sie auch im Alltag dazu benutzen, allergischen Reaktionen vorzubeugen oder sie zu lindern. Dann sind Medikamente häufig überflüssig. Andere Bezeichnungen sind „Miller-Methode“ oder „Rinkel-Methode“.

RAST-Test

Ein Bluttest. Wenn dieser Test positiv ist, deutet dies darauf hin, daß ein Patient allergisch auf eine bestimmte, getestete Substanz ist, wie beispielsweise ein Nahrungsmittel, Schimmelpilze, Hausstaub oder Pollen.

Rinkel-Methode

Siehe Provokations-/Neutralisationstest.

Ritalin

Medikamentenname. Der Wirkstoff darin heißt Methylphenidat. Es wird hyperaktiven Kindern verschrieben, um sie ruhigzustellen.

Scratch-Test

Ein Allergietest, bei dem man zuerst die Haut anritzt und dann ein Tröpfchen des Allergens daraufgibt. Wenn die Haut daraufhin an dieser Stelle rot wird und anschwillt, legt dies eine Allergie nahe.

Unterzuckerung

Ein Blutzuckerspiegel unter 60 Milligramm Zucker pro Deziliter Blut liegt unter dem Normalwert. Dies kann Hungergefühl, Reizbarkeit, Stimmungsschwankungen, Müdigkeit, unklares Denken und Aggression hervorrufen.

Verdauungsenzyme

Substanzen, die der Körper zur Verdauung braucht. Sie spalten die Nahrung in winzige Teile auf, die dann leichter vom Magen und dem Darm aus ins Blut gelangen können. Wenn Nahrungsmittel gut verdaut werden, ist das Risiko geringer, daß sie Allergien auslösen.

Verhaltensändernde Maßnahmen

Eine Methode, die Psychologen anwenden und sie Eltern und Kindern von verhaltensgestörten Kindern beibringen, damit sie besser mit dieser Störung umgehen können.

Literaturverzeichnis

1. ALLGEMEIN

Ashford, Nicholas, Ph.D., and Claudia Miller, M.D. Chemical Sensivity: A Report to the New Jersey Department of Health. 1989. New Jersey Department of Health, John Fitch Plaza, CN 360, Trenton, N.J. 08625.

Barkie, Karen. Sweet and Sugarfree. An All-Natural Fruit-Sweetened Dessert Cookbook. New York: St. Martin's Press, 1982.

Beasley, Joseph, M.D. How to Defeat Akoholism. New York: Times Books, a division of Random House, Inc., 1989.

Beasley, Joseph, and Jerry Swift. The Kellogg Report. 1989. The Institute of Health Policy Practice, The Bard College Center, Annandale-on-Hudson, N.Y., 12504. For a copy of publication write, 221 Broadway, Suite 301, Amityville, N.Y. 11701.

Bell, Iris. Clinical Ecology. 1982. Commonwealth Research Institute, P.O. Box 3168, Bolinas, Calif. 94924.

Brostoff, Jonathan and Linda Gamlin. Food Allergy and Intolerance. 1989. Bloomsbury Publishing Limited, 2 Soho Square, London, England WIV 5DE.

Coca, Arthur. The Pulse Test. 1956. Lyle Stuart, 225 Lafayette Square, New York, N.Y. 10012.

Coles, Gerald. The Learning Mystique. New York: Pantheon Books, a division of Random House, 1987.

Condrell, K. How to Raise a Brat. 1985. Loiry/Bonner Press, 226 W. Pensacola St., Suite 301, Tallahassee, Fla. 32301.

Gaby, Alan, M.D. B-Six: The Natural Healer. 1987. Keats Publishing, 27 Pine Street, New Canaan, Conn., 06840.

Grant, Ellen. The Bitter Pill. 1985. Practical Allergy Research Foundation (PARF), P.O. Box 60, Buffalo, N.Y. 14223-0060.

Harkavy, Joseph. Vascular Allergy and Its Systemic Manifestations. 1963. Butterworth's, 7235 Wisconsin Avenue, Washington, D.C..

Higa, Barbara R. D.1989. Desserts to Lower Your Fat Thermostat. Vitality House International, Inc., 3707 North Canyon Road, Provo, Utah 84604.

Hoffer, Abram, M.D., Ph.D. 1989. Orthomolecular Medicine for Physicians. Keats Publishing, 27 Pine Street, New Canaan, Conn. 06840.

Hubbard, L. Ron. Clear Body, Clear Mind. 1990, Bridge Publications, Inc., 4751 Fountain Avenue, Los Angeles, Calif. 90029.

Kingsley, Patrick. Conquering Cystitis. 1987. Ebury Press, Broadwick Street, London, England W1V 1FR, 27-37.

Mandell, Marshall. Dr. Mandell's 5-Day Allergy Relief System. New York: Pocket Books, 1981.

—. Dr. Mandell's Lifetime Arthritis Relief System. New York: Coward-McCann, 1983.

—. It's Not Your Fault You're Fat Diet. New York: Harper & Row, 1983.

Pauling, Linus. How to Live Longer and Feel Better. New York: Avon Books, 1986.

Randolph, Theron and Ralph Moss. An Alternative Approach to Allergies. New York: Harper & Row, 1989.

Rapp, Doris J., M.D. Allergies and the Hyperactive Child. 1980. Practical Allergy Research Foundation (PARF), P.O. Box 60, Buffalo, N.Y. 14223-0060.

—. Allergies and Your Family. 1980. Practical Allergy Research Foundation (PARF), P.O. Box 60, Buffalo, N.Y. 14223— 0060.

—. The Impossible Child. 1989. (Available in English and Spanish.) Practical Allergy Research Foundation (PARF), P.O. Box 60, Buffalo, N.Y. 14223-0060.

—. Recognize and Manage Your Allergies. 1987. Practical Allergy Research Foundation (PARF), P.O. Box 60, Buffalo, N.Y. 14223-0060.

Wilkenfeld, Irene. How Environmentally Safe Are Our Schools? 1990. Heal of Michiana, 52145 Farmington Square Road, Granger, Ind. 46530.

Wright, Jonathan, M.D. Dr. Wright's Guide to Healing with Nutrition. Emmaus, Pa.: Rodale Press, 1984.

Rechtliche Aspekte der Umweltmedizin

Ecological Illness Law Report. P.O. Box 6099, Wilmette, Ill. 60091.

Kriminalität

Reed, Barbara. Food, Teens and Behavior. 1983. Natural Press, P.O Box 2107, Manitowoc, Wis. 54220.

Schauss, Alexander. Diet, Crime and Deliquency. Berkeley, Calif: Parker House, 1981.

Candida

Connolly, Pat. The Candida Albicans Yeast-Free Cookbook. 1985. Keats Publishing, 27 Pine Street, New Canaan, Conn. 06840.

Crook, William. The Yeast Connection. 1989. Professional Books Inc., P.O. Box 3494, 681 Skyline Drive, Jackson, Tenn. 38301.

Lorenzani, Shirley. Candida: a Twentieth Century Disease. 1986. Keats Publishing, 27 Pine Street, P.O. Box 876, New Canaan, Conn. 06840.

Remington, Dennis and Barbara Higa. Back to Health. 1986. Vitality House International, 3707 N. Canyon Road #8C, Provo, Utah 84604.

Rockwell, Sally. Coping With Candida Cookbook. 1984. P. O. Box 15181, Seattle, Wash. 98115.

Trowbridge, John P., and Walker Morton, The Yeast Syndrome. New York: Bantam Books, 1986.

Truss, C. Orian, M.D. The Missing Diagnosis. 1985. The Missing Diagnosis. Inc., P.O. Box 26508, Birmingham, Ala. 35226.

Wunderlich, Ray, Jr., and Dwight Kalita. Candida Albicans. 1984. Keats Publishing, 27 Pine Street, New Canaan, Conn. 06840.

Hypoglykämie und Diabetes

Fredericks, Carlton, Ph.D. New Low Blood Sugar and You. New York: Putnam, 1985.

Philpott, William, and Dwight Kalita. Brain Allergies: The Psychonutrient Connection. 1980. Keats Publishing, 27 Pine Street, New Canaan, Conn. 06840.

—. Victory Over Dia6etes. 1983. Keats Publishing, 27 Pine Street, New Canaan, Conn. 06840.

Für Psychologen und Erzieher

Bahna, Sami, and Douglas Heiner. Allergies to Milk. 1980. Gene and Stratton, Inc., 111 Fifth Street, New York, N.Y. 10003.

Brostoff; Jonathan, and Stephen Challacombe. Food Allergy and Intolerance. 1987. Bailliere Tindall Publisher, 33 The Avenue Eastbourne, East Sussex, England BN21-3UN.

Department of Consumer Affairs. Clean Your Room.. A Compendium on Outdoor Pollution. 1982. Department of Consumer Affairs, P.O. Box 310, 1020 North Street, Sacramento, Calif. 95802.

Freed, D. L. J., Health Hazards of Milk. Philadelphia, Pa.: W. B. Saunders, 1984.

Hoffer, Abram. Orthomolecular Medicine for Physicians. 1989. Keats Publishing, 27 Pine Street, New Canaan, Conn. 06840.

Lee, Carleton. Allergy Neutralization. 1987. Tri Sigma Press, Box 5098, St. Joseph, Mo. 64505.

Miller, Joseph. Food Allergy: Provocative Testing and Injection Therapy. Springfield, Ill.: Charles C. Thomas Publishing, 1972.

—. Relief at Last. Springfield, Ill.: Charles C. Thomas Publishing, 1987.

O'Banion, Daniel. The Ecologic and Nutritional Treatment of Health Disorders. Springfield, Ill.: Charles C. Thomas Publishing, 1981.

—. The Ecology and Nutritional Approach to Behavioral Medicine. Springfield, Ill.: Charles C. Thomas Publishing, 1981.

Randolph, Theron. Human Ecology and Susceptibility to the Chemical Environment. Springfield, Ill.: Charles C. Thomas Publishing,1962.

Rinkle, Herbert J., Theron G. Randolph, and M. Zeller. Food Allergy. Springfield, Ill.: Charles C. Thomas Publishing, 1951.

Rowe, Albert H., M.D. Food Allergy, Its Manifestations, Diagnosis, and Treatment with a General Discussion of Bronchial Asthma. Springfield, Ill.: Charles C. Thomas Publishing, 1972.

FACHARTIKEL

Asthma

Soothill,J. F., and J. O. Warner. "Control Trial of Hyposensitization to Dermatophagoides Pteronyssinus in Children With Asthma." Lancet 9 (1978): 912-915.

Autismus

O'Banion, Daniel B., B. Armstrong, et al. "Disruptive Behavior: A Dietary Approach." Journal of Autism and Childhood Schizophrenia 8 (1978): 325-337.

Arthritis

Darlington, L., and J. Mansfield. "Food Allergy and Rheumatoid Disease." Annals of the Rheumatoid Diseases 42 (1983): 218.

Kroker, G. F. "Fasting and Rheumatoid Arthritis: A Multicenter Study." Clinical Ecology 2 (1984): 137-144.

Marshall, R. M., Robert M. Stroud, and G. F. Kroker. "Food Challenge Effects on Fasted Rheumatoid Arthritis Patients: A Multicenter Study." Clinisal Ecology 2 (1984): 181-190.

Parke, A. L., and G. R. V. Hughes. "Rheumatoid Arthritis and Food: A Case Study." Bntglish Medical Journal 282 (1981): 2027-2029.

Ratner, D., E. Eshel, and K. Vigder. "Juvenile Rheumatoid Arthritis and Milk Allergy." Journal of the Royal Society of Medicine 78 (1985): 410-413.

Vaughan, William T., "Palindromic Rheumatism Among Allergic Persons." Journal of Allergy 14 (1943): 256—263.

Zeller, M., "Rheumatoid Arthritis: Food Allergy as a Factor." Annals of Allergy 7 (1949): 200-239.

Kolitis

Soothill, J. F., et al. "Food Allergy: The Major Cause of Infantile Colitis." Archives of Diseases in Children 58 (1983):653.

Chemikalien und Umweltverschmutzung

Dowty, Betty J., John L. Laseter, and James Storer. "The Transplacental Migration and Accumulation in Blood of Volatile Organic Constituents." Pediatrics 10 (1976): 696-701.

Lieberman, Allan, Patricia Hardman, and Patricia Preston. "Academic, Behavioral, and Perceptual Reactions in Dyslexic Children When Exposed to Environmental Factors – Malathion and Petrochemical Ethanol." 1981. Dyslexia Research Institute, Inc., 4745 Centerville Road, Tallahassee, Fla. 32308.

Rapp, Doris, J., M.D. "Double-blind Case Report of Chronic Headache Due to Foods and Air Pollution." Abstract 13. Annals of Allergy 40 (1978): 289.

Rea, William J. et al. "Food and Chemical Susceptibility After Environmental Chemical Overexposure: Case Histories." Annals of Allergy 41 (1978): 101-110.

—. *"Pesticides and Brain Function Changes in a Controlled Environment." Clinical Ecology 2 (1984): 145-149.*

—. *"Toxic Volatile Organic Hydrocarbons in Chemically Sensitive Patients." Clinical Ecology 2 (1987): 70.*

Rogers, Sherry. "Diagnosing the Tight Building Syndrome or Diagnosing Chemical Hypersensitivity." Environmental International 15 (1989): 75-79.

Root, David, M.D., et al. "Excretion of a Lipophilic Toxicant Through the Sebaceous Gland: A Case Report." Journal of Toxicology 6(1) (1987): 13-17.

Depressionen

Randolph, Theron. "Allergic Factors in the Etiology of Certain Mental Symptoms." Journal of Laboratory & Clinical Medicine 36 (1950): 977.

—. *"Depression Caused by Home Exposures to Gas and Combustion Products of Gas, Oil, and Coal.ptoms." Journal of Laboratory & Clinical Medicine 46 (1955): 942.*

—. *"Ecologic Mental Illness—Psychiatry Exteriorized." Journal of Laboratory & Clinical Medicine 54 (1959): 936.*

—. *"An experimentally induced acute psychotic episode following the intubation of an allergic food." 7th Annual Congress, American College of Allergists, Chicago, Ill. February 1951.*

Ernährung

Atherton, D., et al. "A Double-Blind Controlled Trial of an Antigen Avoidance Diet in Atopic Eczema." Lancet 1(1978): 401-403.

Goldman, J., et al. "Behavioral Effects of Sucrose on Preschool Children." Journal of Abnormal Psychology 14 (4) (1986): 565-577.

Levy, F., et al. "Hyperkinesis and Diet: A Double-Blind Crossover Trial With a Tartrazene Challenge." The Medical Journal of Australia 1 (1978): 61-64.

Prinz, R., et al. "Dietary Correlates of Hyperactive Behavior in Children." Journal of Consulting and Clinical Psychology 48 (1980): 760-769.

Rapp, Doris J., M.D. "A Prototype for Food Sensitivity Studies in Children." (abstract) Annals of Allergy 47 (1981): 123-124.

Radcliffe, M., et al. "Food Allergy in Polysymptomatic Patients." The Practitioner 225 (1981): 1651-1654.

Rowe, K. "Synthetic Food Coloring and Hyperactivity: A Double-Blind Crossover Study." Australian Pediatrics 24 (1988): 143-147.

Shaywitz, B., et al. "Effects of Chronic Administration of Food Coloring on Activity Levels and Cognitive Performance in Normal and Hyperactive Developing Rat Pups." Annals of Neurology 4 (1978): 196.

Swanson, J. "Food Dyes Impair Performance of Hyperactive Children on a Laboratory Learning Test." Science 207 (1980): 1485-1487.

Tryphonas, H., et al. "Food Allergy in Children with Hyperactivity, Learning Disabilities and/or Minimal Brain Dysfunction." Annals of Allergy 42 (1979): 22-27.

Weiss, B., "Behavior Responses to Artificial Food Colors." Science 207 (1980): 1487-1489.

Williams, J., et al. "Relative Effects of Drugs and Diet on Hyperactive Behaviors: An Experimental Study." Pediatrics 61 (1978): 811-817.

Epilepsie

Crayton, John W. "Epilepsy Precipitated by Food Sensitivity: Report of a Case With Double-Blind Placebo-Controlled Assessment." Clinical Electroencephalography 12 (1981): 192.

Davidson, Hal. "Allergy and the Nervous System." Quarterly Review of Allergy and Applied Immunology 6 (1952): 157.

Egger, Joseph, M.D. et al. "Oligoantigenic Diet Treatment of Children With Epilepsy and Migraine." Journal of Pediatrics 114 (1) (1989): 51-58.

Allgemein

Boris, Marvin, M.D., et al. 1985. "Antigen-Induced Asthma Attenuated by Neutralization Therapy." Clinical Ecology 3 (1985): 59-62.

Brostoff, John, M.D., et al., "Low-Dose Sublingual Therapy in Patients with Allergic Rhinitis Due to House Dust Mite." Clinical Ecology 16 (1986): 483-491.

Campbell, M. Brent. "Neurologic Manifestations of Allergic Disease." Annals of Allergy 31 (1973): 485-498.

Crayton, John. "Anti-Candida Antibody Levels in Polysymptomatic Patients." Presented at The Candida Update Conference, Memphis, Tenn., September 16-18, 1988.

Gerrard, John W. et al. "Double-blind Study on the Value of Low-Dose Immunotherapy in the Treatment of Asthma and Allergic Rhinitis." Clinical Ecology 6 (1989): 43-46.

Jewett, Don, et al. "A Double-Blind Study of Symptom Provocation to Determine Food Sensitivity." JAMA 323 (7) (1990): 429-433.

King, D. "Can Allergic Exposure Provoke Psychological Symptoms? A Double-Blind Test." Biological Psychiatry 16 (1981): 3-19.

King, D., "The Reliability and Validity of Provocative Food Testing: A Critical Review." Medical Hypotheses 25 (1988): 7-16.

King, William, M.D., et al. "Provocation/Neutralization: A Two-Part Study." Part 1. The Intracutaneous Provocative Food Test: A Multi-Center Comparison Study. Otolaryngology Head Neck Surgery 99 (1988): 263-277.

—. "Provovation/Neutralization: A Two-Part Study." Part 2. Subcutaneous Neutralization Therapy: A Multi-Center Comparison Study. Otolaryngology Head Neck Surgery 99 (1988): 272-277.

Lagrue, G., et al. "Food Sensitivity and Ideopathic Nephrotic Syndrome." Lancet 2 (1987), p. 277.

Laseter, John, Ph.D. "Monitoring of Aromatic and Chlorinated Solvents in Blood Following Inhalant Abuse in Juveniles " Presented at the National Inhalant Abuse Prevention Conference, San Antonio Tex., March 13-16, 1990.

Mandell, Marshall. "Unsuspected Allergies Play a Major Role in Tourette's Syndrome." Presented to Society for Clinical Ecology, November 1984.

Mandell, Marshall, M.D., et al. "The Role of Allergy in Arthritis, Rheumatism, and Polysymptomatic Cerebral, Visceral, and Somatic Disorders: Double-Blind Study." Journal of International Academy of Preventative Medicine 1982.

Moore, Patricia. "Clinical Ecology: Medicine for the Chemical-Sensitive." Coming Clean at Home—Garbage—The Practical Journal for the Environment (1990): pp. 30-35.

O'Shea, J., et al. "Double-Blind Study of Children With Hyperkinetic Syndrome Treated With Multi-Allergen Extract Sublingually." Journal of Learning Disabilities 14 (1981): 189.

Rapp, Doris J., M.D. "Double-Blind Confirmation and Treatment of Milk Sensitivity." Medical Journal of Australia 1 (1978): 571-572.

Rapp, Doris J., M.D. "Environmental Medicine: An Expanded Approach to Allergy." Buffalo Physisian 2 (1986): 15-24.

Rapp, Doris J., M.D. "Food Allergy Treatment For Hyperkinesis." Journal of Learning Disabilities 12 (1979): 42-50.

Rapp, Doris J., M.D. "Water as a Cause of Angio-Edema and Urticaria." JAMA 221 (1972): 305.

Rapp, Doris J., M.D. "Weeping Eyes in Wheat Allergy." Trans American Society of Ophtalmology and Otolaryngology 18 (1978): 149.

Rea, William, M.D. et al. "Elimination of Oral Food Challenge Reaction by Injection of Food Extracts: A Double-Blind Evaluation." Archives of Otolaryngology 110 (1984): 248-252.

—. "The Environmental Aspects of the Post-Polio Syndrome." World Conference on Post-Polio, 1986.

Ross, G. "Confirmation of Chemical Sensitivity by Double-Blind Inhalant Challenge." Presented at International Conference on Food and Environmental Factors in Human Disease. Buxton, Derbyshire, England, July 3-6, 1990.

Russell, Michael, et al. "Learned Histamine Release." Science 23 (1984): 733-734.

Satterfield, J. "Therapeutic Interventions to Prevent Delinquency in Hyperactive Boys." Journal of American Academy of Child and Adult Psychology 26 (1987), pp. 56-64.

Scarnati, Richard, D. O. "An Outline of Hazardous Side Effects of Ritalin (Methylphenidate)." The International Journal of the Addictions 21 (7) (1986): 837-841.

Schmidt, Kenneth, Wendy Weir, and Michael Asch. "Clinical Ecology Treatment Approach for Juvenile Offenders." For copy of article, write to: Kenneth Schmidt, Box 693, Atascadero, Calif. 93422.

Shaw, H. Batty, M.D. "Hypersensitiveness: The Parallelism in the Phenomena of Hypersensitiveness and Certain Clinical Manifestations of Obscure Nature." Lancet 1 (1912): 713-719.

Shirakawa, S., William J. Rea, M.D., Satoshi Ishikawa, and A. Johnson. "Evaluation of the Autonomic Nervous System Response by Pupillographical Study in the Chemically Sensitive Patient." Clinical Ecology 7 (2) (1990).

Slutsker, Laurence, et al., "Eosinophilia-myalgia Syndrome Associated With Exposure to Tryptophan From a Single Manufacturer. JAMA 264 (1990): 213—217.

Walling, Anne, M.D. "Why Is Asthma Mortality Rising?" Editorial. American Family Physician 42 (2) (1990): 358-359.

Kopfschmerzen

Egger, Joseph, M.D. et al. "Is Migraine Food Allergy? A Double-Blind Controlled Trial of Oligoantigenic Diet Treatment." Lancet 11 (1983): 865-869.

Hyperaktivität

Coleman, Mary. "Physiology and the Neurosciences." Editorial. Biological Psychiatry 14 (1979): 1-2.

Egger, Joseph, M.D., et al. "Controlled Trial of Oligoantigenic Treatment in the Hyperkinetic Syndrome." Lancet 1 (1985): 540-545.

Hagerman, R. J., and A. R. Falkenstein. "An Association Between Recurrent Otitis Media in Infancy and Later Hyperactivity." Clinical Pediatrics 26 (1987): 253-257.

Kaplan, B. J., et al. "Dietary Replacement in Preschool-Aged Hyperactive Boys." Pediatrics 83 (1989): 7-17.

Ott, John. "Influence of Fluorescent Lights on Hyperactivity and Learning Disabilities "Journal of Learning Disabililies 9 (1976): 417-422.

Rapp, Doris J., M.D. "Does Diet Affect Hyperactivity?" Journal of Learning Disabilities 11 (1978): 56-62.

—. "Hyperactivity and Food Allergy: Are They Related?" Abstract 46. Annals of Allergy 40 (1978): 297-298.

Nährstoffe und Lernfähigkeit

Benton, David. "Vitamin/Mineral Supplementation and Intelligence. " Lancet 335 (1990): 1158-1160.

Benton, David, and Gwilym M. Roberts. "The Effect of Vitamin and Mineral Supplementation on Intelligence, the Sample of School Children." Lancet 664 (1988): 140-143.

Schoenthaler, Stephen J. "The Effect of Sugar on the Treatment and Control of Antisocial Behavior: A Double-Blind Study of an Incarcerated Juvenile Population." International Journal of Biosocial Research 3 (1982): 1-19.

Schoenthaler, Stephen J., et al. "The Impact of a Low Food Additive and Sucrose Diet on Academic Performance in 803 New York City Public Schools." International Journal of Biosocial Research 2 (1986): 185-195.

Mittelohrentzündung

Shambaugh, G. "Serous Otitis: Are Ear Tubes the Answer?" American Journal of Otology 5 (1983): 63-65.

Gefäßerkrankungen

Rea, William J. "Environmentally Triggered Small Vessels Vasculitis." Annals of Allergy 38 (1976): 245.

—. "Recurrent Environmentally Triggered Thrombophlebitis." Annals of Allergy 47 (1981): 338-344.

Rea, William J., and O. D. Brown, "Mechanisms of Environmentally Vascular Triggering." Clinisal Ecology 3 (1985): 122-127.

Rea, William J., and C. W. Suits. "Cardiovascular Disease Triggered by Foods and Chemicals." Chapter 5 from Food Allergy: New Perspectives, (Gerrard, John, ed.) Springfield, Ill.: Charles C. Thomas Publishing, 1980.

Rea, William J., et al. "Environmentally Triggered Large-vessel Vasculitis." Annals of Allergy 38 (1977): 245-251.

Ross, Gerald, and William J. Rea. "Environmentally Triggered Hypertension. Part II. Environmental Health Center—Dallas Treatment Experience. Presented at the 8th Annual International Symposium on Man and His Environment in Health and Disease. Dallas, Tex., Feb 22-25, 1990.

2. PATIENTENRATGEBER IN ENGLISCHER SPRACHE:

Schwangerschaft

Elkington, John. The Poisoned Womb. New York: Viking Penguin, Inc., 1987.

Maclennan, John. Common Sense for the Sensitive. 1981. Human Ecology Foundation of Canada, 465 Highway 8, Dundas, Ontario, Canada L9H 4V9.

McNicol, Jane. Baby Beware!! 1988. Alberta Children's Hospital, 1820 Richmond Rd. S.W., Calgary, Alberta, Canada T2T 5C7.

Rapp, Doris J., M.D. Infant Food Allergies (Audiocassette tape). 1989. Practical Allergy Research Foundation (PARF), P.O. Box 60, Buffalo, N.Y. 14223-0060.

Rapp, Doris J., M.D. Screaming Infants, Desperate Mothers. due 1991. Practical Allergy Research Foundation (PARF), P.O. Box 60, Buffalo, N.Y. 14223-0060.

Wunderlich, Ray C., Jr., M.D. Help for New Parents and Parents-to-Be. 1989. Published by Ray C. Wunderlich, Jr., M.D. 666 Sixth Street South, St. Petersburg, Fla. 33701-4845.

Haus

Becker, Robert. Cross Currents. Los Angeles: Jeremy P. Tarcher, Inc., 1990.

Dadd, Debra L. Earthwise Consumer Newsletter. P.O. Box 279, Forest Knolls, Los Angeles, Calif. 94933.

—. The Nontoxic Home. 1986. P.O. Box 279, Forest Knolls, Los Angeles, Calif. 94933.

—. Nontoxic, Natural and Earthwise. 1990. P.O. Box 279, Forest Knolls, Los Angeles, Calif. 94933.

Golos, Natalie, and Frances Golbitz. Coping With Your Allergies. New York: Simon & Schuster, Inc., 1986.

Good, Clint, and Debra L. Dadd. Healthful Houses—How to Design and Build Your Own. 1980. Guaranty Press, 4720 Montgomery Lane, Suite 1010, Bethesda, Md. 20814.

Lewith, George, and Julian Kenyon. Clinical Ecology: Therapeutic Approach to Understanding Food and Chemical Sensitivities. 1985. Thorson Publishers Ltd., Wellingborough, Northamptonshire, England.

McGee, Charles T. How to Survive Modern Technology. 1979. Keats Publishing, Box 876, 27 Pine Street, New Canaan, Conn. 06840.

Mansfield, Peter, and Jean Munro. Chemical Children. 1987. Century Publishing, Brookmount House, 62-65 Chandos Place, Covent Garden, London, England.

Pfeiffer, Guy O., and Casimer M. Nikel. The Household Environment and Chronic Illness. 1980. Charles C. Thomas, 2600 South First Street, Springfield, Ill. 62794.

Rapp, Doris J., M.D. Allergies and Your Family. 1980. Practical Allergy Research Foundation (PARF), P.O. Box 60, Buffalo, N.Y. 14223— 0060.

Rea, William, M.D. Chemical Sensitivity. 1991. Lewis Publishers, Inc., 121 S. Main, Chelsea, Mich. 48118.

Rogers, Sherry. Tired or Toxic? 1990. Box 3161, 3502 Brewerton Road, Syracuse, N.Y. 13220.

Rousseau, David, William J. Rea, and Jean Enwright. Your Home Your Health and Well-Being. 1989. Hartley & Marks, 3663 W. Broadway, Vancouver, B.C., Canada V6R 2B8.

Saifer, Phyllis and Merla Zellerbach. Detox.. New York: Ballantine Books, 1986.

Small, Bruce. The Susceptibility Report: Chemical Susceptibility and Urea Formaldehyde Foam Insulation. 1982. Small and Associates Publishers, R.R. #1, Goodwood, Ontario, Canada LOC IAO.

Travis, Nick and Ruth Hollady. The Body Wrecker. 1981. Don Quixote Publishing Co., P.O. Box 9442, Amarillo, Tex. 79105.

Zamm, Alfred V., and Robert Gannon. Why Your House May Endanger Your Health. New York: Simon & Schuster, 1980. Touchstone Books, 1982.

Ernährung

Buchholtz, Ilene, Karen Cook, and Theron Randolph. An Alternative Measure. 1984. Human Ecology Research Foundation, The Holmstad 1103-F, Fabyan Parkway, Rt. 31, Batavia, Ill. 60510.

Dong, Collin, and Jane Bank. 1988. The Arthritic's Cookbook. New York: Bantam Books, 1973.

Erasmus, Udo. Fats and Oils. 1989. Alive Books, P.O. Box 80055, Burnaby B.C., Canada V5H 3X5.

Galland, Leo, and Diane Buchman. Superimmunity for Kids. New York: E. P. Dutton, 1989.

Gerrard, John. Food Allergy: New Perspectives. 1980. Charles C. Thomas, 2600 First Street, Springfield, Ill. 62794-9265.

Golos, Natalie. If This Is Tuesday, It Must Be Chicken. 1983. Keats Publishing, 27 Pine Street, New Canaan, Conn. 06840.

Miller, Ann. Who Needs Wheat?! A Guide for Sucessful Wheat-Free Baking. 1990. Organic Annie's Booklet Series. Organic Annie's Wholefoods, P.O. Box 751, Baldwinsville, N.Y. 13027.

Mott, Lawrie, and Karen Snyder. Pesticide Alert. A Guide to Pesticides in Fruits and Vegetables. 1987. Sierra Club Books, 730 Polk Street, San Francisco, Calif. 94109.

Moyer, Judy. Cooking for the Allergic Child. Collegiate Pride Inc., 1987. Publishing Division, State College, Pa. 16801.

Oski, Frank A. Don't Drink Your Milk. 1983. Mollica Press, Ltd., 1914 Teall Avenue, Syracuse, N.Y. 13206.

Powell, Donna. Why 5? A Complete Food Allergy Guidebook. 1989. Donna Powell, Box 25, Waterdown, Ontario, Canada LOR 2HO.

Rapp, Doris J., M.D. Rotary and Other Allergy Diets Made Easy for Children. 1991. Practical Allergy Research Foundation (PARF), P.O. Box 60, Buffalo, N.Y. 14223-0060.

Remington, Dennis W., and Barbara W. Higa. Back to Health. 1986. Vitality House International, 3707 N. Canyon Road #8C, Provo, Utah 84604.

—. The Bitter Truth About Artificial Sweeteners. 1986. Vitality House International, 3707 N. Canyon Road #8C, Provo, Utah 84604.

Robertson, Laurel. Laurel's Kitchen Bread Book. New York: Random House, 1984.

Rockwell, Sally. The Rotation Game. 1981. S.J. Rockwell, P.O. Box 31065, Seattle, Wash. 98103.

Sahley, Billie J.. The Natural Way to Control Hyperactivity With Amino Acids and Nutrient Therapy. 1989. The Watercress Press, 5282 Medical Drive, Suite 160, San Antonio, Tex. 78229-6043.

Sahley, Billie J., and K. M. Birkner. Breaking Your Addiction Habit. 1990. Pain & Stress Therapy Publication, 5282 Medical Drive, Suite 160, San Antonio, Tex. 78229-6043.

Schauss, Alexander, and Caroline Costin. Zinc and Eating Disorders. 1989. Keats Publishing, 27 Pine Street, New Canaan, Conn. 06840.

E-Liste

Farbstoffe

E 100	Kurkumin
E 101	Lactoflavin (Riboflavin)
E 102	Tartrazin
E 104	Chinolingelb
E 110	Gelborange S
E 120	Echtes Karmin, Karminsäure, Cochenille
E 122	Azorubin
E 123	Amaranth
E 124	Cochenillerot A
E 127	Erythrosin
E 131	Patentblau V
E 132	Indigotin (Indigo-Karmin)
E 140	Chlorophylle a+b
E 141	Kupferhaltige Komplexe der Chlorophylle und Chlorophylline
E 142	Brillantsäuregrün
E 150	Zuckerkulör
E 151	Brillantschwarz BN
E 153	Carbo medicinalis vegetabilis
E 160 a-f	Carotine und Carotinoide
E 161 a-g	Xanthophylle
E 162	Beetenrot, Betanin
E 163	Anthocyane
E 170	Calciumcarbonat
E 171	Titandioxid
E 172	Eisenoxide und -hydroxide
E 173	Aluminium
E 174	Silber
E 175	Gold
E 180	Rubinpigment BK (Lithorubin)

Konservierungsstoffe

E 200 - E 203	Sorbinsäure und Sorbate
E 210 - E 213	Benzoesäure und Benzoate
E 214 - E 219	p-Hydroxibenzoesäureester (PHB-Ester)
E 220 - E 227	Schwefeldioxid und Sulfite
E 230	Biphenyl (Diphenyl)
E 231 - E 232	Orthophenylphenol und Natrium-Salz
E 233	Thiabendazol
E 236 - E 238	Ameisensäure und Formiate
E 280 - E 283	Propionsäure und Propionate

Antioxidationsmittel

E 300 - E 304	L-Ascorbinsäure und Ascorbate
E 306 - E 309	Tocopherole
E 310 - E 312	Gallate
E 320	Butylhydroxianisol (BHA)
E 321	Butylhydroxitoluol (BHT)

Verdickungsmittel, Geliermittel

E 400 - E 405	Alginsäure mit Alginate
E 406	Agar-Agar
E 407	Carrageen
E 410	Johannisbrotkernmehl

E 412	Guarkernmehl
E 413	Traganth
E 414	Gummi arabicum
E 415	Xanthan
E 440 a+b	Pektine
E 461	Methylcellulose
E 466	Carboximethylcellulose

Emulgatoren, Stabilisatoren

E 322	Lecithine
E 470 - E 475	Salze, Glyceride und Ester von Speisefettsäuren

Säuerungsmittel, Säureregulatoren

E 260 - E 263	Essigsäure und Acetate
E 270	Milchsäure
E 290	Kohlendioxid
E 325 - E 327	Lactate (Salze der Milchsäure)
E 330 - E 333	Citronensäure und Citrate
E 334 - E 337	L(+)Weinsäure und Tartrate
E 338 - E 341	Orthophosphorsäure und Phosphate
E 450 a-c	Di-, Tri- und Polyphosphate

Sonstige

E 251 - E 252	Nitrate (Salpeter)
E 420	Sorbit
E 421	Mannit
E 422	Glycerin
E 460	Mikrokristalline oder gemahlene Zellulose
E 620 - E 625	Glutaminsäure und Glutamate

Adressen

Selbsthilfegruppen:

Arbeitskreis Allergiekrankes Kind (AAK)

Hauptstraße 29
35745 Herborn
Tel.: 02772/9287-0

Neben der Organisation lokaler Gruppen bietet der Verein viele Informationsblätter, Broschüren und auch Bücher mit Tips, die den Alltag von Allergikern einfacher machen.

Arbeitskreis Überaktives Kind (AÜK)

Dieterichstraße 9
30159 Hannover

Verschickt gegen sieben Mark in Briefmarken Infomaterial zum Thema „Hyperaktivität bei Kindern."

Deutsche Candida Hilfe e.V. (DCH)

Postfach 670 331
22343 Hamburg

Verschickt gegen drei Mark in Briefmarken Infomaterial zum Thema „Pilzinfektionen" und eine Liste mit pilzkundigen Therapeuten aus Ihrem Postleitzahlenbereich

Schweiz:

Arbeitskreis Ernährung und Verhalten

Postfach
CH-8062 Zürich

In vielen Städten gibt es auch kommunale Selbsthilfegruppen-Zentren („KISS"). Dort erfahren Sie, ob es in ihrer Stadt oder Ihrer Region vielleicht auch eine regionale Selbsthilfegruppe gibt, die Ihnen weiterhelfen kann. (z.B. für Asthmatiker, Neurodermitiker, für Betroffene mit dem Tourette-Syndrom etc.)

Ernährungsberatung:

Elfriede Sommerfeld

Sterleyer Straße 9
23879 Mölln
Tel.: 04542/6843

Beratung zu Nährstoffpräparaten (Vitamine, Mineralstoffe, Spurenelemente, Aminosäuren etc):

Institut Mentop

Georg-Ohm-Straße 6
24837 Schleswig
Tel: 04621/9596-0

Hier bekommen Sie Informationen zu individuell hergestellten Rezepturen etwa für Vitamin- und andere Nährstoffpräparate. Wichtige Informationen auch zu Medikamenten, die speziell für Allergiker geeignet sind.

Ärzte, die mit den Methoden der klinischen Ökologie vertraut sind:

Institut für Umweltkrankheiten

Im Kurpark 1
34308 Bad Emstal
Tel.: 05624/8061

Klinik Waldeck

Langemarckstraße 15
34537 Bad Wildungen
Tel.: 05621/80 46 00

Dr. med. Dipl.-oec. troph. Uwe Siedentopp

Ahnatalstraße 5
34128 Kassel
Tel.: 0561/962 550

Fachkrankenhaus Nordfriesland

Krankenhausweg 3
25821 Bredstedt
Tel.: 04671/4040

Weitere deutschsprachige Literatur:

Dr. Nora Bergen: Allergie bei Kindern.
Umweltschadstoffe, Nahrungsmittel-, und Inhalationsallergien.
dtv. 19,80 DM.

Dr. Anne Calatin: Das hyperaktive Kind.
Kursbuch Eltern. Heyne-Verlag, 16,80 DM.

Elfriede Sommerfeld: Hilfe aus dem Kochtopf.
medi-Verlag, 29,80 DM (erscheint Herbst 1996).

Dr. Dirk Kuhlmann: Die Pilz-Invasion.
Bio-Medoc. 28,00 DM.